D1985302

Thieme

Physiotherapie bei Querschnittlähmung

Claudia Beckmann
Monika Klein-Neuhold

212 Abbildungen

Georg Thieme Verlag
Stuttgart · New York

Zeichnungen:
Jörg-Peter Decker, Stuttgart

Umschlaggestaltung:
Marie-Luise Kürschner

Die Deutsche Bibliothek – CIP-Einheitsaufnahme

Beckmann, Claudia:
Physiotherapie bei Querschnittlähmung / Claudia Beckmann ; Monika Klein-Neuhold. [Zeichn.: Jörg Decker]. – Stuttgart; New York : Thieme, 2001

Claudia Beckmann
Rehazentrum Weißer Hof
Physiotherapie
A-3400 Klosternauberg

Monika Klein-Neuhold
Rehazentrum Weißer Hof
Physiotherapie
A-3400 Klosternauberg

Geschützte Warennamen (Warenzeichen) werden **nicht** besonders kenntlich gemacht. Aus dem Fehlen eines solchen Hinweises kann also nicht geschlossen werden, dass es sich um einen freien Warennamen handelt.

Das Werk, einschließlich aller seine Teile, ist urheberrechtlich geschützt. Jede Verwertung außerhalb der engen Grenzen des Urheberrechtsgesetzes ist ohne Zustimmung des Verlages unzulässig und strafbar. Das gilt insbesondere für Vervielfältigungen, Übersetzungen, Mikroverfilmungen und die Einspeicherung und Verarbeitung in elektronischen Systemen.

© 2001 Georg Thieme Verlag,
Rüdigerstraße 14 D-70469 Stuttgart
Printed in Germany
Unsere Homepage: http://www.thieme.de

Satz: SATZPUNKT Bayreuth GmbH
gesetzt auf FrameMaker der Firma Adobe
Druck: Media-Print, D-33100 Paderborn
ISBN 3-13-126251-6 1 2 3 4 5 6

Wichtiger Hinweis:
Wie jede Wissenschaft ist die Medizin ständigen Entwicklungen unterworfen. Forschung und klinische Erfahrungen erweitern unsere Kenntnisse, insbesondere was die Behandlung und medikamentöse Therapie anbelangt. Soweit in diesem Werk eine Dosierung oder eine Applikation erwähnt wird, darf der Leser zwar darauf vertrauen, dass Autoren, Herausgeber und Verlag große Sorgfalt darauf verwandt haben, dass diese Angabe **dem Wissensstand bei Fertigstellung des Werkes** entspricht.
Für die Angaben über Dosierungsanweisungen und Applikationsformen kann vom Verlag jedoch keine Gewähr übernommen werden. **Jeder Benutzer ist angehalten,** durch sorgfältige Prüfung der Beipackzettel der verwendeten Präparate und gegebenenfalls nach Konsultation eines Spezialisten festzustellen, ob die dort gegebene Empfehlung für Dosierungen oder die Beachtung von Kontraindikationen gegenüber der Angabe in diesem Buch abweicht. Eine solche Prüfung ist besonders wichtig bei selten verwendeten Präparaten oder solchen, die neu auf den Markt gebracht worden sind. **Jede Dosierung oder Applikation erfolgt auf eigene Gefahr des Benutzers.** Autoren und Verlag appellieren an jeden Benutzer, ihm etwa auffallende Ungenauigkeiten dem Verlag mitzuteilen.

Vorwort

Seit 15 Jahren arbeiten wir als Physiotherapeutinnen mit querschnittgelähmten Patienten. Vor allem zu Beginn unserer Tätigkeit waren wir mit der Suche nach Fachliteratur zu diesem Thema beschäftigt. Im Laufe der Zeit mussten wir allerdings immer wieder feststellen, dass es kaum Lektüre zu diesem Spezialgebiet gibt, weil die beschriebenen Behandlungsmethoden entweder bereits veraltet waren oder unserer Auffassung über moderne Therapiekonzepte widersprachen.

Durch die tägliche Arbeit und Beobachtung der Patienten konnten wir genügend Erfahrungen sammeln, um unserem Wunsch nach mehr funktionellem Können und Selbstständigkeit der Betroffenen nachzukommen. Reger Gedanken- und Ideenaustausch mit Kollegen und Kolleginnen im gesamten deutschsprachigen Raum sowie intensive Zusammenarbeit mit anderen Berufsgruppen vermittelten uns neue Aspekte und Ansätze für die Therapie.

Nach mehrjähriger Berufserfahrung begannen wir zusätzlich an verschiedenen physiotherapeutischen Akademien zu lehren und erarbeiteten unabhängig voneinander Unterrichtsunterlagen. Jedoch erst nachdem wir gemeinsam Kurse für bereits diplomierte Kollegen abhielten, entstand ein umfassendes Arbeitsskript und in weiterer Folge der Gedanke, ein Buch über unser Therapiekonzept zu schreiben.

Grundidee war immer, ein Buch für Physiotherapeuten zu verfassen, dessen Grundlage auf biomechanischen Überlegungen und Bewegungsanalysen basiert. Unser Ziel bestand darin, fachlichen Überlegungen einen von der Methode unabhängigen Zugang zu ermöglichen, sodass keinerlei zusätzliche Spezialausbildung benötigt wird. Dieses Buch enthält daher auch keine Therapieanleitung nach irgendeiner bestimmten Methode, sondern wir wollen vielmehr den Kollegen die Möglichkeit der freien und eigenen Therapiewahl überlassen.

In diesem Buch haben wir ein komplettes physiotherapeutisches Therapiekonzept zur Behandlung querschnittgelähmter Patienten erstellt, das für weniger erfahrene Kollegen, Studenten der Akademie für Physiotherapie und andere Berufsgruppen gedacht ist, die mit Rückenmarksverletzten arbeiten.

In Teil 1, der Anatomie, Pathologie sowie Funktionsstörungen des Rückenmarks behandelt, haben wir versucht, aus verschiedenen Literaturquellen die für Physiotherapeuten relevanten Informationen zu filtern und zu sammeln. Damit entsteht ein Überblick über die theoretischen Voraussetzungen für die praktische Behandlung.

Teil 2 – der praktische Teil – ist das Kernstück des Buches und beinhaltet die Physiotherapie zu diesem Thema. Geordnet nach Krankheitsbildern und Phasen des Verlaufs einer Querschnittlähmung werden die notwendigen Therapiemöglichkeiten dargelegt. Unser Schwerpunkt liegt im Vergleich und in der Beschreibung von Bewegungen und Bewegungsübergängen von nichtgelähmten mit gelähmten Personen. Wir versuchen, die Auswirkungen einer Lähmung auf Haltung und Bewegung aufzuzeigen und aus diesen Analysen ein gezieltes Therapiekonzept zu erarbeiten.

Natürlich erheben wir keinerlei Anspruch auf Vollständigkeit, da wir wissen, dass einige Gebiete nur gestreift oder sogar vernachlässigt wurden. So wird beispielsweise die Elektrostimulation momentan weltweit umfassend behandelt, von uns aber nur überblicksmäßig erwähnt. Auf die Versorgung querschnittgelähmter Kinder, mit der sicherlich etwas sensibler umgegangen werden muss, wird nicht im Speziellen eingegangen. Trotzdem ist es möglich, mit diesem Konzept alle Patienten – unabhängig von Alter, Ausmaß und Höhe der Läsion – zu behandeln.

Seit 1995 haben wir uns bemüht, ein brauchbares, allgemein verständliches Arbeitsskript zu verfassen. Unter ständiger Korrektur und Anpassung an den aktuellen Wissenstand entstand letztendlich dieses Buch.

Wir wollen uns bei Frau Marianne Knapp, die uns bei den Fotos behilflich war, ebenso wie bei allen Patienten, die sich zur Verfügung gestellt haben, recht herzlich bedanken. Unser besonderer Dank gilt Monikas Ehemann, Dr. Helmut Klein, der mit viel Geduld eine kritische Durchsicht des Manuskripts vornahm und es in Bezug auf Verständlichkeit und Aussagekraft überprüfte.

Gleichermaßen möchten wir uns beim Thieme Verlag, insbesondere bei Rosi Haarer-Becker für das Interesse an der Verwirklichung unseres Projekts ebenso wie für die hervorragende Zusammenarbeit und persönliche Betreuung herzlich bedanken. Für die Erstellung der Grafiken danken wir Herrn Jörg Decker.

Allen unseren Patienten, die wir während unserer bisherigen beruflichen Laufbahn begleiten durften, sei dieses Buch gewidmet.

Monika Klein-Neuhold
Claudia Beckmann

Inhalt

Teil 1 Theoretische Grundlagen

Einleitung

Geschichtliches zur Querschnittlähmung

2500–3000 v. Chr.	– Aus dieser Zeit stammt die erste dokumentarische Aufzeichnung über die Querschnittlähmung. Im berühmten *Edward Smith Papyrus* von Imhotep, einem Arzt aus dem ägyptischen Luxor, fand sich die Beschreibung einer Querschnittsymptomatik mit der Feststellung: „Querschnitt ist eine nicht behandelbare Unpässlichkeit." – Die anatomischen Kenntnisse waren bereits erstaunlich groß. – Krankheiten wurden damals als eine „Strafe Gottes" angesehen, und teilweise hält diese Anschauung bis in unsere Zeit an. – Im Alten Testament taucht ebenfalls die Beschreibung einer Querschnittsymptomatik auf: „Jonathan, der Sohn Sauls, war gelähmt an seinen Füßen."
460–377 v. Chr.	Hippokrates – Griechischer Arzt, „Vater der Heilkunde". – Seine Schriftsammlung bildete die Basis des ärztlichen Wissens im Altertum. Er beschreibt eine Querschnittsymptomatik als ein „tödliches Leiden", befasste sich aber bereits mit dem Reponieren der gebrochenen Wirbel durch eine Wirbelsäulenextension.
Anfang 1. Jh. n. Chr	Aulus Cornelius Celsus – Römischer Schriftsteller. – Er schrieb eine Enzyklopädie, von der noch 8 Bücher *De Medicina* (Heilkunst) erhalten sind.
129–199 n. Chr.	Galen (Galenus) – Griechisch-römischer Leibarzt Marc Aurels. – Seine Schriften waren im Mittelalter medizinische Lehrgrundlage. – Die Behandlung querschnittgelähmter Patienten erfolgte nach wie vor anhand der Lehre Hippokrates. Daraus lässt sich ableiten, dass die Patienten noch keine Überlebenschance hatten. – Galen beschrieb allerdings eine genaue Funktion des Rückenmarks, wodurch eine Läsionshöhenbestimmung möglich war.
980–1037	Ibn Sina (Avicenna) – Arabischer Arzt und Philosoph, der in Persien lebte. – Sein medizinisches Hauptwerk *Canon Medicinae* beherrschte im Mittelalter die ärztliche Anschauung. – Er verbesserte die Behandlungsmethode Hippokrates aber nur unwesentlich.
1439	– Der Begriff Rehabilitation wurde das erste Mal verwendet. Die damalige Definition lautete: „eine Sache in den vorigen Stand bringen". – Der Begriff bezog sich noch auf den gesellschaftlichen Bereich und konnte nur von einer Autoritätsperson, wie z. B. den Fürsten, durchgeführt werden. Erst viel später bekam er eine neue Bedeutung.
1510–1590	Ambroise Pare – Franzose, „Vater der neuzeitlichen Kriegschirurgie". – Er verbesserte die Extensionsmethode der Wirbelsäule.
1536–1614	Felix Platter Befasste sich mit der Symptomatologie von Erkrankungen.

1758–1805	Admiral Nelson Der berühmte englische Admiral wurde während der Schlacht von Trafalgar durch einen Schuss in die BWS verletzt. Die Folge war eine komplette Querschnittsymptomatik, an der er nur wenige Stunden später starb.
1881–1955	Sir Alexander Fleming Britischer Bakteriologe, dem es nach der Entdeckung des Penizillins (1929) auch gelang, dieses in größeren Mengen herzustellen (1939).
ab 1939/40	Antibiotika brachten die große Wende in der Behandlung querschnittgelähmter Patienten.
1885–1973	Lorenz Böhler Österreichischer Chirurg, dessen Unfallklinik in Wien als Vorbild vieler moderner Kliniken galt.
1899–1982	Sir Ludwig Guttmann – Neurochirurg aus Oberschlesien, der aus einer jüdischen Familie stammte und 1935 von Deutschland nach England emigrieren musste. – Sein Interesse galt schon frühzeitig der Behandlung rückenmarkverletzter Patienten und er sammelte Erfahrungen bei der Beobachtung verunglückter Bergleute. – Er erkannte als Erster die Notwendigkeit und Wichtigkeit einer systematischen Rehabilitation Querschnittgelähmter. Seiner Meinung nach ist das Erhalten des Lebens für den Patienten nur dann sinnvoll, wenn auch eine Alltagsintegration möglich ist. Eine Rehabilitation führt trotz der bleibenden Einschränkungen zu optimalen körperlichen und psychosozialen Funktionen. Seine Auffassung, dass eine adäquate Querschnittbehandlung nur in sozialisierten Einrichtungen möglich ist, hat sich nach dem Zweiten Weltkrieg durchgesetzt. – Guttmann gründete das *National Spinal Cord Injury Center* in Stoke Mandeville zur Behandlung querschnittgelähmter Patienten und entwickelte ein in der ganzen Welt gültiges Behandlungsprinzip. Dabei spielte Sport eine entscheidende Rolle. – Zeitgleich entstand in den USA ebenfalls eine Spezialklinik unter der Leitung von Professor Bor.
1898	W. Wagner u. D. Stolper – Schlesische Ärzte, die das Werk *Über die Verletzungen der Wirbelsäule und des Rückenmarks* veröffentlichten. – Darin befürworten sie die konservative Wirbelbruchbehandlung, lehnen die Laminektomie ab, sehen große Vorteile im intermittierenden Katheterismus und halten Druckgeschwüre für unvermeidlich. – Auch sie sammelten ihre Erfahrungen bei der Beobachtung verunglückter Bergleute.
1930	W. Haumann – Chirurg, der in seinem Buch *Die Wirbelbrüche und ihre Endergebnisse* beschreibt, dass die Pflege von Querschnittpatienten eine große Rolle spielt, wobei jedoch Dekubitalgeschwüre unvermeidlich sind. – Die Mortalität von Paraplegikern lag bei 22 %, von Tetraplegikern bei 70 %.
1952	– Die *Stoke Mandeville Spiele* finden das 1. Mal im internationalen Rahmen statt. – Internationale Kongresse, bis dahin unter dem Namen *Kongress für Krüppelhilfe* abgehalten, wurden umbenannt und der Begriff *Krüppel* aus dem Sprachgebrauch gestrichen. – Die Überlebenschance stieg auf etwa 20 Jahre.

1960	– Im Sport kommt es zur großen Wende für Querschnittgelähmte: Sie werden nicht mehr als Menschen 2. Klasse angesehen. – Die Weltspiele für Querschnittgelähmte finden ab 1960 im olympischen Jahr jeweils am Austragungsort der Olympischen Spiele statt.
1965	Volkmar Paeslack Seine Habilitationsschrift *Internistische Störungen* bewiesen, dass lebensbedrohliche Komplikationen nicht die verletzte Wirbelsäule, sondern die inneren Organe betrafen.
1980	Der Begriff *Rehabilitation* wird von der WHO neu definiert: „Das Gemeinsame jeder Rehabilitation ist der Erwerb der größtmöglichen Selbstständigkeit trotz bleibender Behinderung“.
ab 1992	– Neben konservativen Maßnahmen kommen vermehrt operative Eingriffe zur Stabilisierung der Wirbelsäule zur Anwendung. – Stabile Implantate sind ein Meilenstein in der Behandlung von Querschnittpatienten. – Der Begriff *inkomplette Querschnittlähmung* tritt immer mehr in den Vordergrund.

1 Anatomie und Physiologie

1.1 Aufbau des Rückenmarks

1.1.1 Form und Lage

Das Rückenmark (*Medulla spinalis*) ist der im knöchernen Wirbelkanal (Canalis spinalis) eingeschlossene Teil des ZNS (Abb. 1.**1 a** u. **b**).

Der knöcherne Wirbelkanal wird gebildet aus den *Foramina vertebralia* folgender Wirbel:

- 7 Halswirbel;
- 12 Brustwirbel;
- 5 Lendenwirbel;
- 5 Sakralwirbel (Os sacrum).

Die beiden *Arcus vertebrae* bilden die dorsale, die *Corpus vertebrae* die ventrale Begrenzung der Foramina vertebralia.

Die Medulla spinalis beginnt zwischen Hinterhaupt (*Os occipitale*) und *Atlas* und reicht bis zum 2. Lendenwirbel. Der untere Teil des Rückenmarks wird als *Conus medullaris* (Conus terminalis) bezeichnet. Er endet als dünner nervenzellfreier Strang, dem *Filum terminale*. Dieser durchbricht das Ende des Durasacks und zieht von einer feinen Durascheide überzogen bis zum 1. Steißbeinwirbel.

Sowohl im Bereich des 4. Zervikal- bis zum 1. Thorakalsegment als auch vom 2. Lenden- bis zum 3. Sakralsegment finden sich 2 Verdickungen des Rückenmarks (*Intumescentia cervicalis et lumbalis*), die den Ursprungsgebieten der Extremitätennerven entsprechen (Abb. 1.1 b).

Der Conus medullaris besteht aus den Sakralsegmenten S3–S5 und schließt das Coccygealsegment mit ein (Abb. 1.**2**). Der Bereich der Segmente L 4–S 2 wird als *Epiconus* bezeichnet.

Ab dem Conus medullaris enthält der Spinalkanal nur noch eine dichte Masse von abwärts laufenden Spinalwurzeln, die *Cauda equina* (Pferdeschwanz). Sie ist ein aus den 3 unteren Lenden-, allen Sakral- und den Coccygealwurzeln gebildetes Nervenfaserbündel, das vom Durasack umschlossen wird.

1.1.2 Segmente und Spinalnerven

Vom Rückenmark treten durch die *Foramina intervertebralia* 31 Spinalnervenpaare aus:

- 8 zervikale (Nn. cervicales);
- 12 thorakale (Nn. thoracales);
- 5 lumbale (Nn. lumbales);
- 5 sakrale (Nn. sacrales);
- 1 coccygeales (Nn. coccygei).

Durch das unterschiedliche Längenwachstum von Wirbelsäule und Rückenmark ist im Erwachsenenalter die Lage des Wirbelkörpers nicht mit der Lage des Rückenmarksegments identisch. Die Spinalnerven treten tiefer aus als das Ursprungssegment.

Im 3. Entwicklungsmonat, wenn die Scheitel-Steiß-Länge des Embryos etwa 30 mm beträgt, erstreckt sich das Rückenmark noch über seine gesamte Länge. Die Spinalnerven treten durch die Foramina in Höhe der jeweiligen Ursprungssegmente aus. Mit zunehmendem Alter wächst die Wirbelsäule rascher als das Neuralrohr, und das untere Ende des Rückenmarks verlagert sich weiter nach kranial. Bei der Geburt liegt das untere Ende des Rückenmarks ca. in Höhe des 3. Lendenwirbels. Erst beim Erwachsenen endet es in Höhe des 2. Lendenwirbels.

Die Nervenwurzeln C 1–C 7 verlassen den Wirbelkanal oberhalb des Wirbels der gleichen Zahl, der Abgang des 1. Halsnervs befindet sich zwischen Atlas und Os occipitale. Ab Th 1 verlassen die Nervenwurzeln den Wirbelkanal unterhalb des Wirbels der gleichen Zahl (z.B. tritt Th 1 unterhalb des 1. Thorakalwirbels aus). Daraus ergibt sich, dass es ein Nervenwurzelpaar C 8 gibt, das zwischen dem 7. Halswirbel und dem 1. Brustwirbel den Wirbelkanal verlässt (Abb. 1.1 a.).

Das Rückenmark wird außen von der *Dura mater* und innen von den weichen Rückenmarkshäuten (*Arachnoidea, Pia mater*) umhüllt. Die einzelnen Nervenwurzeln werden bei ihrem Austritt aus dem Rückenmarkskanal noch von der Dura mater und der Arachnoidea umgeben.

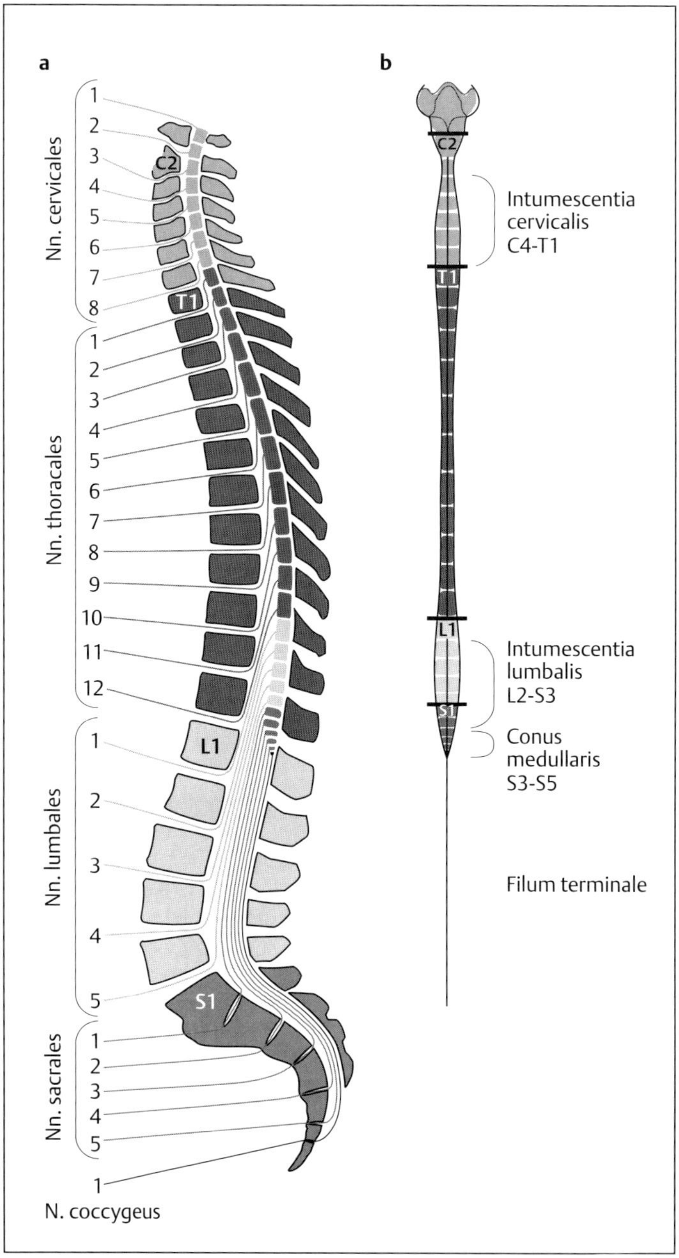

Abb. 1.**1 a** und **b**
a Seitenansicht der Wirbelsäule und des Rückenmarks.
b Medulla spinalis
(aus: Kahle W. Nervensystem und Sinnesorgane. Stuttgart: Thieme; 1979).

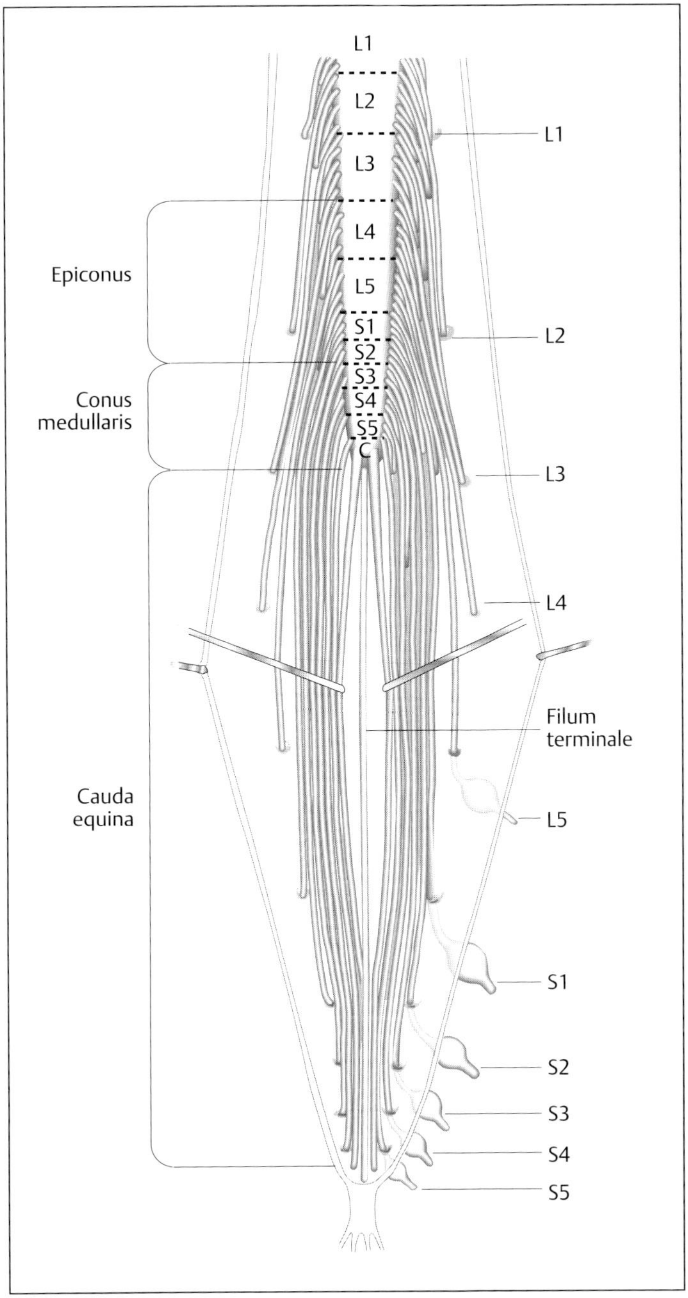

Abb. 1.**2** Conus medullaris und Cauda equina (aus: Duus P. Neurologisch-topische Diagnostik. Stuttgart: Thieme; 1980).

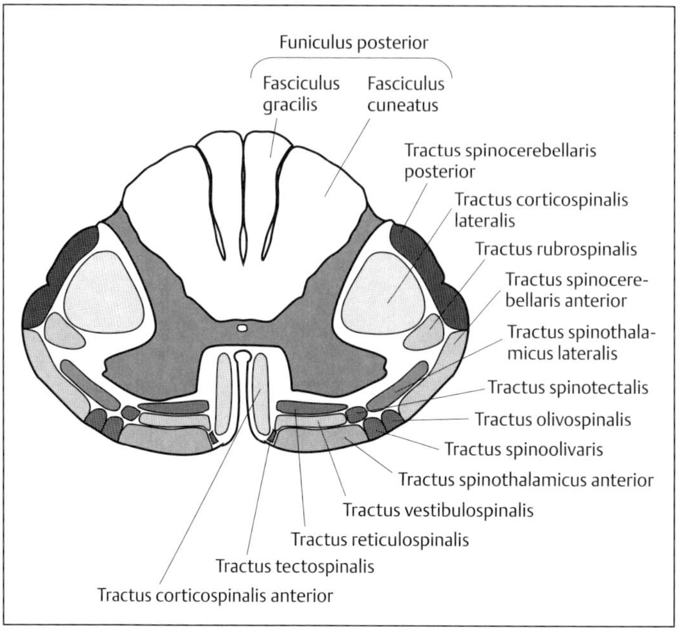

Abb. 1.**3** Querschnitt des Rückenmarks und seiner Bahnen (nach Duus).

Distal des *Spinalganglions* geht die Dura mater in das *Epineurium*, die Arachnoidea in das *Perineurium* des Spinalnervs über.

1.2 Querschnitt des Rückenmarks (Abb. 1.3)

1.2.1 Graue Substanz

Die graue Substanz (*Substantia grisea*; Abb. 1.**4**) liegt im Zentrum des Rückenmarkquerschnitts und stellt sich h-förmig dar (Schmetterlingsform). Sie enthält die Nervenzellen und ist der Schaltapparat des Rückenmarks.

Beiderseits werden folgende Strukturen unterschieden:

- Hinterhorn (Cornu posterior): enthält Neurone afferenter Systeme (Sensibilität).
- Seitenhorn (Cornu lateralis): beinhaltet Nervenzellen des vegetativen Nervensystems des Sympathikus.

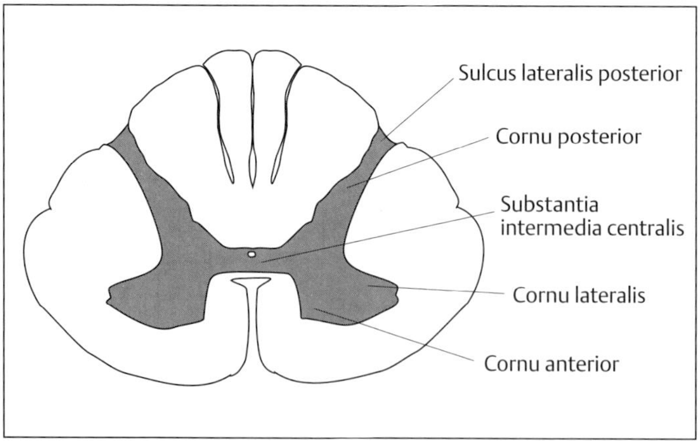

Abb. 1.**4** Substantia grisea.

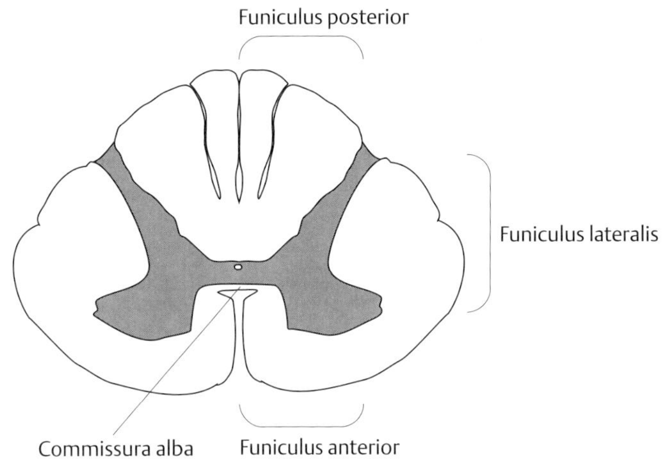

Abb. 1.**5** Substantia alba.

- Vorderhorn (Cornu anterior): enthält motorische Vorderhornzellen, die in Kerngruppen angeordnet sind. Die efferenten Fasern führen zur Muskulatur und sind für die Motorik verantwortlich.

Die Cornua des Rückenmarks bilden in der Längsausdehnung Säulen, die *Columna anterior, lateralis* und *posterior*. Dazwischen liegt die *Substantia intermedia centralis*. Die Fasern der Hinterwurzel treten über den *Sulcus lateralis posterior* ein, die Fasern der Vorderwurzel gehen als dünne Bündel an der Vorderseite des Rükkenmarks ab (Kahle 1979).

1.2.2 Weiße Substanz

Die weiße Substanz (*Substantia alba*; Abb. 1.**5**) umgibt die graue Substanz und besteht aus den markhaltigen Faserbahnen.

Es werden 3 Faserstränge unterschieden:

- Hinterstrang (Funiculus posterior): unterteilt sich in die Fasciculi cuneatus et gracilis und erstreckt sich vom Septum posterius bis zum Hinterhorn.
- Seitenstrang (Funiculus lateralis): reicht vom Hinterhorn bis zur Vorderwurzel.
- Vorderstrang (Funiculus anterior): zieht von der Vorderwurzel bis zur Fissura anterior.

Die *Commissura alba* verbindet beide Rückenmarkshälften.

1.3 Funktion des Rückenmarks

1.3.1 Leitende Funktion

In der weißen Substanz verlaufen die markhaltigen Nervenfaserbahnen, die alle Meldungen vom Gehirn in die Peripherie und umgekehrt leiten.

Aufsteigende (afferente) Bahnen

Tractus spinothalamicus anterior (Vorderseitenstrangbahn; Abb. 1.6)

Die Fasern kreuzen in der Commissura alba zur Gegenseite und steigen über die untere Medulla oblongata zum Thalamus auf, wo sie sich dem Lemniscus medialis anlehnen. Von dort gelangen sie als Tractus thalamocorticalis zum Gyrus postcentralis.

Funktion: Übermittlung grober Berührungs-, Tast- und Druckempfindungen.

Tractus spinothalamicus lateralis (Seitenstrangbahn; Abb. 1.7)

Die fast marklosen Fasern kreuzen noch auf Segmentebene auf die Gegenseite und ziehen in somatotopischer Anordnung (untere Körperhälfte lateral, obere medial) nach oben zum Thalamus. Als Tractus thalamocorticalis gelangen sie ebenfalls zum Gyrus postcentralis.

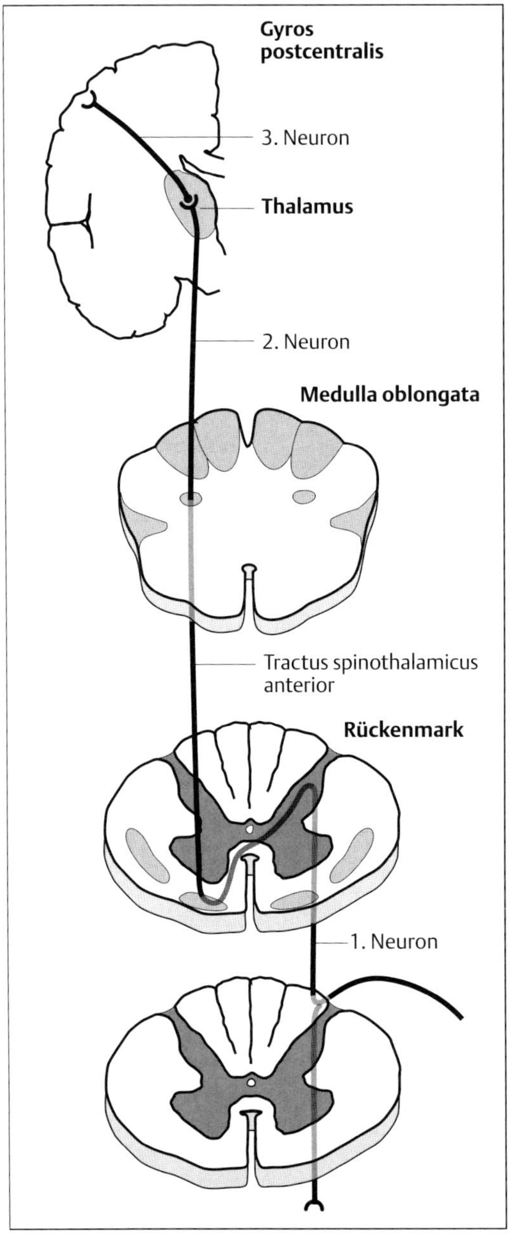

Abb. 1.**6** Verlauf des Tractus spinothalamicus anterior (aus: Masuhr KF, Neumann M. Neurologie. Stuttgart: Hippokrates; 1992).

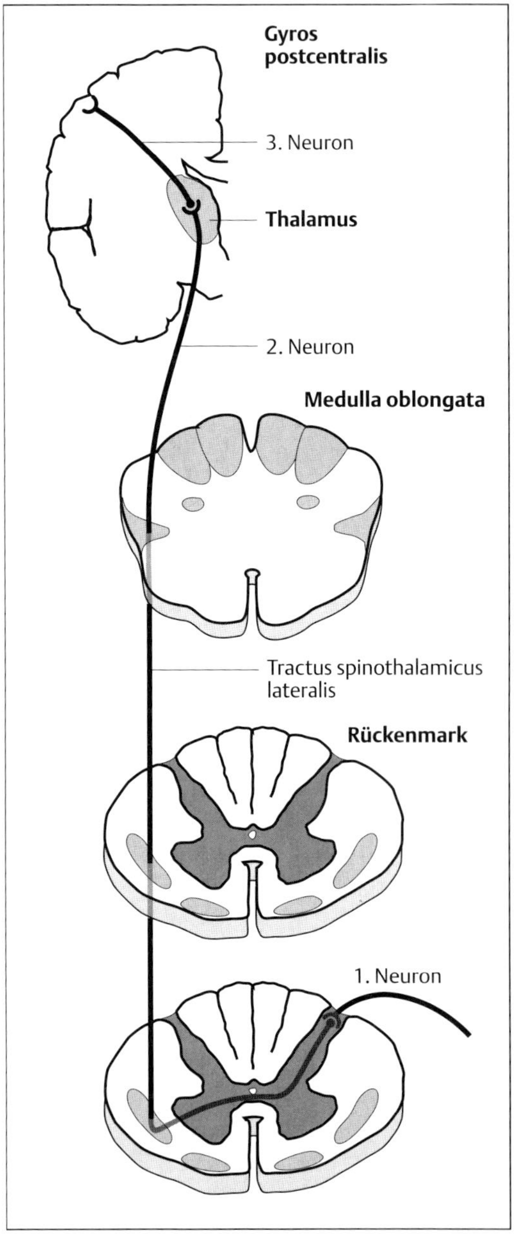

Abb. 1.**7** Verlauf des Tractus spinothalamicus lateralis (aus: Masuhr KF, Neumann M. Neurologie. Stuttgart: Hippokrates; 1992).

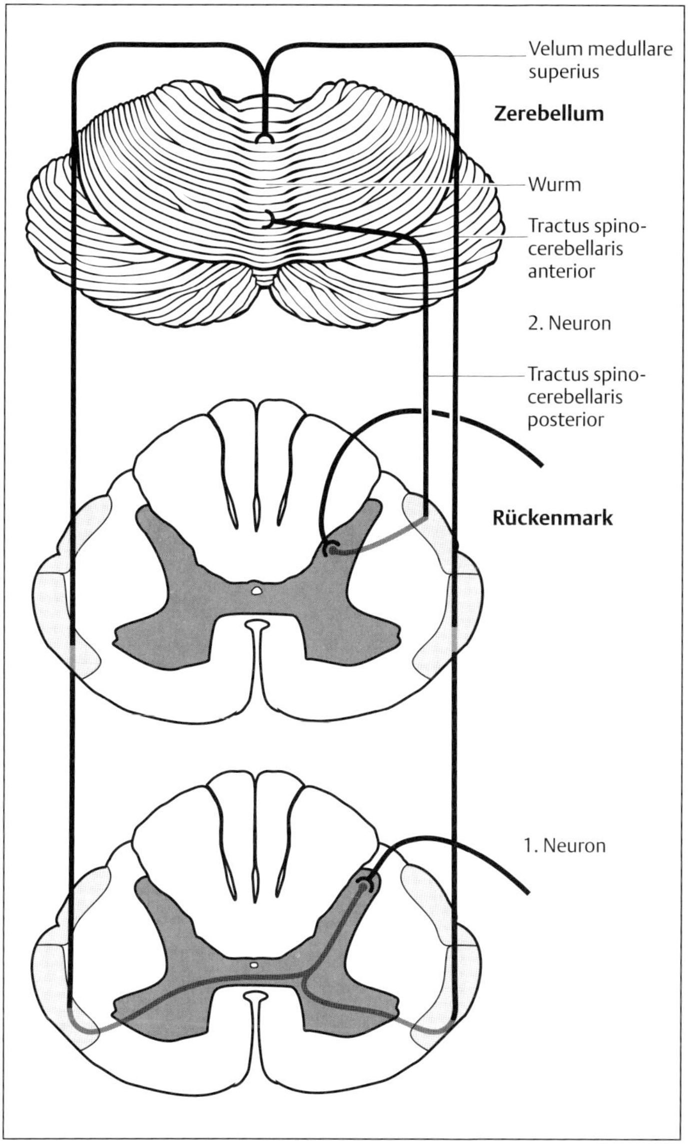

Abb. 1.**8** Verlauf der Tracti spinocerebellaris anterior et posterior (aus: Duus P. Neurologisch-topische Diagnostik. Stuttgart: Thieme; 1980).

Funktion: Übermittlung von Schmerz- und Temperaturempfindungen (Kitzeln, Jucken, sexuelle Empfindungen).

Tractus spinocerebellaris posterior (hintere Kleinhirnseitenstrangbahnen; Abb. 1.8)

Die schnell leitenden Fasern laufen ungekreuzt ins Kleinhirn.

Funktion: Leitung unbewusster Tiefensensibilität vorwiegend propriozeptiver Impulse aus Sehnen, Gelenken und Muskelspindeln.

Tractus spinocerebellaris anterior (vordere Kleinhirnseitenstrangbahn; Abb. 1.8)

Die Fasern kreuzen teilweise und ziehen ipsi- sowie kontralateral zum Kleinhirn.

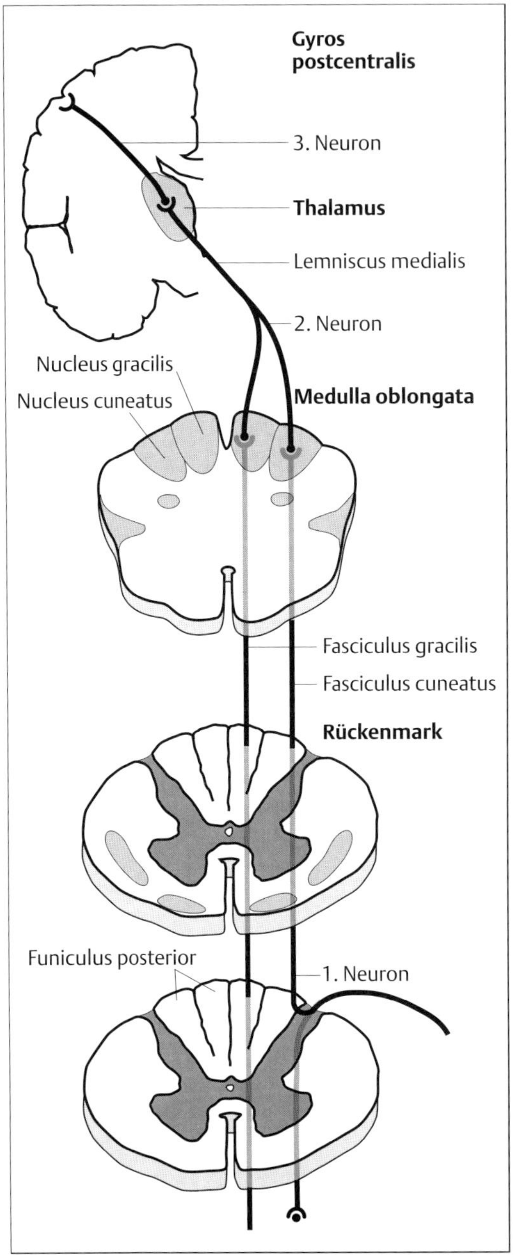

Abb. 1.9 Verlauf des Funiculus posterior (aus: Masuhr KF, Neumann M. Neurologie. Stuttgart: Hippokrates; 1992).

Funktion: Leitung unbewusster Tiefensensibilität propriozeptiver und exterozeptiver Impulse.

Funiculus posterior (Hinterstrangbahnen; Abb. 1.9)

Er besteht aus dem lateral gelegenen Fasciculus cuneatus und dem medial gelegenen Fasciculus gracilis.

Die Fasern laufen ungekreuzt bis in die untere Medulla oblongata, kreuzen dort und steigen als Lemniscus medialis zum Thalamus und weiter zum Gyrus postcentralis auf.

Funktion: Leitung exterozeptiver und propriozeptive Impulse der epikritischen Sensibilität (Lageempfindung, Vibration, Diskrimination, Druck, Tastsinn, Körperhaltung).

Die Hinterstrangbahnen weisen eine somatotopische Gliederung der Fasern auf: Fasern der unteren Körperhälfte befinden sich medial, die der oberen Körperhälfte lateral.

Tractus spinoolivaris, spinotectalis, spinoreticularis und spinovestibularis

Afferente Bahnen des extrapyramidalen Systems.

Funktion: Leitung propriozeptiver Impulse.

Absteigende (efferente) Bahnen

Tractus corticospinalis lateralis und anterior (Pyramidenbahn; Abb. 1.10)

Die Fasern der Pyramidenbahn verlaufen von der Hirnrinde (*Cortex*) durch den *Pons* (Brücke) und die *Medulla oblongata* bis zu den *Vorderhornzellen.*

80–85 % der Fasern kreuzen in der unteren Medulla oblongata an der *Decussatio pyramidum* auf die Gegenseite und verlaufen als Tractus corticospinalis lateralis im Seitenstrang. Der Rest verläuft ungekreuzt als Tractus corticospinalis anterior weiter und kreuzt erst im jeweiligen Segment seiner Endigung.

Der Tractus corticospinalis lateralis besitzt eine somatotopische Gliederung, wobei die Fasern der unteren Extremität außen, die der oberen innen liegen.

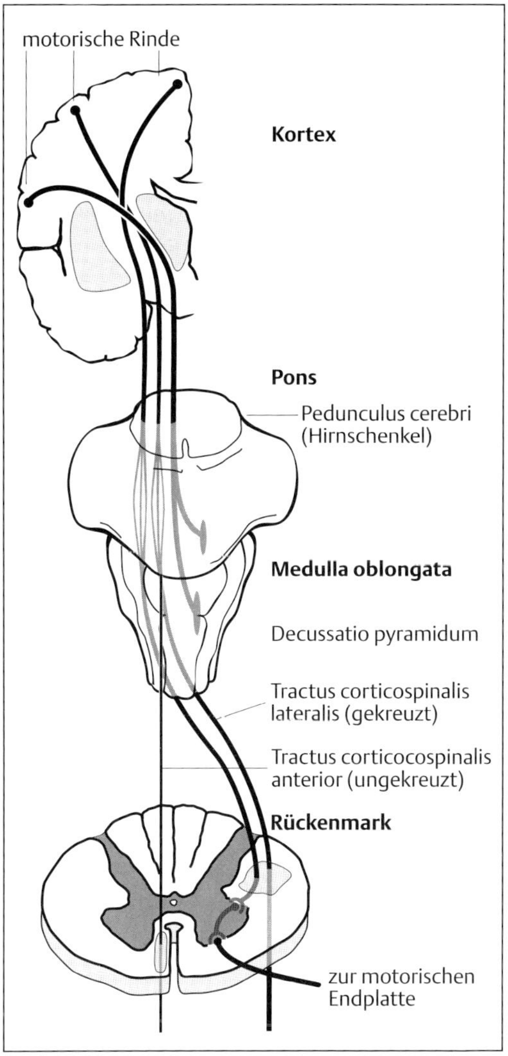

Abb. 1.10 Verlauf der Pyramidenbahnen (aus: Masuhr KF, Neumann M. Neurologie. Stuttgart: Hippokrates; 1992).

Funktion: Die Pyramidenbahn dient der bewussten, willkürlichen Bewegung und leitet Impulse vom Kortex zur motorischen Vorderhornzelle. Außerdem unterstützt sie die Tonusregulierung, da sie über Zwischenneuronen eine hemmende Wirkung auf die motorischen Vorderhornzellen hat.

Extrapyramidales System

Darunter werden alle absteigenden motorischen Bahnen zusammengefasst, die nicht durch die Pyramiden verlaufen und die Motorik beeinflussen.

Die folgenden Fasern verlaufen unter anderem größtenteils ungekreuzt von der Hirnrinde zu den Vorderhornzellen oder zu Interneuronen:

- Tractus vestibulospinalis;
- Tractus rubospinalis;
- Tractus olivospinalis;
- Tractus reticulospinalis;
- Tractus tectospinalis.

Funktion: Koordination unwillkürlicher Bewegungen, Gleichgewichtsreaktionen und -bewegungen, Regulation der Körperhaltung und Abwehrbewegungen.

Bei willkürlichen Bewegungen einer Extremität werden gleichzeitig unwillkürlich Muskelgruppen an den anderen Extremitäten und am Rumpf innerviert. Dies geschieht, um bei veränderten statischen Bedingungen das Gleichgewicht und die Körperhaltung zu bewahren bzw. die Bewegungen koordiniert ablaufen zu lassen. Oft bestehen diese begleitenden Muskelaktionen nur in einer vermehrten Spannung oder Entspannung von Muskelgruppen und werden nicht willkürlich ausgeführt oder bewusst empfunden. Ohne sie ist eine geordnete Bewegung allerdings unmöglich. Das Pendeln mit den Armen und lange eingeübte, mechanisch ablaufende Bewegungen sind beispielsweise derartige Bewegungsaktionen. Sie alle stehen unter der Kontrolle des extrapyramidalen Systems.

1.3.2 Funktion des Eigenapparats

Die graue Substanz, der stammesgeschichtlich ältere Teil des Rückenmarks, zeigt eine Eigenaktivität. Diese kommt durch direkte und indirekte Reflexbögen zu Stande und läuft auch ohne Großhirnschaltung ab (z. B. flattert ein geköpftes Huhn weiter, d. h. auch nach Abtrennung des Gehirns sind zweckmäßige Bewegungen durch den Eigenapparat möglich).

Die Impulse gelangen über ein afferentes Neuron aus der Peripherie zum Hinterhorn, werden zum Vorderhorn umgeschaltet und erreichen über ein efferentes Neuron das Erfolgsorgan, wo eine motorische Antwort erfolgt. Die auf diese Weise ausgelöste Muskelkontraktion wird als *Reflex* und die Neuronenschaltung als *Reflexbogen* bezeichnet.

Reflexarten

Direkter Reflex (einfacher Reflexbogen)

Die Hinterwurzelfaser zieht direkt zur Vorderhornzelle (monosynaptischer Reflexbogen).

Indirekter Reflex (zusammengesetzter Reflexbogen)

Es kommt zur Zwischenschaltung über ein oder mehrere Interneuronen (multisynaptischer Reflexbogen).

Eigenreflex (Dehnungsreflexe)

Der Reizort und das Erfolgsorgan sind identisch.

▶ Beispiel: Muskeleigenreflexe (Bizeps- und Trizepssehnenreflex)
Die Reizsetzung erfolgt durch eine Dehnung der Muskelspindel. Afferenzen senden vom Hinterhorn ins Vorderhorn und werden mit einer Kontraktion dieses Muskels beantwortet. Der Reiz läuft über wenige Neuronen ab.

Fremdreflex (Hautreflexe)

Der Reizort und das Erfolgsorgan sind verschieden.

▶ Beispiel: Bauchdecken- und Analreflex
Hautrepeztoren werden durch Schmerz aktiviert und lösen Kontraktionen mehrerer Muskelgruppen im Sinne eines Fluchtreflexes aus. Die Erregung läuft über mehrere Rückenmarksegmente und zahlreiche Zwischenneuronen.

Eine Umschaltung über Zwischenneuronen (Interneuronen) im Rückenmark ist möglich. Über Interneuronen und Reflexbögen des Eigenapparats laufen permanent feine Erregungen von der Haut, der Muskulatur, den Gelenken und Sehnen ab, die in der gesamten Muskulatur eine *Grundspannung* hervorrufen. Dieser spinale Muskeltonus bildet die Basis für eine rasche Muskelkontraktion bei willkürlichen Impulsen.

Die *Renshaw-Zellen* sind hemmende Interneuronen in der grauen Substanz. Eine geordnete Bewegung kommt nur durch das Zusammenspiel von Agonist (Kontraktion) und Antagonist (Entspannung) zu Stande. Dies wird aufgrund rückläufiger Hemmung der entsprechenden Vorderhornzellen durch die Renshaw-Zellen ermöglicht.

Die *Fasciculi proprii* sind Zwischenneuronen, deren auf- und absteigende Fasern in *Grundbündeln* laufen. Sie liegen in der weißen Substanz, unmittelbar an die graue Substanz anschließend, und leiten die Erregung über mehrere Segmente weiter. Dadurch ist eine Bewegung von Muskeln im Sinne eines Fremdreflexes möglich.

1.4 Dermatome

Die 31 Rückenmarkssegmente sind bestimmten Hautarealen zugeordnet, die jeweils von einem N.-spinalis-Paar versorgt werden. Diese Hautareale werden *Dermatome* genannt.

Sensible Impulse laufen von der Haut über die afferenten Schenkel der Nn. spinales in das Hinterhorn des Rückenmarks und gelangen über die Tractus spinothalamicus anterior et lateralis ins Gehirn.

Das Wissen um die Dermatome und ihre Zuordnung zu bestimmten Rückenmarksarealen ist von großer diagnostischer Bedeutung (Abb. 1.**11 a** u. **b**):

- C 1: Die erste Zervikalwurzel ist rein motorisch, das Schädeldach wird vom N. trigeminus sensibel versorgt;
- C 2: Schädel dorsal und temporal;
- C 3: Gesicht, Mandibularbereich, Hals, Nacken;
- C 4: Bereich des M. trapezius dorsal, lateral über das Akromio- bis zum Sternoklavikulargelenk;
- C 5: Bereich des M. deltoideus;
- C 6: Radialseite des Armes bis einschließlich Daumen und Radialseite des Zeigefingers dorsal und volar;

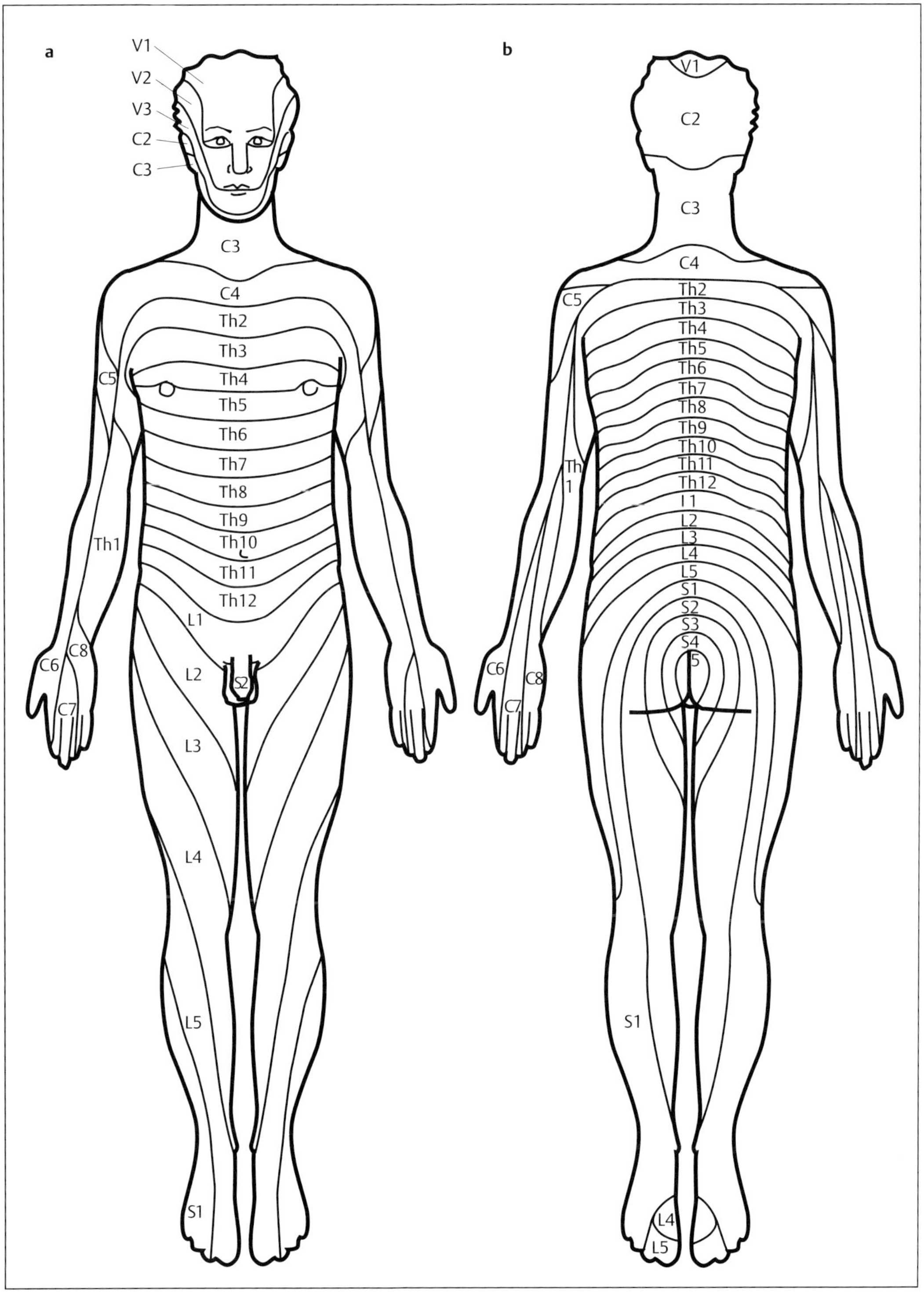

Abb. 1.**11 a** u. **b** Segmentale Innervation der Haut (nach Hansen-Schliack).

a Ventral.
b Dorsal.

Tabelle 1.1 Rückenmarksegmente und ihre Kennmuskeln

Kennmuskel	C2-4	C4	C5	C6	C7	C8	Th1	Th12	L1	L2	L3	L4	L5	S1
Diaphragma														
M. deltoideus														
M. biceps														
M. extensor carpi radialis														
M. triceps														
M. flexor digitorum														
M. interossei														
Bauchmuskulatur														
M. quadratus lumborum														
M. iliopsoas														
M. quadriceps														
M. tibialis anterior														
M. peronaeus														
M. glutaeus maximus														

- C 7: Mitte des Unterarmes bis einschließlich Mittelfinger und ulnare Seite des Zeigefingers, Ringfinger radialseitig, Mitte der volaren Handfläche bis zum Mittelfinger;
- C 8: Ulnarseite des Armes bis einschließlich Kleinfinger und ulnare Seite des Ringfingers, ulnare Handfläche bis Kleinfinger;
- Th 1: Arm volarseitig bis Handgelenk;
- Th 2: Achselhöhle bis Ellenbogen medial;
- Th 3–12: zirkuläre Versorgung des Rumpfes dorsal und ventral;
  Referenzpunkte: Th 5: Proc. xyphoideus, Th 10: Bauchnabel
- L 1: Unterbauch, Leiste;
- L 2: Von der Crista iliaca nach medial zum Oberschenkel laufend;
- L 3: Lateral von L 2 zur Knieinnenseite laufend;
- L 4: Lateral von L 3 zur Unterschenkelinnenseite bis Großzehe ziehend;
- L 5: Lateral am Gesäß über den lateralen Oberschenkel zur Vorderseite des Unterschenkels bis zur 2. Zehe und plantaren Fußsohle medial verlaufend;
- S 1: Rückseite des Gesäßes über dorsalen Oberschenkel bis lateralen Unterschenkel zur Kleinzehe ziehend;
- S 2: Rückseite des Gesäßes neben S 1 bis zum medialen Knöchel laufend;
- S 3: Bereich des Oberschenkels medial und des Gesäßes (große Reithose);
- S 4: Kleine Reithose, Genitalien;
- S 5: Anus.

1.5 Kennmuskeln

▶ Definition: Ein Muskel mit festliegender segmentaler radikulärer Innervation, dessen Läsion eine bestimmte Höhenlokalisation bezüglich der spinalen Segmente des Rückenmarks erlaubt (Pschyrembel 1982, S. 596).

Die Testung der Kennmuskeln dient zur Definition der funktionellen Läsionshöhe (Tab. 1.**1**). Die nervale Versorgung der Muskulatur zeigen die Tabellen 1.**2 a** u. **b**.

Beurteilung der Muskelkraft

Die Muskelkraft wird auf einer Skala von 0–5 beurteilt:

0	Der Muskel ist denerviert, es ist weder eine Zuckung noch eine Kontraktion spürbar.
1	Eine Muskelzuckung ist spürbar.
2	Eine Muskelbewegung über den gesamten Bewegungsumfang unter Ausschaltung der Schwerkraft ist möglich.
3	Eine Bewegung über den gesamten Bewegungsumfang gegen die Schwerkraft ist möglich.
4	Eine Bewegung gegen die Schwerkraft und geringen Widerstand im gesamten Bewegungsumfang ist möglich.
5	Eine Bewegung gegen die Schwerkraft und maximalen Widerstand ist möglich.

Tabelle 1.**2 a** Muskeln der oberen Extremität und ihre nervale Versorgung

Muskel	C1	C2	C3	C4	C5	C6	C7	C8	Th1	**Nerv**
M. erector spinae cervicale	X	X	X	X	X	X	X	X	X	Rami dorsales, Nn. spinales
M. longus capitis	X	X	X	X						Plexus cervicalis
M. longus collis	X	X	X	X						Plexus cervicalis
M. rectus capitis anterior	X									Plexus cervicalis
M. trapezius Pars descendens		X	X	X						N. accessorius, Plexus cervicalis
M. trapezius Pars transversa		X	X	X						N. accessorius, Plexus cervicalis
M. trapezius Pars ascendens		X	X	X						N. accessorius, Plexus cervicalis
M. sternocleidomastoideus		X	X							N. accessorius, Plexus cervicalis
M. levator scapulae			X	X	X					N. dorsalis scapulae
Diaphragma		X	X	X						N. phrenicus
Mm. rhomboidei				X	X					N. dorsalis scapulae
M. deltoideus			X	X	X					N. axillaris
Mm. scaleni			X	X	X	X				Plexus cervicalis et brachialis
M. supraspinatus				X	X					N. suprascapularis
M. infraspinatus				X	X	X				N. suprascapularis
M. teres minor				X	X	X				N. suprascapularis
M. biceps brachii				X	X	X				N. musculocutaneus
M. brachialis				X	X	X				N. musculocutaneus
M. brachioradialis					X	X				N. radialis
M. supinator					X	X				N. radialis
M. serratus anterior					X	X	X			N. thoracicus longus
M. pectoralis major					X	X	X	X		Nn. pectorales
M. extensor carpi radialis long./brev.					X	X	X			N. radialis
M. teres major						X	X			N. thoracodorsalis
M. subscapularis					X	X	X	X		N. subscapularis
M. pronator teres						X	X			N. medianus
M. triceps brachii							X	X		N. radialis
M. latissimus dorsi							X	X		N. thoracodorsalis
Mm. extensor digitorum							X	X		N. radialis
M. flexor carpi radialis							X	X		N. medianus
M. extensor carpi ulnaris							X	X		N. radialis
Mm. extensores pollicis long./brev.							X	X		N. radialis
Mm. abductores pollicis lon./brev.							X	X		N. radialis/N. medianus
M. flexor pollicis longus							X	X	X	N. medianus
M. flexor pollicis brevis							X	X	X	N. medianus/N. ulnaris
M. pronator quadratus							X	X	X	N. medianus
M. opponens							X	X	X	N. medianus
Mm. flexores digitorum							X	X	X	N. medianus/N. ulnaris
M. flex. digiti minimi								X	X	N. ulnaris
M. adductor pollicis								X	X	N. ulnaris
M. interossei								X	X	N. ulnaris
M. lumbricales								X	X	N. ulnaris/N. medianus

1.6 Vegetatives Nervensystem

Die Hauptfunktion des vegetativen (autonomen) Nervensystems ist die Aufrechterhaltung des inneren Milieus im Organismus sowie die Regulierung der Organfunktionen. Die Regulation erfolgt durch das Zusammenspiel seiner beiden antagonistischen Teile, dem *sympathischen* und dem *parasympathischen* Teil (Abb. 1.**12**).

1.6.1 Sympathikus

Die Neuronen des Sympathikus entspringen dem Seitenhorn des Thorakal- und oberen Lumbalmarks (Segment C 8–L 2) und werden im *Truncus sympathicus* (Grenzstrang) umgeschaltet. Der Grenzstrang verläuft paravertebral und erstreckt sich von der Schädelbasis bis zum Steißbein. Er besteht aus einer Kette von sympathischen Ganglien, die durch die

Tabelle 1.2 b Muskeln des Rumpfes und der unteren Extremität und ihre nervale Versorgung

Muskel	T1	T5	T8	T12	L1	L2	L3	L4	L5	S1	S2	S3	S4	**Nerv**
Mm. intercostales ext.	■	■	■	■										Nn. intercostales
Mm. intercostales int.	■	■	■	■										Nn. intercostales
M. rectus abdominus		■	■	■										Nn. intercostales
M. obliquus abd. ext.		■	■	■										Nn. interc., N. iliohypog.
M. obliquus abd. int.			■	■	■									Nn. interc., N. iliohypog.
M. transversus abd.			■	■	■									Nn. intercostales
M. quadratus lumborum				■	■	■	■							N. subcostalis, Plexus lumb.
M. erector spinae thorac.	■	■	■	■										Rr. dors., Nn. spinalium
M. erector spinae lumb.					■	■	■	■						Rr. dors., Nn. spinalium
M. iliopsoas					■	■	■							N. femoralis
M. sartorius						■	■							N. femoralis
M. gracilis						■	■							N. obturatorius
M. adductor longus						■	■	■						N. obturatorius
M. adductor brevis						■	■	■						N. obturatorius
M. adductor magnus						■	■	■						N. obturatorius
M. quadriceps femoris						■	■	■						N. femoralis
M. tensor fascia latae								■	■	■				N. glutaeus superior
M. tibialis anterior								■	■					N. peronaeus profundus
Mm. extensores digit.								■	■	■				N. peronaeus profundus
M. extensor hallucis long.								■	■	■				N. peronaeus profundus
M. peronaeus longus									■	■				N. peronaeus superfic.
M. peronaeus brevis									■	■				N. peronaeus superfic.
M. tibialis posterior									■	■				N. tibialis
M. glutaeus medius									■	■				N. glutaeus superior
M. glutaeus minimus									■	■				N. glutaeus superior
M. popliteus								■	■	■				N. tibialis
M. semitendinosus								■	■	■				N. tibialis
M. semimembranosus								■	■	■				N. tibialis
Mm. rotat. ext. coxae								■	■	■	■			N. obturator., Plex. sac.
M. biceps femoris									■	■	■			N. ischiadicus
M. glutaeus maximus									■	■	■			N. glutaeus inferior
M. plantaris										■	■			N. tibialis
M. triceps surae										■	■			N. tibialis
Mm. flexores digitorum										■	■			N. tibialis
Mm. flexores hallucis										■	■			N. tibialis
M. abductor hallucis										■	■			N. plantaris mediale
M. adductor hallucis										■	■			N. plantaris mediale
Mm. lumbricales										■	■			N. plantaris med. et lat.
Mm. interossei										■	■			N. plantaris lateralis
M. flexor digiti minimi										■	■			N. plantaris lateralis
M. abductor digiti minimi										■	■			N. plantaris lateralis
M. sphincter ani externus											■	■	■	N. pudendus

Rr. interganglionares miteinander verbunden sind.

Im Halsbereich befinden sich 3 Ganglien, die Ganglia cervicale superius et medium und das Ganglion stellatum.

Von den thorakalen und lumbalen Grenzstrangganglien ziehen Nerven zu den Ganglien im Bauchraum, die einen dichten Nervenplexus rund um die inneren Organe bilden (peripheres sympathisches System).

Da die Erregungsübermittlung über Noradrenalin stattfindet, wird es auch *adrenerges System* genannt.

Funktionen

- Leistungssteigerung in Stress- und Notsituationen;
- Blutdruckerhöhung;
- Beschleunigung des Herzschlags;
- Erhöhung der Atemfrequenz;

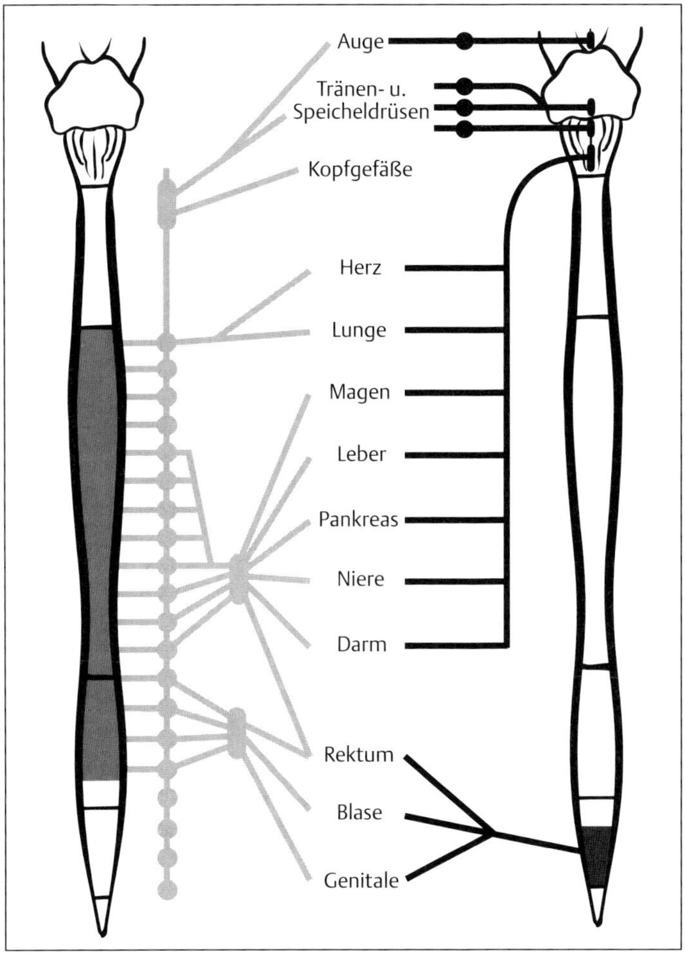

Abb. 1.**12** Sympathikus und Parasympathikus (aus: Kahle W. Nervensystem und Sinnesorgane. Stuttgart: Thieme; 1979).

- Pupillenerweiterung;
- Vermehrung der Schweißabsonderung;
- Sträuben der Haare;
- Dämpfung der Motilität des Magen-Darm-Traktes und der intestinalen Drüsen.

1.6.2 Parasympathikus

Die zentralen Nervenzellen des Parasympathikus bilden Kerne im Hirnstamm in den Gebieten der Hirnnerven III, VII, IX, X und im Sakralmark S 2–S 4. Die Fasern des zentralen parasympathischen Systems verlaufen in verschiedenen Hirnnerven zu den parasympathischen Ganglien im Kopfbereich, wo die Umschaltung auf postganglionäre Fasern erfolgt, die zum Erfolgsorgan ziehen.

Der Hauptnerv des Parasympathikus ist der N. ***vagus.*** Er steigt gemeinsam mit den großen Halsgefäßen abwärts und teilt sich plexusartig im Brust- und Bauchraum auf. Die im Sakralmark gelegenen Zellen schicken ihre Axone zu den Beckenorganen (Blase, Mastdarm, Genitalien). Die Umschaltung auf postganglionäre Fasern erfolgt unter anderem im Plexus hypogastricus.

Da die Erregungsübertragung über Azetylcholin erfolgt, wird es auch *cholinerges System* genannt.

Funktionen
- Regeneration des Stoffwechsels und der körperlichen Reserven;
- Verlangsamung der Herzfrequenz;
- Verringerung der Atemfrequenz;

- Verengung der Pupillen;
- Förderung der intestinalen Motilität, der Miktion und Defäkation.

Das oberste Integrationszentrum stellt der *Hypothalamus* dar. Ein Bindeglied zwischen höheren und niedrigeren Zentren ist die *Formatio reticularis*. Am Erfolgsorgan befindet sich ein plexusartiges Geflecht vegetativer Nerven, der *intramurale Plexus*. Diese große Anzahl an Nervenzellen und Nervenendigungen stellt in ihrer Gesamtheit ein selbstständiges, nervöses Organ dar.

Die Verbindung des Hypothalamus mit anderen Zentren des Großhirns, wie z. B. dem limbischen System, ermöglicht Eingriffe des Großhirns in das vegetative Geschehen.

1.6.3 Sympathische Innervation der Haut

Nach der Umschaltung im Grenzganglion legen sich die sympathischen Fasern dem peripheren Nerv an, wo sie in den entsprechenden Dermatomen die Gefäße, Schweißdrüsen und Mm. assectores pilorum innervieren. Diese Dermatome entsprechen nicht der segmentalen Innervation der Sensibilität, da die den Rückenmarkssegmenten Th 3–L 2 entstammenden Fasern über den Grenzstrang verteilt werden.

2 Ursachen einer Rückenmarksläsion

2.1 Traumatisch

Ein großer Teil der Rückenmarksverletzungen ist auf Traumata infolge von Verkehrs- oder Sportverletzungen zurückzuführen.

2.1.1 Stumpfe Traumen

- Wirbelfrakturen;
- Dislozierte Wirbelkörper;
- Bandscheibenvorfälle;
- Hämatome;
- Ödembildungen;
- Durchblutungsstörungen.

Je nach Schweregrad werden folgende Arten unterschieden:

- *Commotio spinalis* (Prellung): Eine vollständige Rückbildung der Querschnittsymptomatik ist möglich;
- *Contusio spinalis* (Quetschung);
- *Compressio spinalis* (Zerstörung).

Durch die Verletzung entsteht im Wirbelkanal ein permanenter Druck, der auf das Rückenmark einwirkt und damit eine Durchblutungsstörung hervorruft. Daraus resultiert eine Gewebsnekrose im unterversorgten Gebiet. Je länger der Druck auf das Rückenmark anhält, desto ausgedehnter sind die Schäden in der grauen und weißen Substanz. Das Ausmaß des entstandenen Schadens ergibt sich aus der Anzahl der durch die Durchblutungsstörung nekrotisierten Bahnen und deren Restfunktionen.

Gelingt durch rasche ärztliche Versorgung (Entfernung von Frakturteilen, Stabilisierung) eine Druckentlastung des Wirbelkanals, kann der Schaden meist in Grenzen gehalten werden.

2.1.2 Spitze Traumen

Nur sehr selten kommt es zu einer totalen Faserdurchtrennung der Rückenmarksbahnen. Spitze Traumen, wie durch z. B. Schuss- oder Stichverletzungen, können jedoch zu einer kompletten Schädigung führen.

2.2 Nichttraumatisch

- *Angeborene Schäden:* z. B. Spina bifida (Spaltwirbel), Meningozele, Myelomeningozele, Meningomyelozystozele, Skoliose;
- *Entzündungen:* z. B. Myelitis (Rückenmarksentzündung), Meningomyelitis (Entzündung des Rückenmarks und seiner Häute);
- *Neubildungen:* z. B. gutartige und bösartige Tumoren, Abszesse;
- *Durchblutungsstörungen:* z. B. Arteria-spinalis-Syndrom, arteriovenöse Missbildungen;
- *Degenerative Veränderungen:* z. B. Osteoporose, spinale Muskelatrophie;
- *Idiopathische Erkrankungen:* z. B. Multiple Sklerose, Syringomyelie;
- *Iatrogene Schäden:* z. B. postoperativ nach Bandscheibenoperationen.

3 Erscheinungsbilder einer Rückenmarksläsion

3.1 Läsionshöhe

▶ Definition: Die Läsionshöhe bezeichnet das letzte intakte Segment. Paraplegie sub Th 8 bedeutet beispielsweise, dass das Rückenmarkssegment Th8 noch vollständig funktionsfähig ist, und die Schädigung erst in Höhe des Segments Th 9 beginnt.

Je nach Höhe der Läsion werden unterschieden:
- *Paraplegie:* vollständige Lähmung der beiden unteren Extremitäten;
- *Paraparese:* Teillähmung der beiden unteren Extremitäten;
- *Tetraplegie:* vollständige Lähmung unterhalb der Läsion, wobei alle 4 Extremitäten betroffen sind;
- *Tetraparese:* Teillähmung unterhalb der Läsion, alle 4 Extremitäten sind betroffen;
- *Caudasyndrom:* schlaffe Lähmung der unteren Extremität, Areflexie, radikuläre sensible Störungen L 4 abwärts, Blasen-, Mastdarm- und Potenzstörung;
- *Conussyndrom:* der Conus medullaris ist betroffen; schlaffe Blasenlähmung, Mastdarminkontinenz, Impotenz, fehlender Analreflex, Reithosenanästhesie bei normaler Motorik.

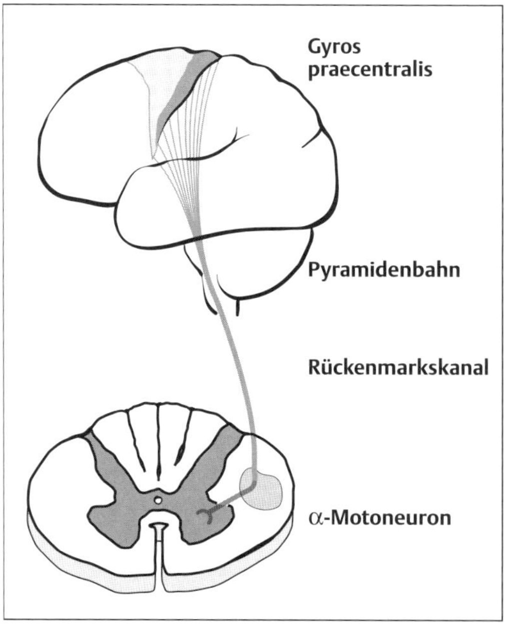

Abb. 3.1 Verlauf des 1. Motoneurons.

3.1.1 Bedeutung der Läsionshöhe

Abhängig von der Höhe der Läsion zeigen sich folgende charakteristische Erscheinungsbilder der Lähmung:

1. Motoneuron betroffen (Abb. 3.1)

- Die Schädigung liegt im Bereich des ZNS.
- *Lokalisation:* Das 1. Motoneuron reicht von der Hirnrinde (Gyrus praecentralis) über die Pyramidenbahn bis zur motorischen Vorderhornzelle im Rückenmark.
- Die Reflexbögen sind unverletzt. Es kommt zu einer Reflexsteigerung durch den Ausfall der hemmenden Wirkung der Pyramidenbahn und dem Ausfall der extrapyramidalen Bahnen.
- *Folgen:*
  - Spastische Tonuserhöhung (Hypertonie);
  - Gesteigerte Eigenreflexe (Hyperreflexie);
  - Auftreten pathologischer Reflexe (Babinski-, Oppenheim-Reflex...);
  - Aufhebung bzw. Abschwächung der Fremdreflexe.

2. Motoneuron betroffen (Abb. 3.2)

- Die Schädigung liegt im Bereich der Spinalnerven im peripheren Nervensystem.
- *Lokalisation:* Das 2. Motoneuron reicht von der Vorderhornzelle im Rückenmark über den Radix ventralis der Spinalnerven zur motorischen Endplatte.

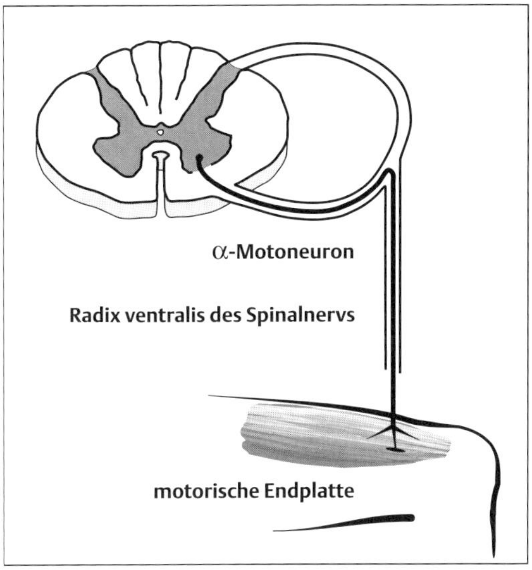

Abb. 3.2 Verlauf des 2. Motoneurons.

- Die Reflexbögen sind verletzt. Es kommt zu einer Areflexie, da die peripheren Nerven unterbrochen sind.
- *Folgen:*
  - Tonusverminderung (Hypotonie) bzw. Tonusverlust (Atonie);
  - Verlust der Eigen- und Fremdreflexe (Areflexie);
  - Degenerative Muskelatrophie.

Mischformen: Läsion beider Motoneurone

Bei Wirbelverletzungen im thorakolumbalen Übergang sind der Conus medullaris und die Cauda equina gleichermaßen betroffen. In diesem Fall kann das Bild oberes (1.) Motoneuron (z. B. Spastik der Blase und des Mastdarms) gemischt mit dem Bild des unteren (2.) Motoneurons (schlaffe Lähmung) auftreten. Dies ist auch in umgekehrter Form möglich (spastische Lähmung mit schlaffer Blase und schlaffem Darm).

3.2 Ausmaß der Schädigung

3.2.1 Komplette Rückenmarksläsion

▶ Definition: Es liegt eine Schädigung des gesamten Rückenmarkquerschnitts mit Ausfall aller neurologischen Funktionen unterhalb der Läsionsstelle vor. Das bedeutet, sowohl die motorischen als auch die sensiblen und vegetativen Funktionen sind gestört.

Funktionsstörungen infolge kompletter Rückenmarksläsion

- Ausfall der Willkürmotorik unterhalb der Läsion;
- Ausfall der Sensibilität unterhalb der Läsion, sowohl die Oberflächen- als auch die Tiefensensibilität ist betroffen;
- Störung des Vegetativums, der Blasen-, Mastdarm- und Sexualfunktion;
- Störung der Reflextätigkeit und des Muskeltonus

Nach neuen Erkenntnissen (Elektrodiagnostische Untersuchungen) wird nur noch selten von „kompletter" Querschnittlähmung gesprochen, da oft noch einige Bahnen in der Lage sind, Restimpulse zu leiten oder sich im Laufe der Jahre erholen können. Diese Restimpulse können sich jedoch nur auf das Vegetativum oder die Sensibilität beschränken und bedeutet nicht, dass es zu einer Erholung der Willkürmotorik kommen muss.

3.2.2 Inkomplette Rückenmarksläsion

▶ Definition: Es liegt eine teilweise Schädigung des Rückenmarkquerschnitts mit nur unvollständigem Ausfall der neurologischen Funktionen unterhalb der Läsionsstelle vor.

Es bestehen die unterschiedlichsten Kombinationsmöglichkeiten funktioneller Ausfälle.

Häufig vorkommende inkomplette Rückenmarksläsionen

Brown-Sequard-Syndrom (spinale Halbseitenlähmung)

Auf der verletzten Seite treten eine spastische Parese und eventuell ein Ausfall der Berührungs- und Lageempfindung sowie eine Störung der Tiefensensibilität auf. Auf der anderen Seite kommt es zu einem Ausfall der Schmerz- und Temperaturempfindungen.

Zentrales Halsmarksyndrom (central cord syndrome)

Von der Mitte des Rückenmarks ausgehende Ödeme oder Blutungen führen zu einer spastischen Parese. Durch die somatotopische Anordnung der Körperabschnitte innerhalb der Pyramidenbahn ist der motorische Ausfall der oberen Extremität im Vergleich zur unteren Extremität größer. Die Sensibilität zeigt das Bild einer dissoziierten Störung.

Vorderes Halsmarksyndrom (anterior cord syndrome)

Infolge der Zerstörung der Vorderhornzellen kommt es zu einer segmental schlaffen Parese, durch den Befall der Pyramidenbahn zu einer sonst spastischen Parese. Die Folge ist auch ein Verlust der Schmerz-, Temperatur-, Berührungs- und Druckempfindungen bei intakter Tiefensensibilität.

Hinteres Halsmarksyndrom (posterior cord syndrome)

Die Schädigung liegt vorwiegend in den hinteren Abschnitten des Rückenmarks. Dies führt zu einer spastischen Parese mit Verlust der Tiefensensibilität. Die Druck-, Temperatur-, Schmerz- und Berührungsempfindungen bleiben erhalten.

Amyotrophe Lateralsklerose (degenerative Erkrankung der Vorderhörner und der Pyramidenbahn)

Es kommt zu einer Kombination einer spinalen Muskelatrophie mit Spastik bei intakter Sensibilität.

4 Verlauf einer Rückenmarksläsion

4.1 Spinale Schockphase

▶ Definition: Der spinale Schock ist der Zustand, in dem sich das Rückenmark unmittelbar nach der Verletzung befindet.

Kennzeichen des spinalen Schocks

- schlaffer atonischer Zustand;
- Areflexie der geschädigten Rückenmarksanteile;
- Unterbrechung der Impulsübertragung zwischen den übergeordneten Zentren und den Synapsen im Rückenmark.

In der spinalen Schockphase kommt es zum Verlust der Willkürmotorik, der Sensibilität und den Funktionen des vegetativen Nervensystems. Die Phase kann zwischen wenigen Stunden bis zu 6 Wochen andauern.

4.2 Remissionsphase

▶ Definition: Die Remissionsphase ist der Zustand, indem sich das Rückenmark nach Abklingen des spinalen Schocks befindet. Es kommt zur Wiederaufnahme bestimmter Rückenmarksfunktionen bzw. zur Reinnervation.

Aus der Remissionsphase entwickeln sich je nach Höhe der Schädigung im Rückenmark die *spastische* oder die *schlaffe Lähmung*.

Spastische Lähmung

Sie entspricht der *Schädigung des 1. Motoneurons*. Es kommt zur Rückkehr von Rückenmarksfunktionen, die je nach Ausmaß der Schädigung rein reflektorischer Natur (Spasmen) oder im Sinne einer inkompletten Läsion (Reinnervation) sein können.

Schlaffe Lähmung

Die Lähmung entspricht der *Schädigung des 2. Motoneurons*. Da die Reflexbögen und der periphere Nerv betroffen sind, bleibt unterhalb der Läsion die Areflexie erhalten, und es zeigt sich das Bild einer peripheren Lähmung.

Eine mögliche Reinnervation ist ebenfalls vom Ausmaß der Schädigung abhängig.

4.3 Kompensationsphase (Stabilisationsphase)

Diese Phase dient zur Stabilisierung der funktionellen Fähigkeiten oder Trickbewegungen.

Im letzten Drittel der Rehabilitation zeichnet sich ab, wie weit die reinnervierte Muskulatur ausreicht, um funktionelle Fähigkeiten im Alltag zu erlangen, und welche Bewegungen durch Trickbewegungen ersetzt werden müssen.

5 Funktionsstörungen bei Rückenmarksläsion

5.1 Störung der Motorik

Die Schädigung des Rückenmarks hat einen Ausfall der Willkürmotorik unterhalb der Läsion zur Folge.

Das Ausmaß der Störung hängt von folgenden Faktoren ab:

- Höhe der Läsion (Tetraplegie/Tetraparese, Paraplegie/Paraparese; Kap. 3.1);
- Art der Schädigung (inkomplett/komplett; Kap. 3.2).

5.2 Störung der Sensibilität

▶ Definition: Unter Sensibilität werden alle Empfindungen und Wahrnehmungen verstanden, die aus der Peripherie kommen und über die aufsteigenden Bahnen des Rückenmarks geleitet werden. Rezeptoren finden sich in der Haut, den Knochen, Sehnen, Gelenken und Muskeln.

Sensibilitätsarten

- *Oberflächensensibilität:* Leitung von Berührungs-, Druck-, Schmerz- und Temperaturempfindungen (Kap. 1.3.1 u. 1.4);
- *Tiefensensibilität:* Leitung exterozeptiver und propriozeptiver Impulse (Kap. 1.3.1).

Mögliche Risiken

- Dekubitus;
- Verletzung;
- Verbrennungen;
- Erfrierungen;
- Gestörte Körperwahrnehmung;
- Gleichgewichtsprobleme.

5.3 Vegetative Störungen

5.3.1 Kreislauffunktionsstörung

Hypotone Störungen

Die Vasomotorenlähmung, die Herabsetzung des Ruhetonus der Muskulatur und die fehlende Muskelpumpe führen vor allem in der Phase des spinalen Schocks zu hypotonen Kreislaufkrisen.

Hypertone Störungen

Infolge einer Störung der Sympathikussteuerung und verstärkt bei Infekten oder Blasenüberfüllung kann es bei hohen Paraplegikern (TH 5 und darüber) und Tetraplegikern zu hypertonen Kreislaufstörungen kommen.

Mögliche Risiken

- Thrombose;
- Ödembildung;
- Dekubitus;
- Embolie.

5.3.2 Thermoregulationsstörung

Durch die Störung des Sympathikus findet weder eine Vasokonstriktion noch eine -dilatation der Gefäße statt. Wärmeaufnahme und -abgabe sowie die Schweißsekretion sind unterhalb der Läsion nicht oder nur noch teilweise möglich.

Mögliche Risiken

- Wärmestau bei großer Hitze;
- Ansteigen der Körpertemperatur;
- Gestörte oder fehlende Schweißsekretion;
- Kompensatorische Hyperhidrose oberhalb der Läsion.

Prophylaxe

- Keine extreme Sonnenbestrahlung;
- Badewasser gut temperieren;
- Nicht zu warm zudecken;
- Auto im Sommer gut lüften.

5.4 Atemfunktionsstörung

Der motorische Ausfall der Atemmuskulatur einerseits und die Beeinträchtigung der vegetativen Steuerung andererseits führen je nach Läsionshöhe zu einer unterschiedlichen Beeinträchtigung der Atemfunktion (Kap. 9).

Mögliche Risiken

- Steigerung der Atemfrequenz;
- Vermehrte Schleimproduktion;
- Störung der Atemmechanik;
- Abnahme des Atemvolumens.

5.5 Sexualfunktionsstörung

Die Sexualfunktion ist eine komplex ablaufende Folge von Reflexen, an denen sowohl parasympathische als auch sympathische Efferenzen und Afferenzen beteiligt sind.

5.5.1 Männliche Sexualfunktion

Die Erektion, die Emission und die Ejakulation stellen den sexuellen Reaktionszyklus des Mannes dar. Emission und Ejakulation ergeben zusammen den *Orgasmus*.

Der Reflexbogen verläuft über einen afferenten Schenkel aus den Geschlechtsorganen zu den Rückenmarkszentren und über einen efferenten Schenkel zurück zum Erfolgsorgan.

Die *Afferenzen* für Berührung laufen über den N. pudendus (S 2–S 4) und für Druck über den N. splanchnicus (S 2–S 4).

Erektion

Sie wird von 2 Zentren aus gesteuert: einerseits parasympathisch reflektorisch von S 2–S 4 und andererseits sympathisch zentral und psychisch von TH 11–L 2.

Ejakulation

Das Ejakulationszentrum wird von peripheren Nerven aus S 2–S 4 gesteuert.

Die *Efferenzen* umfassen folgende 3 Anteile:
- Parasympathische Fasern aus S 2–S 4 des N. splanchnicus sind für die *Erektion* und Bildung von Samenflüssigkeit verantwortlich.
- Sympathische Fasern aus Th 11–L 2 bewirken die *Emission*.
- Periphere Fasern aus S 2– S4 laufen über den N. pudendus zur quer gestreiften Muskulatur und bewirken die *Ejakulation*.

5.5.2 Pathologien

Grundsätzlich ist die Sexualfunktion des Mannes von der Höhe und vom Ausmaß der Läsion abhängig.

Läsionen oberhalb des Sakralmarks S2 – S4

Der *Erektionsreflex* funktioniert fast immer reflektorisch durch Reizung der Haut.

Emission und *Ejakulation* sind fast nie vorhanden, und wenn doch, dann nur bei tiefen Läsionen oberhalb des Sakralzentrums. Es wird vermutet, dass diese Reaktionen über das unverletzte sympathische Nervensystem ablaufen. Aufgrund der fehlenden Sensibilität ist der Geschlechtsverkehr nicht zu spüren.

Läsionen unterhalb des Sakralmarks S2–4

Die *Erektion* kann gelegentlich entweder psychogen oder durch sympathische Neurone ausgelöst werden. *Emission*, *Ejakulation* und *Orgasmus* funktionieren nicht.

Schon in der spinalen Schockphase können bei Läsionen oberhalb des Sakralmarks durch Berührungen oder Beinbewegungen Spontanerektionen und -ejakulationen ausgelöst werden.

Bei inkompletten Läsionen kann sich die Sexualfunktion unterschiedlich entwickeln.

Folgen der Störungen

- Es kommt zum Verlust der Orgasmusfähigkeit.
- Bereits wenige Wochen nach der Läsion im Rückenmark können Veränderungen der Hodenkanälchen eintreten, wodurch die Zeugungsfähigkeit sinkt.
- Die Zeugungsunfähigkeit und die gestörte Sexualfunktion bringen sehr oft Partnerschaftsprobleme mit sich.
- Störungen der Sexualfunktion stellen ein großes psychisches Problem für den Betroffenen dar und senken das Selbstwertgefühl.
- Neben den psychischen Problemen treten häufig Infektionen von Prostata, Harnröhre sowie den Hoden und Nebenhoden auf.

Therapiemöglichkeiten

- *SKAT-Technik:* Es wird ein Medikament in die Schwellkörper injiziert, wodurch für einen bestimmten Zeitraum eine Dauererektion erreicht wird.
- *Penisprothesenimplantate:* Kann keine reflektorische Erektion erreicht werden, helfen Implantate bei der Ausübung des Geschlechtsverkehrs. Die Prothesen sind entweder hydraulisch aufpumpbar oder semirigide.
- *Transerektale Elektrostimulation:* Diese Stromstimulation wird nur noch sehr selten bis gar nicht mehr angewandt. Sie diente der Gewinnung von Samenflüssigkeit.
- *Vibrationsmassagegerät:* Die momentan gängige Methode zur Gewinnung von Samenflüssigkeit.

5.5.3 Weibliche Sexualfunktion

Die sexuelle Erregung wird reflektorisch durch Reizung der äußeren Geschlechtsorgane, deren Axone im N. pudendus zum Sakralmark (S 2–S 4) laufen, erzeugt und psychogen von zentral hervorgerufen. Ebenso spielen parasympathische Neurone aus dem Sakralmark und sympathische Innervationen aus dem Thorakalmark eine Rolle.

5.5.4 Pathologien

Die Störung der weiblichen Sexualfunktion wirkt sich im Grunde nur durch die fehlende Sensibilität aus.

Folgen

- Für ca. 6 Monate nach der Rückenmarksläsion liegt meist eine Amenorrhoe vor. Die Menstruation pendelt sich schließlich wieder ein, sodass auch wieder eine Schwangerschaft möglich ist.
- Verlust des Empfindungsvermögens beim Sexualverkehr bzw. des Orgasmus.
- Schlechtere Durchblutung der Schleimhäute.
- Blasenprobleme während einer Schwangerschaft durch die Volumenzunahme im Bauchraum.
- Da die Wehen nicht gespürt werden, besteht die Gefahr einer *Sturzgeburt.*
- Während der Geburt kann es zur Überdehnung des Blasenhalses kommen, die Blasenprobleme nach sich zieht.

5.6 Blasenfunktionsstörung

▶ Kap. 7.

5.7 Darmfunktionsstörung

▶ Kap. 8.

6 Komplikationen bei Rückenmarksläsionen

6.1 Begleitverletzungen

6.1.1 Verletzungen des Brustkorbs

Rippen-, Sternum- und Lungenverletzungen können zu einer deutlichen Verschlechterung der Atemfunktion führen.

6.1.2 Verletzungen der oberen Extremität

Aufgrund von Bewegungseinschränkungen und/oder Belastungsverbot ist ein Aufbau der Stützfunktion über die Arme sowie der funktionelle Einsatz der oberen Extremität nicht oder nur eingeschränkt möglich.

6.1.3 Verletzungen der unteren Extremität

Infolge der Querschnittläsion besteht eine schlechte Heilungstendenz in den betroffenen Körperabschnitten. Eine frühe Belastung der unteren Extremität ist daher unmöglich, wodurch sowohl das funktionelle als auch das Stehtraining verzögert werden.

6.1.4 Beckenverletzungen

Bewegungseinschränkungen im Bereich des Beckens und der Hüften können zu Problemen bezüglich Sitzposition und Haltung im Rollstuhl und auch der Aufrichtung im Stehen führen. Gelegentlich erschweren auch Verletzungen der inneren Organe den Rehabilitationsverlauf.

6.1.5 Schädel-Hirn-Trauma und Psychosyndrom

Verletzungen im Bereich des Kopfes beeinträchtigen die Mitarbeit und das Verständnis des Patienten. Zusätzlich treten Wahrnehmungsstörungen und Koordinationsprobleme auf.

Alle Begleitverletzungen sind von Beginn an zu beachten und adäquat zu behandeln, um den Allgemeinzustand des Patienten zu verbessern und den Rehabilitationsverlauf zu erleichtern.

6.2 Spasmen

Bei Schäden, die das 1. Motoneuron betreffen, kommt es unterhalb der Läsion zur Ausbildung folgender spastischer Erscheinungsbilder:

- Hyperreflexie;
- Hypertonus;
- Auftreten von Kloni;
- Wechsel zwischen Beuge- und Streckspasmen in den bevorzugten Richtungen Flexion/Abduktion/Außenrotation – Extension/Adduktion/Innenrotation.

6.2.1 Spasmus auslösende Reize

Exogene Reize

- Passive und aktive Bewegungen;
- Druck von außen;
- Wetter.

Endogene Reize

- Kontrakturen;
- Dekubitus;
- Infekte;
- Blasen- bzw. Darmprobleme;
- Psyche.

6.2.2 Probleme der Spastizität

- Bei einer Anhäufung von Beugespasmen besteht die Gefahr von Hüft- und Kniekontrakturen.

- Bei Überhandnehmen von Streckspasmen besteht die Gefahr der Bildung von Spitzfüßen.
- Durch hohe Spastizität – vor allem im Rumpf – kommt es zum Verlust der Geschicklichkeit und der Koordination, wodurch Bewegungsabläufe behindert werden. Dieser Zustand erschwert oder verhindert Alltagsfunktionen.
- Die durch Spasmen verursachten Bewegungseinschränkungen erhöhen die Dekubitusgefahr.
- Sehr oft werden Spasmen als schmerzhaft empfunden.

6.2.3 Positive Aspekte der Spastizität

- Die durch Spasmen ausgelösten Muskelkontraktionen wirken durchblutungsfördernd und reduzieren die Atrophie der Muskulatur.
- Durch die Verbesserung der Gewebedurchblutung sinkt die Dekubitusgefahr.
- Gelegentlich können Spasmen als Funktionshilfe eingesetzt werden, z. B. helfen Streckspasmen der unteren Extremität beim Transfer, Beugespasmen der unteren Extremität beim Drehen von der Rücken- in die Seitenlage.

6.2.4 Einteilung der Spastizität (nach Penn)

0 Keine Spasmen
1 Gelegentlich Spasmen, mit denen der Patient gut zurecht kommt, es ist keine Therapie erforderlich.
2 Leichte Spasmen mit Therapie gut beeinflussbar.
3 Mittelstarke Spasmen, die sich mit Medikamenten beeinflussen lassen.
4 Starke Spasmen, die trotz Therapie und Medikamenten funktionell beeinträchtigen.
5 Spasmen, die trotz Therapie und Medikamenten zur Bewegungsunfähigkeit führen – Rigidität!

6.2.5 Therapie der Spastizität

Präventive Maßnahmen

- Vermeidung von Kontrakturen, Dekubitalgeschwüren und Blasen- bzw. Darmproblemen;
- Einsatz bestimmter Lagerungstechniken;
- Anleitung zu korrektem Beintransport;
- Psychische Akzeptanz der veränderten Körpersituation;
- Suchen nach Lebensinhalten (Sport, Beruf, Familie);

Konservative Maßnahmen

- Passives Bewegen;
- Stehtraining;
- Dehntechniken und Lagerungen (z. B. Dreh-Dehn-Lage, Türkensitz, Bauchlage);
- Thermotherapie (z. B. warmes Wannenbad).

Apparative Maßnahmen

Die Elektrostimulation (Schwellstrom) löst wiederholte Muskelkontraktionen aus, die eine Ermüdung der Muskelfasern zur Folge haben. Die Problematik der Stimulation liegt im großen Zeitaufwand und in der konsequenten Anwendung. Beim Abbruch der Stimulation oder einer Therapiepause nimmt die Spastizität vorübergehend zu.

Medikamentöse Maßnahmen

Hier kommt vor allem die Applikation Tonus senkender Medikamente zur Anwendung (Liuresal oder Valium). In einigen Fällen wird jedoch wegen des Gewöhnungseffekts eine Dosissteigerung erforderlich.

Alternative Maßnahmen

- Hippotherapie;
- Akupunktur/Akupunkturmassage;
- Shiatsu;
- Fußreflexzonentherapie.

Operative Maßnahmen

Die nachfolgenden Operationen werden nur in Betracht gezogen, wenn alle anderen Maßnahmen erfolglos bleiben:

- *Neurotomie:* periphere Nervendurchtrennung;

- *Rhizotomie:* Durchtrennung der unteren Sakralwurzel;
- *Tenotomie:* Sehnendurchtrennung;
- *Implantation einer Medikamentenpumpe* (Liuresalpumpe).

6.3 Dekubitus

▶ Definition: Unter Dekubitus (Druckgeschwür) wird jede Veränderung der Haut und des darunter liegenden Gewebes verstanden, die durch Druck oder Schubkräfte zu Stande kommt. Es ist ein Zusammenspiel mechanischer, zirkulatorischer, neurophysiologischer, hormonaler und zellulärer Phänomene.

Dekubitalulzera sind die häufigsten Komplikationen bei Rückenmarksverletzungen, die sowohl in der Frühphase als auch im weiteren Verlauf auftreten. Mit dieser Tatsache muss sich der Betroffene ein Leben lang auseinander setzen.

6.3.1 Ursachen

Bei der Entstehung eines Dekubitus sind sowohl endogene als auch exogene Faktoren ausschlaggebend.

Exogene Ursachen

- Fehlende Druckentlastung;
- Feuchtigkeit;
- Mangelnde Hygiene.

Endogene Ursachen

- Schlechter Allgemeinzustand;
- Reduzierte Gewebedurchblutung;
- Mangelernährung;
- Fehlende oder verminderte Sensibilität;
- Veränderter Muskeltonus;
- Anatomische Verhältnisse (exponierte Körperstellen);
- Psychische Faktoren;
- Verminderte Motilität.

6.3.2 Lokalisation

Aufgrund anatomischer Verhältnisse gibt es – abhängig von der Ausgangsstellung – Prädilektionsstellen für Dekubitalulzera.

Rückenlage

- Dornfortsätze der Wirbel;
- Os sacrum;
- Ferse.

Seitlage

- Trochanter major;
- Außenknöchel.

Sitz

Tuber ossis ischii.

6.3.3 Stadien

1. Stadium

- *Rötung* der Haut, die auch bei Entlastung und/oder Stimulation der betroffenen Hautstellen nicht mehr verschwindet.
- *Therapie:*
  - Völlige Druckentlastung der betroffenen Stelle;
  - Durchblutungsfördernde Maßnahmen (z. B. Massage, Elektrostimulation)

2. Stadium

- *Blasenbildung* mit darunter liegendem zerstörten Gewebe.
- *Therapie:* Völlige Druckentlastung und Wundpflege.

3. Stadium

- *Oberflächliche Hautläsion*, anfänglich auf die Epidermis beschränkt, später bis in das Unterhautgewebe reichend.

- *Therapie:* Völlige Druckentlastung und Wundpflege.

4. Stadium

- *Tiefe Läsionen*, die bis zum Muskel und Knochen reichen.
- *Therapie:*
  - Wundpflege;
  - Operation.

6.3.4 Präventivmaßnahmen

Lagerungen

- Regelmäßige Lageänderungen (anfangs im 2–3-Stunden-Rhythmus);
- Spaltlagerung;
- Froschlagerung;
- Bauchlage.

Spezialbetten und Spezialmatratzen

- Sand- (Klinitron) oder Luftkissenbett (First stepp);
- Roho-, Gel- oder Wassermatratze.

Durch einen verstärkten Einsatz von Spezialbetten auch auf Intensivstationen lässt sich die Gefahr des Dekubitus vor allem in der Frühphase vermindern. Damit ist ein regelmäßiges Umlagern nicht mehr zwingend notwendig, aber andere therapeutische Aspekte einer Lageveränderung treten in den Hintergrund (z. B. Rumpfmobilität, Kopfkontrolle, Lungenbelüftung, Einfluss der Schwerkraft auf den Körper). In späteren Rehabilitationsphasen kann auf die Verwendung der Spezialmatratzen bzw. -betten in zunehmendem Maße verzichtet werden.

Durchblutungsfördernde Maßnahmen

- Bürstenmassage;
- Wechselduschen;
- Hautpflege;
- Elektrostimulation.

Alltagsrichtlinien

- Durchführung korrekter Transfers;
- Verzicht auf zu enge Kleidung;
- Entlastung im Rollstuhl;
- Richtige Sitzposition.

Selbstmanagement

- Hautkontrolle;
- Einüben des Handlings mit dem Urinal.

Hilfsmittelversorgung

- Rollstuhlanpassung (Kap. 16);
- Auswahl des richtigen Sitzkissens;
- Verwendung von Rutschbrett und Reifenschutz.

6.4 Periartikuläre Ossifikation (PAO) – Paraosteoarthropathie (POA)

▶ Definition: Bei der PAO handelt es sich um eine *Verknöcherung* von Weichteilen und Gelenken. Diese Komplikation wurde 1980 zum 1. Mal beschrieben. Sie tritt nur in der Frühphase und vorwiegend bei Schädel-Hirn-Traumen, Rückenmarksläsionen und Verbrennungen auf. Differenzialdiagnostisch ist sie von der *Myositis ossificans* zu unterscheiden.

6.4.1 Ursachen

Die Genese ist derzeit noch ungeklärt. Es bestehen jedoch einige Hypothesen, die beeinflussende oder auslösende Faktoren beschreiben, wie z. B.:

- Mikrotraumen in der Muskulatur.
- Immunologischer Faktor: das Antigen HLA-B 18 kommt signifikant häufiger vor.
- Störungen des autonomen Nervensystems.
- Da beatmete Patienten häufiger betroffen sind, wird vermutet, dass die veränderte Sauerstoffsättigung des Blutes ausschlaggebend ist.

Tabelle 6.1 Vollkommene Ruhe versus normale Rehabilitation

	Vorteile	Nachteile
1. *Vollkommene Ruhe:* - Der Patient hat Bettruhe. - Vor Besserung der Laborwerte wird keine Heilgymnastik angewandt.	Es werden keine neuen Mikrotraumen verursacht.	Ohne Bewegung kommt es rascher zu einer Ankylose der Gelenke.
2. *Normale Rehabilitation:* - Der Patient bleibt mobilisiert. - Es wird eine normale Physiotherapie durchgeführt.	Die Psyche wird positiv beeinflusst. Er fühlt sich betreut. Ein Funktionstraining ist möglich. Es wird versucht, den Bewegungsumfang und die Funktionsstellung der Gelenke zu erhalten.	Die Entzündung bleibt länger bestehen. Es besteht ein erhöhtes Risiko zusätzlicher Mikrotraumen.

6.4.2 Lokalisation

Die POA tritt meist in der Umgebung großer Gelenke (Hüfte, Knie, Schulter) auf.

6.4.3 Stadien

1. Stadium

- Unspezifische Veränderung im Weichteilgewebe mit entzündlichen Reaktionen (Rötung, Wärme, Schwellung).
- *Beachte*: In diesem Stadium ist die Differenzialdiagnose zur Thrombose unabdingbar!
- *Therapie*: lokale Kryotherapie.

2. Stadium

- Zu den Symptomen des 1. Stadiums kommen Bewegungseinschränkungen. Die Laborbefunde zeigen eine erhöhte Blutsenkung, vermehrte Leukozyten und eine Erhöhung der alkalischen Phosphatase.
- Auf dem Röntgenbild sind noch keine Veränderungen sichtbar.
- Erst nach ca. 14 Tagen lassen sich Kalkeinlagerungen nachweisen.
- *Therapie:* lokale Kryotherapie.

3. Stadium

- Das Knochenszintigramm zeigt eine verstärkte Speicheraktivität in den betroffenen Bereichen.
- Auch auf dem Röntgenbild sind Veränderungen sichtbar.
- *Therapie:* Es gibt zwei gänzlich unterschiedliche Behandlungsschemata (Tab. 6.**1**).

Im Endstadium der Ankylose eines Gelenks bleibt nur noch die operative Kalkausräumung. Dies ist eine sehr aufwändige Operation, die jedoch auch Rezidive nicht ausschließt. Da der Ossifikationsprozess bereits abgeschlossen sein muss, ist der bestmögliche Zeitpunkt für eine Operation ca. 1 Jahr nach Auftreten der POA.

6.4.4 Präventive Maßnahmen

- Kein forciertes Bewegen in der Frühphase;
- Vorsichtige und sorgfältige Lagerung;
- Angemessener Umgang mit den betroffenen Körperarealen.

6.5 Schmerzen und Parästhesien

Besonders in der Frühphase stellen Schmerzen einen die Therapie behindernden Faktor dar. Dabei können die Schmerzen unterschiedlicher Genese sein.

6.5.1 Ursachen

Fraktur der Wirbelsäule und ihre operative Versorgung

Es ist auffallend, dass bei operativ stabilisierten Patienten häufiger Schmerzen auftreten als bei konservativ versorgten. Durch eine Verplattung über mehrere Segmente kommt es zu Bewegungseinschränkungen von Wirbelsäulenabschnitten. Zur Kompensation findet eine Hypermobilität in den benachbarten Wirbelsäulenanteilen statt. Das Operationsmaterial kann als Fremdkörper die Ursache für Schmerzen sein.

Zu Missempfindungen führende Rückenmarksläsionen

Infolge der Zerstörung der sensiblen Rückenmarksbahnen kommt es zu Parästhesien im Sinne von Hyper- bzw. Hypoästhesien meist im Bereich der Läsionshöhe sowie den direkt angrenzenden Segmenten.

Phantomschmerzen

Damit werden Missempfindungen bzw. Schmerzzustände bei kompletten Querschnittpatienten unterhalb der Läsion beschrieben. Über ihre Ursachen bestehen derzeit lediglich Hypothesen.

Überlastungsschmerzen

Die unphysiologische Belastung der Arme als Gewicht tragende Extremität hat Schmerzen im Schulterbereich, seltener im Handgelenk zur Folge. Wegen der vorherrschenden Muskeldysbalancen treten Fehlbelastungen der Restmuskulatur auf, die zu Schmerzen führen können.

Von der Fraktur ausgehende Schmerzen und Phantomschmerzen treten vorwiegend in der Frühphase der Rehabilitation auf. Alle anderen Schmerzzustände sind meist die Folge von Fehlbelastungen und erst in der Spätphase zu finden. Bei allen Patienten werden die Schmerzen durch die psychische Situation und den Umgang mit der Behinderung beeinflusst.

6.5.2 Therapie

Vorweg ist zu bemerken, dass sich die Behandlung von Schmerzen bei Querschnittpatienten an die Schmerzbehandlung anderer Krankheitsbilder anlehnt.

Konservative Maßnahmen

- Optimale Lagerung;
- Korrekte Ausgangsstellung;
- Massagetechniken;
- Entspannende Techniken;
- Bewegungstherapie;
- Elektrotherapie.

Medikamentöse Maßnahmen

Die Medikamentengabe sollte nur nach ärztlicher Verordnung erfolgen.

Alternative Maßnahmen

- Akupunktur;
- Aromatherapie;
- Shiatsu;
- Bach-Blüten-Therapie.

Präventivmaßnahmen

Vorbeugende Behandlungskonzepte helfen, Spätfolgen zu vermeiden bzw. zu reduzieren:

- Isometrischer Muskelaufbau zur Stabilisierung des Frakturbereichs;
- Einüben der Wirbelsäulenaufrichtung und der korrekten Haltung;
- Erarbeiten größtmöglicher Ökonomie in den Bewegungsabläufen bei Alltagsfunktionen trotz Kompensation;
- Vermeidung von Kontrakturen, Dekubitus, Blasen- und Darmproblemen.

6.6 Kontrakturen

Die Kontrakturprophylaxe hat von Beginn an einen hohen Stellenwert, da Bewegungseinschränkungen die funktionellen Fähigkeiten beeinträchtigen.

6.6.1 Ursachen

- Allgemeine Tonuserhöhung und/oder Spastizität;
- Bewegungsmangel;
- Muskuläre Dysbalancen;
- Fehlende oder schlechte Lagerung.

6.6.2 Therapie

- Konsequente Bewegungstherapie;
- Korrekte Lagerung und regelmäßige Lagewechsel;
- Tonus ausgleichende Therapie (z. B. Vojta);
- Steh- oder Gehtraining.

6.7 Osteoporose

► Definition: Hierbei handelt es sich um eine Inaktivitätsosteoporose, die vor allem bei schlaffen Lähmungen vorkommt.

6.7.1 Ursachen

- Aufgrund der fehlenden Druck- bzw. Zugreize auf die Knochen kommt es zu einer Demineralisierung. Dadurch steigt die Verletzungsgefahr.
- Auffallend ist die Häufigkeit des Auftretens der Osteoporose bei jugendlichen Verletzten.

6.7.2 Therapie

Dynamische Bewegungstherapie

Neuere Untersuchungen (Knochendichtemessungen) haben ergeben, dass eine rein statische axiale Belastung (z. B. am Stehtisch) nicht ausreicht, um die Osteoporose zu beeinflussen.

7 Blasenrehabilitation

7.1 Anatomie

Die Blase ist ein Hohlorgan, das von einem glatten unwillkürlichen Muskel, dem *M. detrusor vesicae* umhüllt wird (Abb. 7.**1**). Dieser bildet bei der Blasenöffnung eine Schleife, den inneren Blasenschließmuskel oder *M. sphincter vesicae internus*. Beide Muskeln werden vom *N. splanchnicus pelvinus* (S 2–S 4) versorgt. Am Ende der Harnröhre befindet sich der quer gestreifte willkürliche *M. sphincter vesicae externus* (*M. sphincter urethrae*), der vom *N. pudendus* (S 2–S 4) versorgt wird. Auch der *M. levator ani* (*N. pudendus*) kann am Verschluss der Harnröhre Anteil haben.

Ablauf der Miktion

Durch zunehmende Füllung der Blase (ca. 50 ml/h) kommt es zu einem Druckanstieg und einer Dehnung der Blasenwand. Rezeptoren in der Blasenwand melden den Dehnungszustand über sensible Bahnen zum Sakral- und Lumbalmark. Von dort aus gelangen über den N. splanchnicus pelvinus parasympathische Nervenimpulse zur Blasenmuskulatur und zum M. sphincter. Ab einem bestimmten Dehnungszustand findet reflektorisch eine Kontraktion des M. detrusor statt, wodurch die Detrusorschleife nach oben gezogen wird. Der innere Blasenschließmuskel öffnet sich und die Blase wird entleert (willkürlich beeinflussbarer M. sphincter externus).

Zum Großhirn aufsteigende Bahnen vom Rückenmark vermitteln das Gefühl des Harndrangs. Absteigende Bahnen beeinflussen die Umschaltstellen im Sakralmark. Grundsätzlich wird die Miktion über das vegetative Nervensystem gesteuert. Diese Bahnen ermöglichen jedoch, dass die Miktion willentlich beeinflusst werden kann.

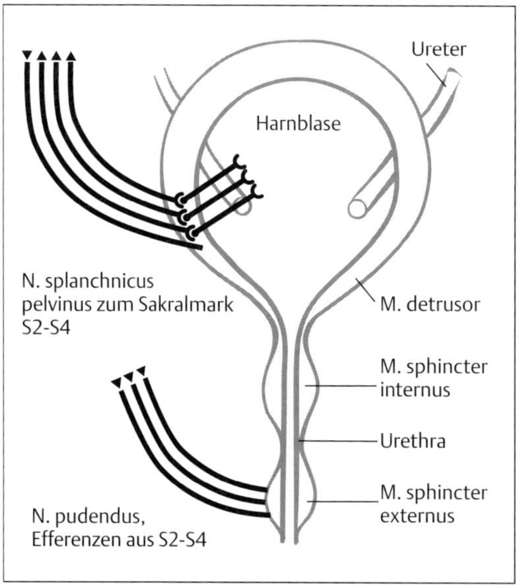

Abb. 7.**1** Anatomie der Blase.

7.2 Pathologie

7.2.1 Neurogene Blase

▶ Definition: Dabei handelt es sich um eine neurologische Funktionsstörung der Miktion mit folgenden Erscheinungsbildern:

- Der Harndrang wird nicht verspürt.
- Eine willentliche Blasenentleerung ist nicht möglich.
- Es kommt zu plötzlichem spontanen Harnverlust.

Die Ursache ist entweder eine Läsion des ZNS, des peripheren Nervensystems oder der Blase selbst.

Abhängig von der Läsionshöhe werden verschiedene Läsionen unterschieden.

7.2.2 Supranukleäre Läsion

Diese entspricht der Läsion des 1. Motoneurons, die Läsion befindet sich oberhalb des sakralen Miktionszentrums (S 2–S 4). Die Entwicklung einer *Reflexblase* ist möglich.

7.2.3 Infranukleäre Läsion

Sie entspricht einer Läsion des 2. Motoneurons, die Läsion befindet sich unterhalb des sakralen Miktionszentrums. Das Erscheinungsbild einer schlaffen Blase tritt auf, eine Reflexblase ist nicht möglich.

7.2.4 Mischformen

Die Mischformen entsprechen den Läsionen am Übergang vom 1. zum 2. Motoneuron. Dabei können sich unterschiedliche Erscheinungsbilder der Blasenfunktion entwickeln.

7.3 Verlauf und Therapie der Blasenfunktionsstörungen

7.3.1 Spinaler Schock

In diesem Stadium kommt es neben dem Ausfall aller Funktionen unterhalb der Läsion auch zu einer Blasenlähmung.

Urologische Therapieziele

1. Gewährleistung der Ausscheidung ohne Blasenüberdehnung Hierzu ist eine dauernde Harnableitung notwendig, z. B. mithilfe:

- *Transurethraler Dauerkatheter:* Diese Art der Harnableitung kommt heute nur noch selten zum Einsatz, da dabei Komplikationen auftreten können. Mechanische Irritation führt zu einer vermehrten Schleimproduktion der Harnröhre und damit verbunden zu einer Keimansiedlung in der Harnröhre und im Katheter. Die Folge können Entzündungen in der Prostata und der Blase sein.
- *Suprapubische Fistel:* Sie ist heute das Mittel der Wahl. Der Katheter wird direkt über die Bauchdecke in die Blase gestochen und kann dort 4–8 Wochen verbleiben.

Solange eine dauernde Blasenableitung besteht, sollten die Patienten viel trinken (ca. 2 l/Tag), um den Flüssigkeitsumsatz zu gewährleisten.

2. Erhalten der Blasenkapazität Etwa 2–3 Wochen nach dem Unfall wird mit dem Abklemmen der Harnableitung begonnen, um ein periodisches Füllen und Leeren der Blase zu erreichen. Dadurch lässt sich die Entstehung einer Schrumpfblase und der Verlust der Blasenkapazität vermeiden.

7.3.2 Remissionsphase

Welche Art der Blasenentleerung nach dem Abklingen des spinalen Schocks erarbeitet werden kann, hängt von der Läsionshöhe ab (supranukleäre oder infranukleäre Läsion).

7.3.3 Reflexblase

Zentrale automatische Blase

Die spinalen Blasenentleerungsreflexbögen sind unverletzt. Dehnungsreize des M. detrusor vesicae führen zu unwillkürlichen Kontraktionen, sodass es zum Harnverlust kommt. Dieser Reflex lässt sich für das Blasentraining nutzen.

Blasentraining Wurde bei der *Blasendruckmessung* ein bestimmter Blasendruck erreicht und die Reflextätigkeit ist eingetreten, kann mit dem Blasentraining begonnen werden.

Dabei wird mittels *Triggern* (Beklopfen des Unterbauches ca. zwei querfingerbreit über der Symphyse) ein *Massenreflex* im Sinne von Spasmen in der Blase und im gesamten Beckenboden ausgelöst. Es kommt zum *Druckanstieg* in der Blase, der wellenförmig abläuft. Die glatte Muskulatur der Blase baut den Druck langsamer auf, hält ihn aber länger aufrecht, wodurch nach dem Abklingen der viel rascher ablaufenden Reflexe der quer gestreiften Muskulatur des M. sphincter externus die Miktion stattfinden kann.

Die Miktion erstreckt sich über mehrere Intervalle, bei denen sich Triggern – Entleeren – erneutes Triggern – Entleeren, etc. abwechseln.

Restharnkontrolle bei Reflexmiktion Zu Beginn der Reflexmiktion ist die Blase meist nicht in der Lage, sich restharnfrei zu entleeren, sodass zusätzlich die Restharnkontrolle durch intermittierendes Katheterisieren notwendig ist:

150–250 ml Restharn:	zusätzlich 2-mal Katheterisieren
80–150 ml Restharn:	zusätzlich 1-mal Katheterisieren
unter 80 ml Restharn:	kein zusätzliches Katheterisieren mehr nötig, nur noch wöchentliche Kontrolle.

Diese Art der Blasenentleerung muss anfangs konsequent alle 2–3 Stunden durchgeführt werden. Das Ziel ist, mit 4–5 mal Triggern pro Tag auszukommen, wobei die Harnmengen maximal 500 ml betragen sollen.

Das Auftreten von *Ersatzzeichen* für eine volle Blase bei fehlender Sensibilität nimmt Einfluss auf die Triggerzeiten (z. B. Gänsehaut, Schwitzen, Spasmussteigerung, Kopfschmerz).

Ebenso ist die Betrachtung der *Flüssigkeitsbilanz* (zugeführte Flüssigkeit und Harnmenge) von großer Bedeutung. Vor allem in der Anfangsphase ist die Erstellung eines Trinkplans notwendig.

Komplikationen

Detrusor-Sphinkter-Dyssynergien Durch den Wegfall der zentralen Steuerung ist das Zusammenspiel zwischen Blase und Schließmuskel nicht im gewünschten Maß vorhanden. Dadurch kommt es zu einer gleichzeitigen Kontraktion der Blasenmuskulatur und des Schließmuskels. Ein erhöhter Austreibungswiderstand ist für den erhöhten Blasendruck und Restharn verantwortlich. Die Folge ist eine muskuläre Überdehnung der Blase mit einem Reflux in die oberen Harnwege.

Das Ziel ist, die Blasenentleerung mithilfe intermittierenden Katheterisierens zu erreichen.

Therapie: Sie kann medikamentös oder operativ in Form der Sphinkterotomie des M. sphincter externus oder der Neurotomie des N. pudendus erfolgen.

Detrusorhyperreflexie und Blasendyssynergie Sie treten bei hohen thorakalen und zervikalen Lähmungen auf. Typisch ist ein Nichtöffnen des Blasenhalses bei Detrusorkontraktion.

Das Ziel ist die Blasenentleerung mittels intermittierendem Katheterisierens.

Therapie: Medikamentös oder operativ in Form einer Blasenhalsinzision (M. sphincter internus).

Reflux in die oberen Harnwege Verbleibt beispielsweise durch ungenügendes Klopfen Restharn in der Blase, führt dies zu einem Reflux in die oberen Harnwege. Es können Überdehnung der Blase und Entzündungen der Harn ableitenden Organe auftreten.

Dysreflexie Bei hohen Para- und Tetraplegikern kann es bei einer vollen Blase und eventuell zusätzlichen Stuhlproblemen zu vegetativen Problemen, wie z. B. Kopfschmerz, Blutdruckanstieg und Schwitzen kommen.

▶ Beachte: Es besteht akute Lebensgefahr durch Hirnblutung! Diese Komplikation bedeutet auf alle Fälle eine Kontraindikation für das Triggern.

Therapie: Sofortiges Katheterisieren, Medikamente zur Entspannung der Blasenmuskulatur und adäquate urologische Behandlung.

Inkontinenz Verliert der Patient zwischen den Trigger- oder Katheterzeiten Harn, so besteht eine Inkontinenz.

Therapie:
- Männer können mit einem Urinal und einem Harnsack versorgt werden.
- Frauen haben die Wahl zwischen intermittierendem Katheterisieren und der Implantation eines Brindley-Schrittmachers.

7.3.4 Schlaffe Blase

Autonome Blase

In diesem Fall ist der Reflexbogen unterbrochen und dadurch der Beckenboden schlaff. Das Triggern ist nicht angebracht, da keine Massenreflexe (Spasmen) ausgelöst werden können. Durch die schlaffe Beckenboden- und Sphinktermuskulatur kommt es zur *Stressinkontinenz*. Die Entleerung der Blase erfolgt über intermittierendes Katheterisieren oder durch die Bauchpresse. Wichtig ist das Erstellen eines Trinkplans.

Komplikationen

Reflux in die oberen Harnwege Durch die Bauchpresse steigt der Druck in der Blase, was zum Harnrückstau in die oberen Harnwege führt.

Therapie: Intermittierendes Katheterisieren.

Überlaufblase Infolge des schlaffen Zustands der gesamten Beckenbodenmuskulatur kommt es zu ständigem Harnverlust.

Therapie: Vermeiden einer Schrumpfblase, um das Fassungsvermögen zu gewährleisten.

7.3.5 Stellenwert der Blasenrehabilitation

Medizinische Ziele

- Sterile Blasenentleerung in regelmäßigen Abständen;
- Vermeidung der Inkontinenz (Dekubitusgefahr!);
- Verhütung von Infekten;
- Verhinderung von Folgeschäden (z. B. Nierensteine).

Psychosoziale Ziele

- Geregelte Blasenentleerung bedeutet eine Entlastung der Angehörigen bei der Pflege des Patienten.
- Die Lebensqualität des Betroffenen wird wesentlich verbessert.
- Bei selbstständiger Blasenentleerung bleibt die Intimsphäre des Patienten gewahrt.
- Der Patient erreicht eine größere soziale Selbstständigkeit, d. h. er kann ohne Ängste arbeiten und ausgehen.

▶ Beachte: Eine jährliche Kontrolle von Blase und Harn ableitenden Organen ist unbedingt zu empfehlen.

8 Darmrehabilitation

8.1 Anatomie

Die Darmentleerung (*Defäkation*) und die *Darmkontinenz* sind die wichtigsten Aufgaben von Rektum und Anus (Abb. 8.**1**). Das Rektum wird durch den glatten unwillkürlichen *M. sphincter ani internus* und den quer gestreiften *M. sphincter ani externus* verschlossen, der vom *N. pudendus* (S 2–S 4) innerviert wird. Normalerweise sind beide Muskeln geschlossen.

Die Steuerung der Darmentleerung erfolgt über das vegetative Nervensystem. Mithilfe der Darmperistaltik wird das Rektum gefüllt und die Darmwand gedehnt. Diese Dehnreize werden durch Nerven weitergeleitet und der M. sphincter internus reflektorisch entspannt, während der M. sphincter externus durch Afferenzen des N. splanchnicus pelvinus (S 2–S 4) gleichzeitig vermehrt kontrahiert wird. Dadurch kommt es zum Stuhldrang. Erfolgt eine willkürliche Entspannung des Afterschließmuskels, findet die Darmentleerung statt.

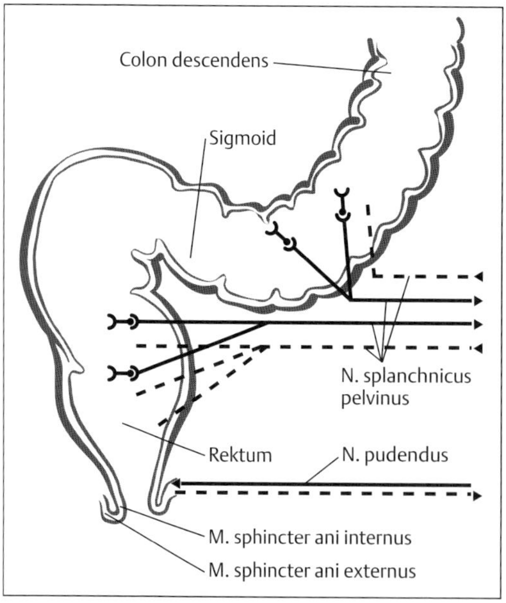

Abb. 8.**1** Anatomie des Darmes.

8.2 Pathologie

8.2.1 Gelähmter Darm

▶ Definition: Dabei handelt es sich um eine neurologische Funktionsstörung der Defäkation: Der Stuhldrang wird nicht verspürt und eine willkürliche Darmentleerung ist nicht möglich.

Abhängig von der Läsionshöhe werden folgende Läsionen unterschieden:

8.2.2 Supranukleäre Läsion

Diese entspricht der Läsion des oberen motorischen Neurons. Der Spannungszustand des glatten inneren Schließmuskels ist erhöht.

8.2.3 Infranukleäre Läsion

Sie entspricht der Läsion des unteren motorischen Neurons. Die glatte Muskulatur weist eigene Kontraktionen mit einem schlaffen Enddarm auf. Der äußere Schließmuskel ist ständig erweitert.

8.3 Verlauf und Therapie der Darmfunktionsstörungen

8.3.1 Spinaler Schock

In diesem Stadium kommt es zum paralytischen Ileus, der durch folgende Symptome gekennzeichnet ist:

- Ausfall der Darmgeräusche;
- Meteorismus;
- Kältegefühl;
- Sistierung der Magen-Darm-Peristaltik;
- Obstipation;
- Erlöschen des Analreflexes.

Dauer: ca. 2–3 Tage; dann kehren die Darmperistaltik und der Analreflex zurück.

Ziel: digitales Ausräumen des Darmes.

8.3.2 Remissionsphase

Sowohl beim schlaff als auch beim spastisch gelähmten Darm ist die Entleerung reflektorisch konditionierbar.

Darmtraining

Nach dem Auftreten der Darmgeräusche kann mit dem Darmtraining begonnen werden. Dabei wird versucht, einen guten Rhythmus der Darmentleerung zu erreichen und diesen „Stuhltag" (jeden 2. oder 3. Tag) stets einzuhalten.

Ablauf

- Einnahme von Medikamenten (z. B. Laxantien): Diese erreichen eine Stuhlerweichung, eine Füllung des Darmes und somit eine Dehnung der Darmwand, damit es zu einer reflektorischen Darmentleerung kommt.
- Verabreichung von Suppositorien (z. B. Dulcolax): Sie steigern die Peristaltikbewegungen und den Entleerungsreflex.
- Digitale Stimulation.

Unterstützende Maßnahmen

- Ernährung: Sie sollte vitamin- und ballaststoffreich sein und viel Gemüse enthalten. Abzuraten ist dagegen z. B. von frischem Obst, Sauerkraut, Kaffee und Zigaretten, deren Genuss zu Stuhlpannen führen könnten.
- Mobilisation: Der Stuhltag sollte prinzipiell auf der Toilette sitzend stattfinden.
- Bewegung: Bewegungen der unteren Extremitäten, Stehtraining bzw. aktive Betätigung (Sport) verbessern die Darmtätigkeit.
- Bauchmassage: Am Stuhltag kann sie als unterstützende Maßnahme vom Betroffenen selbst durchgeführt werden.

Komplikationen

- Ileus bei schlaffem Darm;
- Hämorrhoiden;
- Analprolaps;
- Divertikelbildung.

8.3.3 Stellenwert der Darmstörung

Er entspricht dem Stellenwert der Blasenfunktionsstörung. Ein gut funktionierender Stuhltag erleichtert die soziale Wiedereingliederung der Betroffenen. Stuhlpannen bedeuten einen Verlust des Selbstwertgefühls und stellen einen Eingriff in die Intimität des Betroffenen dar.

9 Atmung

9.1 Anatomie

Die Atmung ist ein reflektorischer Vorgang, der durch Druckverhältnisse in der Lunge und vom Atemzentrum gesteuert wird.

9.1.1 Inspiration

Sie ist ein aktiver Vorgang mit direkter oder indirekter Beteiligung folgender Muskeln (nach Platzer u. Kapandji):

Diaphragma abdominale

- *Innervation:* C2 – C4.
- *Ursprung:*
  - Pars sternalis: Innenseite des Proc. xiphoideus;
  - Pars costalis: Innenfläche der Knorpel der 7.–12. Rippe;
  - Pars lumbalis: Körper der Lendenwirbel 1–4;
  - Arcus lumbocostalis medialis (Psoasarkade);
  - Lig. arcuatum mediale;
  - Arcus lumbocostalis lateralis (Quadratusarkade).
- *Ansatz:* Centrum tendineum.
- *Funktion:* Hauptmuskel für die Inspiration.

Mm. intercostales externi

- *Innervation:* Th 1–Th 11.
- *Verlauf:* Oberrand einer Rippe. Sie reichen vom Tuberculum costarum bis zum Beginn des Rippenknorpels und verlaufen von hinten oben nach vorne unten.
- *Funktion:* Bei forcierter Inspiration in Aktion.

Einatmungshilfsmuskulatur

- Mm. scaleni;
- Mm. trapezi;
- Mm. sternocleidomastoidei;
- M. serratus anterior;
- M. serratus posterior superior;
- M. levator scapulae;
- M. pectoralis major.

Indirekt beteiligte Muskulatur

- Autochtone Muskulatur;
- Abdominalmuskulatur;
- M. quadratus lumborum;
- Untere Zungenbein- und Kehlkopfmuskulatur (M. sternohyoideus, Platysma, M. omohyoideus, M. thyrohyoideus, Mm. cricothyroidei, Mm. vocales);
- Beckenbodenmuskulatur (Mm. sphincter ani, Mm. levator ani).

Einatemvorgang Bei der physiologischen Einatmung kommt es zur Kontraktion des Diaphragmas, das als kuppelförmige Konstruktion den Brust- vom Bauchraum trennt. Das *Centrum tendineum* senkt sich ab, und der *vertikale Thoraxdurchmesser* nimmt zu.

Die Absenkung des *Centrum tendineum* wird durch die inneren Organe des Bauchraums gestoppt. Dadurch kommt es bei weiterer Kontraktion des Diaphragmas zu einer Funktionsumkehr des Centrum tendineum: es wird vom Punctum mobile zum Punctum fixum und die davon ausstrahlenden Muskelfasern heben gemeinsam mit den Mm. intercostales externi die unteren Rippen, was zu einer Vergrößerung des *transversalen* und *sagittalen Thoraxdurchmessers* führt (Kapandji 1992).

Die Bauch- und Rückenmuskulatur sowie das Diaphragma pelvis dienen als Gegenhalt zur Funktion des Diaphragma abdominale und ermöglichen erst die Funktionsumkehr des Centrum tendineum.

9.1.2 Exspiration

Durch die *Elastizität der Lunge* ist die Exspiration ein passiver Vorgang. Bei *forcierter* oder *geführ-*

ter Exspiration kommen folgende Muskeln zum Einsatz:

Mm. intercostales interni

- *Innervation*: Th 1–Th 11.
- *Ursprung*: Oberrand der Rippeninnenfläche.
- *Ansatz*: Im Bereich des Sulcus costae. Sie reichen vom Angulus costae bis zum Sternum mit Zugrichtung hinten-unten nach vorne-oben.
- *Funktion*: Exspiration; sie sind bei der Senkung der Rippen aktiv.

Abdominalmuskulatur

- M. obliquus externus;
- M. obliquus internus;
- M. rectus abdominus;
- M. transversus abdominus.

Tiefe Bauchmuskulatur

- M. psoas major;
- M. quadratus lumborum.
- *Funktion*: Die oberflächliche und tiefe Bauchmuskulatur ist primär für Bewegungen des Rumpfes verantwortlich. Sie hat jedoch auch Einfluss auf den Bauchinnenraum, da sie den intraabdominellen Druck erhöhen kann. Dabei ist die Aktivität der Beckenbodenmuskulatur und des Diaphragmas notwendig, die einen muskulären Gegenhalt bieten müssen. Dieser Vorgang wird als forcierte Ausatmung bezeichnet. Zusätzlich spielt die Kehlkopfmuskulatur – als Gegenhalt nach kranial – ebenfalls eine Rolle.

Ausatemvorgang Nach Beendigung der Einatmung gehen die elastischen Gewebe der Lunge und des Thorax unter dem Einfluss der Schwerkraft passiv in die Ausgangsstellung zurück. Nur unter bestimmten Umständen ist die Ausatmung ein aktiver Prozess, wie z. B. beim Husten, Niesen, Pressen, Sprechen, Singen (forcierte oder geführte Ausatmung). Dabei kommt die Bauchmuskulatur zum Einsatz, die einerseits bei der forcierten Ausatmung das Diaphragma nach kranial drückt und andererseits bei der geführten Ausatmung eine harmonische Exzentrik des Diaphragmas ermöglicht. Der sagittale und frontale Thoraxdurchmesser sinken (bei forcierter Ausatmung rasch, bei geführter Ausatmung langsam). Gleichzeitig werden die Rippen durch den schrägen Verlauf der Mm. intercostales interni nach kaudal gezogen. Der *sagittale* und *frontale Thoraxdurchmesser* sinken.

9.1.3 Atemparameter

- **Vitalkapazität:** Das Atemvolumen, das nach maximaler Einatmung ausgeatmet werden kann. Es liegt durchschnittlich bei 3,5–5,5 l.
- **Atemzugvolumen:** Die Luftmenge, die pro Atemzug eingeatmet wird. Sie beträgt durchschnittlich 0,5 l.
- **Totraum:** Luft, die nicht an der äußeren Atmung beteiligt ist (ca. 1/3 des Atemzugvolumens).
- **Atemfrequenz:** Anzahl der Atemzüge pro Minute (ca. 12–16).
- **Tonhaltedauer:** Phonationsdauer eines bestimmten Tons (durchschnittlich 10–15 s).

9.1.4 Atemmuster

- **Hochatmung** (sternoklavikuläre Atmung): Eine Atembewegung, die hauptsächlich im hochthorakalen Bereich stattfindet. Die Hauptaktivität der Atmung übernimmt die Atemhilfsmuskulatur.
- **Brustatmung** (kostosternale Atmung): Die Atembewegungen finden vorwiegend im Thorakalbereich statt, und es arbeitet vorwiegend die Interkostalmuskulatur.
- **Bauchatmung** (abdominale Atmung): Der Atemvorgang wird durch das Zwerchfell bestimmt und findet hauptsächlich im Bauchraum statt.
- **Mischatmung** (kostoabdominale Atmung): Eine ausgewogene Kombination aus Bauch- und Brustatmung. Es kommt zu einer Thoraxvergrößerung in allen 3 Ebenen.

9.1.5 Muskuläre Aktionsebene

Der Zusammenhang zwischen folgenden 3 muskulären Aktionsebenen beeinflusst den Atemvorgang wesentlich (Abb. 9.**1 a** u. **b**):

- *Untere Ebene* (Diaphragma pelvis und Diaphragma urogenitale): M. levator ani, M. coc-

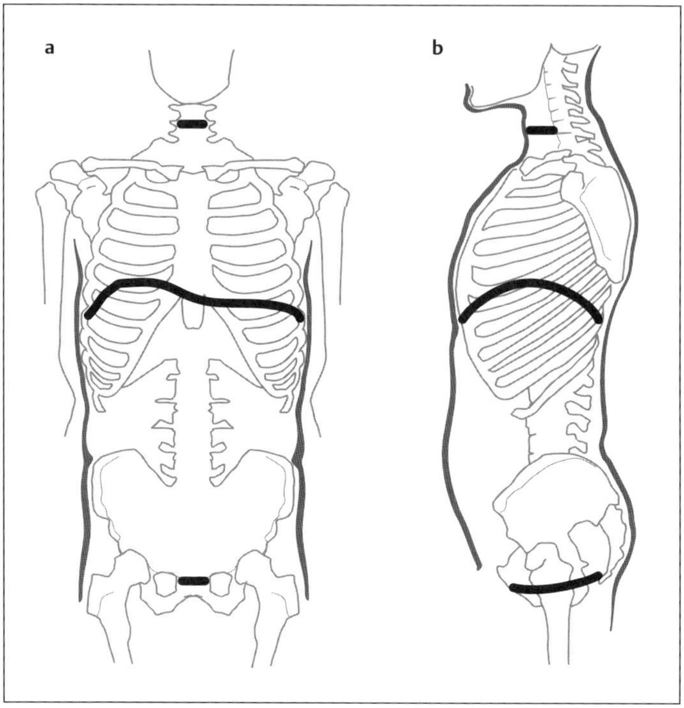

Abb. 9.**1 a** u. **b**
a Frontalansicht der 3 muskulären Aktionsebenen.
b Sagittalansicht der 3 muskulären Aktionsebenen.

cygeus, M. transversus perinei profundus, M. transversus perinei superficialis. Beide Diaphragmen bilden die kaudale Begrenzung des Rumpfes.
- *Mittlere Ebene:* Diaphragma abdominale.
- *Obere Ebene* (Stimmbandebene)*:* M. vocalis, M. cricothyroideus. Sie stellt die kraniale Begrenzung des Rumpfes dar.

Die 3 Ebenen haben die Aufgabe, die Druckverhältnisse im Rumpf zu koordinieren. Das Diaphragma pelvis wirkt als Gegenhalt zum Diaphragma abdominale, die Stimmbandebene steht über einen Reflexbogen direkt in Verbindung mit dem Atemzentrum und dem Diaphragma abdominale.

9.1.6 Körperhaltung

Die Körperhaltung hat große Bedeutung für die Atemmechanik. Die Stellung der Wirbelsäule im Raum unter Einfluss der Schwerkraft sowie die Kopfstellung beeinflussen die Atmung wesentlich.

Die optimale Haltung im Sitzen ist in Abb. 9.**2** dargestellt.

9.2 Pathologie

Durch die Schädigung von Rückenmarksbahnen kommt es zum vollständigen oder teilweisen Ausfall der direkt und indirekt arbeitenden Atemmuskulatur und damit zur Beeinträchtigung der Atemfunktion.

9.2.1 Inspiration

Der Ausfall der Muskulatur hat einen veränderten Atemvorgang zur Folge. Auf Grund der hohen Innervation (C 2–C 4) bleibt das Diaphragma oft der einzige wichtige Atemmuskel. Da bei Rückenmarksläsionen die dagegen haltenden Muskelgruppen (z. B. Bauchmuskulatur, Diaphragma pelvis) nicht mehr aktiv sind, kann die funktionelle Umkehr des Diaphragma abdominale (Centrum tendineum wird zum Punctum fixum) nicht mehr stattfinden.

Das Ergebnis ist das *paradoxe Atemmuster*, bei dem in der Inspirationsphase eine *Verringerung des Thoraxdurchmessers* erfolgt. Dieses Atemmuster findet sich bei hohen Para- und Tetraplegikern. Tiefere Läsionen besitzen meist genü-

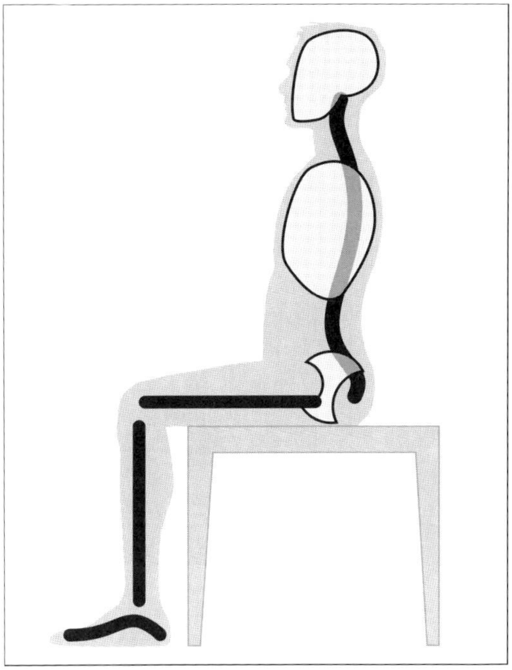

Abb. 9.2 Optimale Sitzhaltung.

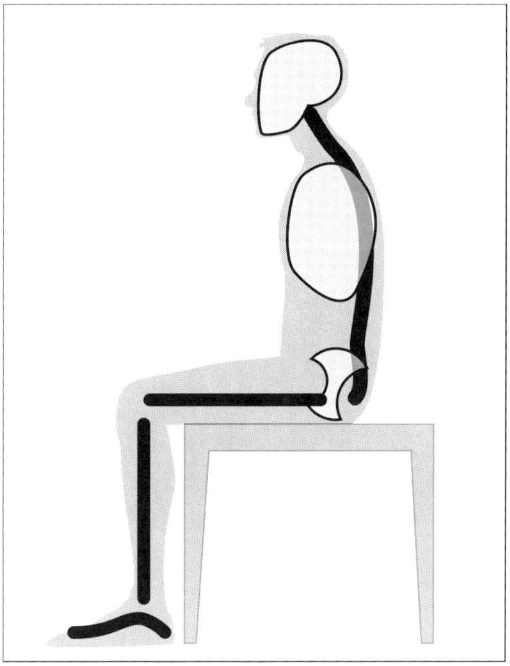

Abb. 9.3 Typische Haltung eines Tetraplegikers.

gend thorakale Restfunktionen, um eine größtenteils physiologische Atmung aufzuweisen.

9.2.2 Exspiration

Die forcierte (Hustenstoß) und die geführte Ausatmung (Sprache) sind gestört. Durch die fehlende Rumpfmuskulatur ist ein intraabdomineller Druckaufbau und damit verbunden das stoßartige, *forcierte* Ausatmen nicht möglich. Bei der *geführten* Exspiration muss die gesamte Rumpfmuskulatur die notwendige Muskelstütze und den Gegenhalt für das passive Zusammenziehen des Thorax bei Exspiration bieten. Das bedeutet, die Inspirationsmuskulatur muss bremsend (exzentrisch) auf die Exspiration einwirken.

9.2.3 Atemparameter

- **Vitalkapazität:** Die durchschnittliche Kapazität bei Tetraplegikern beträgt 1,25 l, wobei Werte unter 0,7 l möglich sind.
- **Atemzugvolumen:** verringert.
- **Totraum:** meist erhöht.
- **Atemfrequenz:** auf bis zu 20–25 Atemzüge/min erhöht.
- **Tonhaltedauer:** mit 2–3 s sehr gering.

9.2.4 Atemmuster

Je nach Läsionshöhe treten bei Querschnittläsionen entweder die *Hochatmung* oder die *paradoxe Atmung* auf.

9.2.5 Körperhaltung

Besonders bei Tetra- und hohen Paraplegikern tritt ein Haltungsverlust im Sinne einer Verminderung bzw. Aufhebung der Lendenlordose, einer vermehrten Kyphosierung der BWS und einer Translationsstellung in der HWS auf (Abb. 9.**3**).

9.2.6 Folgen

- Infolge der fixierten schlechten Haltung kommt es zum Verlust der Thoraxmobilität.
- Der Verlust der Thoraxmobilität führt zu sekundären Haltungsproblemen.
- Der Tonus in der Atemhilfsmuskulatur steigt, und es treten Verspannungen auf.
- Auf Grund der verringerten Vitalkapazität und dem herabgesetzten Atemzugvolumen kommt es zu einer geringeren Sauerstoffsättigung des Blutes. Die Patienten ermüden schneller, und der Kreislauf wird negativ beeinflusst.
- Es besteht Pneumoniegefahr, da das Abhusten der Sekrete nicht möglich oder erschwert ist.

Teil 2 Praxis

Einleitung

Versorgungsstruktur in Österreich

In Österreich gibt es keine Rehabilitationskliniken wie sie beispielsweise in Deutschland oder in der Schweiz vorkommen. Patienten, die eine Querschnittsymptomatik infolge eines Traumas aufweisen, werden zur Erstversorgung in ein Unfallkrankenhaus gebracht, wo sowohl die Akut- bzw. operative Versorgung als auch die Intensivbetreuung erfolgen. Solange die Patienten eine Betreuung auf der Intensivstation benötigen, bleiben sie im Akutkrankenhaus. Von dort erfolgt die Antragstellung für die weitere Behandlung in einem Rehabilitationszentrum.

Diese Rehabilitationszentren sind bislang nicht auf eine apparative, personell aufwendige postoperative Intensivpflege eingestellt und verfügen z. B. über keine Möglichkeiten, Patienten maschinell zu beatmen.

- Durch das Fehlen einer Intensivstation können in diesen Rehabilitationszentren keine beatmungsbedürftigen Patienten aufgenommen werden, sodass sie teilweise in die Nachbarländer Deutschland und Schweiz transferiert werden müssen. Da die Anzahl dieser Patientengruppe in den letzten Jahren stetig angestiegen ist, wird jedoch ein Ausweichen auf Plätze in Rehabilitationskliniken in den Nachbarländern immer schwieriger.
- Bei der Überstellung in das Rehabilitationszentrum muss sich der in einer schwierigen psychischen Situation befindliche Patient wieder auf ein neues Betreuerteam einstellen.

Aufgrund dieser Tatsachen kann in diesem praktischen Teil nicht auf die Therapie beatmeter Patienten und ihre Versorgung eingegangen werden.

Das Team

Das Rehabilitationsteam setzt sich aus folgenden Berufsgruppen zusammen: Ärzte, Aktivierungs-, Arbeits-, Ergo-, Mal-, Musik- und Physiotherapeuten, Logopäden, Pflegepersonal, Psychologen, Sozialarbeiter und Sportlehrer.

Dem Betroffenen soll eine umfassende Betreuung zugute kommen, die sowohl die medizinische und psychologische als auch die soziale bzw. berufliche Seite umfasst.

Einteilung der Rehabilitation

Prinzipiell erscheint eine Einteilung sinnvoll, um den Verlauf einer Rückenmarkverletzung beobachten zu können, ein strukturiertes Vorgehen verschiedenster Anwendungen zu ermöglichen und Zielsetzungen zu gewährleisten, die über Verlaufsbefunde kontrolliert und korrigiert werden.

In der Literatur finden sich folgende Einteilungsmöglichkeiten, die sich an unterschiedlichen Kriterien orientieren:

Zeitliche Einteilung

- *Frühphase:* Zeit unmittelbar nach dem Trauma, der postoperative Zeitraum sowie die ersten Wochen der Rehabilitation.
- *Spätphase:* Der sich an die Frühphase anschließende Zeitraum, der die gesamte Rehabilitation umfasst.

Einteilung nach der Mobilität

- *Immobile Phase:* Der Zeitraum, in dem der Patient noch bettlägerig ist.
- *Mobilisationsphase:* Zeit der Vertikalisierung des Patienten und erste Mobilisation aus dem Krankenbett in den Rollstuhl.
- *Mobile Phase:* Zeitraum nach der ersten Mobilisation des Patienten in den Rollstuhl bis zum Ende der Rehabilitation.

Einteilung nach neurologischen bzw. die Funktion des Rückenmarks betreffenden Aspekten (Kap. 4)

- Spinale Schockphase;
- Remissionsphase;
- Kompensationsphase.

Eine zeitliche Vorgabe im Sinne einer Wochenangabe ist für die Autoren nicht denkbar, da sich die einzelnen Phasen an sehr individuellen Parameter orientieren (z. B. Komplikationen, interne Situation des Patienten, Alter, Psyche).

So ist beispielsweise die Abgrenzung der spinalen Schock- zur Remissionsphase nur über eine neurologische Untersuchung und Beobachtung in der Klinik möglich und schwankt in der Zeitausdehnung beträchtlich.

Um möglichst viele Kriterien mit einbeziehen zu können, haben sich die Verfasser zu folgender Einteilungsvariante entschlossen, die jedoch lediglich eine Richtlinie für unterschiedliche und aufeinander aufbauenden Therapieanwendungen sein soll:

- *Frühphase, immobile Phase;*
- *Phase der Mobilisation: Vertikalisierung;*
- *Spätphase, mobile Phase: Remission und Kompensation.*

10 Befund

Der Befund stellt für jeden Therapeuten ein wichtiges Instrument zur *Therapieauswahl* und *-überprüfung* dar. Bezogen auf den querschnittgelähmten Patienten sind folgende Parameter besonders wichtig, um Höhe und Ausmaß der Läsion festzustellen:

- Genauer Muskeltest;
- Prüfung der Sensibilität;
- Tonusprüfung;
- Atmung;
- Kreislaufsituation;
- Beobachtung der Haut und der Trophik;
- Anamnese;
- Sozialanamnese.

Besonderes Augenmerk ist auf einen *Anfangs-* (Erstbefund) und *Endbefund* zu legen. Mithilfe der regelmäßigen standardisierten Prüfung (alle 2–4 Wochen) lässt sich eine Aussage über den *Verlauf der Rehabilitation* machen. Ab der mobilen Phase tritt die Prüfung der *funktionellen Fähigkeiten* des Patienten in den Vordergrund; sie ist ein wichtiger Parameter für eine eventuell erreichbare Selbstständigkeit. Diese funktionellen Fähigkeiten sollten dem aktuellen Stand des Könnens entsprechen und auch *qualitativ beurteilt* werden.

10.1 Atmung

Die Beurteilung der Atmung ist primär bei Patienten aller Läsionshöhen wichtig, beim Tetraplegiker bleibt sie stets ein zentraler Parameter. (An dieser Stelle sei nochmals erwähnt, dass hier nicht auf beatmungspflichtige Patienten eingegangen wird, da diese derzeit in den österreichischen Rehabilitationszentren nicht betreut werden können. Diesbezüglich wird auf die Erfahrungen der Intensivstationen sowie der Rehabilitationszentren in Deutschland und der Schweiz verwiesen.)

■ Wichtige Beobachtungskriterien

- Hat der Patient ein Tracheostoma?
- Welches Atemmuster besteht (paradoxe, Hoch- oder Mischatmung)?
- Sind Sprache und Artikulation beeinträchtigt und dadurch die Kommunikation gestört?
- Ist die Atemfrequenz stark erhöht?
- Ist ein Hustenstoß und somit ein Abhusten des Trachealsekrets möglich?
- Besteht eine Verschleimung?
- Wie ist die Beweglichkeit des Thorax und der Rippen?
- Sind alle notwendigen Lagerungen möglich?
- Wie hoch sind die Vitalkapazität, der Sauerstoffgehalt des Blutes sowie die Blutgaswerte bei den medizinischen Untersuchungen?

10.2 Sensibilität

10.2.1 Test der Oberflächensensibilität

Der Therapeut prüft durch Berührung folgende Körperteile:

- *Obere Extremität:* von proximal nach distal und im Seitenvergleich;
- *Rumpf:* von kranial nach kaudal sowohl ventral als auch dorsal;
- *Untere Extremität:* von proximal nach distal und im Seitenvergleich.

10.2.2 Test der Tiefensensibilität

- *Bewegungstests*: in Rückenlage Ferse-/Knieversuch für die untere Extremität;
- *Mirroring*: für die obere und untere Extremität, soweit der Patient durch die Muskelinnervation dazu in der Lage ist.

10.2.3 Gefahren des Sensibilitätsverlusts

- Fehlende Schmerzwahrnehmung bedeutet eine hohe Verletzungsgefahr (z.B. Dekubitus, Verbrennungen, Erfrierungen, Brüche).
- Fehlende Körperwahrnehmung im Sinne der Körperbegrenzung (z.B.: Wo ist der Rücken? - Wo enden die Beine? - Wo stößt mein Gesäß beim Transfer an? - Was behindert eine Bewegung?).

10.2.4 Probleme in der Therapie durch den Sensibilitätsverlust

- Spüren von Bewegung ist nicht oder nur schwer möglich.
- Wahrnehmung von Widerstand ist nicht oder nur schwer möglich.
- Stretchtechniken können nicht angewendet werden.

Wichtiges Therapieziel ist die Wahrnehmung dieses fremden, unspürbaren, scheinbar nicht vorhandenen Körpers.

10.3 Gelenkbeweglichkeit

Die Prüfung der Gelenkbeweglichkeit ist notwendig, weil deren freie Beweglichkeit eine Voraussetzung für einen positiven Verlauf der Rehabilitation ist. Zusatzverletzungen bedeuten eine Verzögerung der Rehabilitation. Jede Abweichung der Gelenkbeweglichkeit wird festgestellt und gibt auch Aufschluss über erworbene Verletzungen. In den von der Läsion betroffenen Abschnitten ist besonders in der Frühphase große Vorsicht beim Testen angebracht.

10.4 Muskeltest

10.4.1 Einteilung der Muskelkraft

0 Denervierter Muskel, keine Zuckung oder Kontraktion spürbar.

1 Muskelzuckung ist spürbar.

2 Bewegung durch Muskelkraft über den gesamten Bewegungsumfang unter Ausschaltung der Schwerkraft ist möglich.

3 Bewegung durch Muskelkraft über den gesamten Bewegungsumfang gegen die Schwerkraft ist möglich.

4 Bewegung durch Muskelkraft gegen die Schwerkraft und geringen Widerstand ist möglich.

5 Bewegung durch Muskelkraft gegen die Schwerkraft und maximalen Widerstand ist möglich.

▶ Beachte:
- In der Akutsituation sind nicht alle Ausgangsstellungen möglich, weshalb die Muskelkraft oft nur über einen manuellen Widerstand beurteilbar ist.
- Das isolierte Testen eines Muskels bei einem Querschnittgelähmten unterscheidet sich vom Vorgehen bei anderen Patienten. Dies ist durch nichtinnervierte Muskelketten und fehlendes Punctum fixum zu erklären. So sind bei einer Paraplegie sub Th 10 zwar sehr wohl die Bauch-, jedoch nicht die Glutaealmuskeln innerviert. Diese würden in Rückenlage beim Heben des Rumpfes ein Punktum fixum für die Bauchmuskeln bieten. Die Bauchmuskulatur kann durchaus den Wert 4 erreichen, ohne eine Bewegung des Rumpfes durchführen zu können.
- Weiterlaufende sowie Ausweichbewegungen sind zu beachten.
- Das Fehlen der Antagonisten ist der Grund für eine schlechte Exzentrik der getesteten Muskeln. Daher ist immer die Koordination einer Bewegung zu beobachten.
- Durch Umfangmessungen lässt sich das Ausmaß der Atrophien beurteilen.
- Das Erkennen von Seitendifferenzen ist von Bedeutung, da sich diese nachteilig auf Gleichgewicht, Haltung und Sitzposition des Patienten auswirken können.
- Ausschlaggebend ist die Differenzierung zwischen den Werten 0 und 1 sowie 2 und 3.

10.4.2 Praktische Durchführung in der Frühphase

Gesicht	Bei Tetraplegikern auch den Gesichtsbereich beobachten (mimische Muskulatur: Grimassen schneiden lassen).
Kopf	Anfangs nur beobachten und die Nackenmuskulatur palpieren. (Da Kopfbewegungen für tetraplegische Patienten oft angstbesetzt sind, ist die Verwendung einer Schanzkrawatte angezeigt.)
Skapula	- Für eine gute Beobachtung ist die Seiten- oder Bauchlage erforderlich. - Ist ein Bewegen der Skapula nach kranial (M. trapezius, C 4), dorsal (M. trapezius ascendens, C 6) und ventral (M. pectoralis, C 6) möglich? - Gelingt die Protraktion auch gegen die Schwerkraft?
Obere Extremität	- Kann der Patient den Arm heben und den Unterarm halten (fehlender M. triceps)? - Zeigt er Trickbewegungen (Außenrotation)? - Die Abduktion (C 4–5), Adduktion (C 6–7), Außenrotation (C 4–6) und Innenrotation (C 6–7) werden gegen Widerstand getestet.
Ellenbogen	Flexion und Extension gegen Widerstand testen oder den Unterarm gegen die Schwerkraft heben lassen.
Hand	Greiffunktion der Finger testen und auf Trickbewegungen achten.
Untere Extremität	- Testen der Abduktion, Adduktion und Rotation gegen Widerstand mit gestrecktem und gebeugtem Knie sowie Knieflexion und Extension. - Das aktive Aufstellen und Abheben der Beine gibt Auskunft über die ventrale Muskelkette und eventuelle Ausweichbewegungen. - Zehen- und Sprunggelenkbewegungen gegen Widerstand testen. - In Rückenlage ist der M. glutaeus maximus lediglich palpierbar. Daher muss besonderes Augenmerk auf Ausweichbewegungen gerichtet werden (z. B. Vortäuschen der Hüftextension durch Lordosierung der LWS oder Aktivierung der ventralen Kette durch kombinierte Hüft- und Knieextension). - Die Tests baldmöglichst in der Ausgangsstellung des Standardmuskeltests (Bauchlage) durchführen! - Beim Test der Mm. glutaeus medius et minimus ist die Seitenlage die ideale Ausgangsstellung. Dabei muss die Lateralflexion des Rumpfes ausgeschaltet werden, damit eine reine Abduktion des Beines durchgeführt werden kann („Bein in die Länge schieben"). Der Muskelwert 4 lässt sich nur in Seitenlage mit einem Auftrag gegen die Schwerkraft feststellen. - Die Bewertung der Glutaealmuskulatur ist für das Gehen von großer Bedeutung.

Rumpf	- In Rückenlage lässt sich die Muskelkraft des Rumpfes nur schwer beurteilen. Durch verschiedene Übungen können jedoch Rückschlüsse gezogen werden. Die Bauch- und Rückenmuskulatur erlangt beim funktionellen Training und der Vertikalisierung ihre volle Bedeutung, z. B.:
	  - Armmuster EXT/ADD/IR: Wird an Stelle einer Armbewegung der Brustkorb zum Arm gezogen, ist der Widerstand zu hoch gewählt und die Bauchmuskulatur zu schwach. Durch fehlende Bauchmuskeln existiert kein aktives Widerlager, das der Rippenbewegung entgegenwirken kann.
	  - Armmuster FLEX/ABD/AR: Ein zu frühes Weiterlaufen der Bewegung in die Lendenlordose zeigt die fehlende Widerlagerung durch die ventrale Kette.
	  - Bei innervierter Bauch-, aber fehlender Glutaealmuskualtur ist das Aufsetzen aus der Rückenlage ohne Stütz der Arme nicht möglich. Die Bauchmuskulatur findet kein Punktum fixum am Becken und kann den Rumpf nicht nach kaudal ziehen.
	  - Bei Aktivierung der Rückenmuskulatur und einem zu raschen Weiterlaufen der Bewegung in eine Beckenkippung, wird die fehlende muskuläre Anbindung ventral sichtbar.
	- Geringe Restfunktionen (auch asymmetrisch) sind wichtig, um ein Arbeiten mit Irradiation zu ermöglichen.

Je mobiler der Patient ist, umso stärker kann der Muskeltest den standardisierten Ausgangsstellungen angeglichen werden. Neben der Kraft müssen auch Dehnfähigkeit und Koordination getestet werden!

10.5 Tonusprüfung

Neben dem Test der Kennmuskualtur zur Bestimmung der Läsionshöhe und der Prüfung der Muskelkraft im innervierten Bereich ist auch die Beurteilung des Tonus aufschlussreich. Dabei kommen wieder die Läsionshöhe sowie der Zeitraum nach Eintritt der Verletzung zum Tragen.

In der Phase des spinalen Schocks führt ein schlaffer Muskeltonus zu einem völligen Reflexverlust (Areflexie) unterhalb der Läsion. Ist das 1. Motoneuron betroffen, kommt es nach der Phase des spinalen Schocks (Kap. 3.1.1) zu einer Tonus- und Reflexerhöhung im Sinne einer spastischen Lähmung. Ist das 2. Motoneuron betroffen, bleibt das Bild einer schlaffen Lähmung bei fehlenden Reflexen bestehen.

10.5.1 Testen der Reflexe (nach Mummenthaler)

Physiologische Reflexe

Die Prüfung der Reflexe dient auch der Bestimmung der Läsionshöhe. Ist der Reflexbogen direkt nach dem Trauma intakt, gilt dieses Segment als unverletzt.

Eigenreflexe (propriozeptive Reflexe)

Die Eigenreflexe werden auch als *Muskeldehnreflexe* bezeichnet. Sie sind monosynaptisch, d. h. der afferente und der efferente Schenkel des Reflexbogens schließen sich in einem Rückenmarkssegment.

Fremdreflexe (exterozeptive Reflexe)

Sie sind polysynaptisch – der Reflexbogen erstreckt sich über mehrere Segmente.

Eigenreflexe an der oberen Extremität
- Bizepssehnenreflex (BSR): C 5–C 6;
- Radiusperiostreflex (RPR): C 5–C 6;
- Trizepssehnenreflex (TSR): C 6–C 8;
- Trömner-Reflex: C 7–C 8.

Eigenreflexe an der unteren Extremität
- Adduktorenreflex (AR): L 2–L 4;
- Patellarsehnenreflex (PSR): L 3–L 4;
- Achillessehnenreflex (ASR): S 1–S 2;
- Rossolimo-Reflex.

Fremdreflexe
- Bauchhautreflex (BHR; Th 6–Th 12): Testung in entspannter Rückenlage durch einen Nadelstrich von lateral nach medial auf 3 Etagen (unterhalb des Rippenbogens, Nabelhöhe, oberhalb des Leistenbandes);
- Kremasterreflex: L 1–L 2;
- Analreflex: S 3–S 5;
- Bulbokavernosusreflex: S 3–S 4.

Eine Reflexsteigerung (pathologisch verstärkte Reizantwort mit vergrößerter reflexogener Zone) beruht auf einer Unterbrechung der Pyramidenbahn und der dadurch fehlenden zentralen Hemmung auf das alpha-Motoneuron. Es kommt zu ungehemmt ablaufenden Eigenreflexen. Gleichzeitig fallen auch zentral stimulierende Einflüsse auf die Fremdreflexe aus, sodass diese abgeschwächt sein können.

Bei erhaltenem Kremasterreflex, aber fehlenden Anal- und Bulbokavernosusreflex ist ein Konussyndrom (siehe Kap. 3.1) zu diagnostizieren.

Pathologische Reflexe

Sie sind die Folge einer Läsion zentraler motorischer Neuronen der pyramidalen und extrapyramidalen Bahnen. Der Ausfall dieser Bahnen führt auch zum Auftreten einer spastischen Tonuserhöhung sowie zu einer klonischen Reflexantwort. Die Folge einer derartigen Läsion ist das Wiederauftreten von Reflexmustern, die nur im Neugeborenenalter für einen bestimmten Zeitraum zur normalen Reflexologie gehören.

Unter den Fremdreflexen sind die wichtigsten die folgenden *Pyramidenzeichen*:

- Babinski-Reflex: Er wird durch ein Streichen entlang der lateralen Fußsohle von der Ferse in Richtung kleiner Zehe getestet. Dabei kommt

es zu einer tonischen Streckung der Großzehe nach dorsal mit Spreizung der anderen Zehen.
- Gordon-Zehenzeichen: Reflektorische Dorsalextension der Großzehe bei Kneten oder Kneifen der Wadenmuskulatur.
- Oppenheim-Reflex: Reflektorische dorsale Beugung der Großzehe bei Bestreichen der Innenseite des Unterschenkels mit Daumen und Zeigefinger.

10.5.2 Prüfung von Kloni

Das Auftreten von Kloni (reflexartige, rhythmische Zuckungen) geht auf die Steigerung der Muskeleigenreflexe zurück und findet sich auch bei spastischen Querschnittlähmungen. Die Beurteilung der Kloni erfolgt über die Zuordnung erschöpflich oder unerschöpflich.

Die Testung der Kloni an der unteren Extremität erfolgt an der Patella und am Fuß.

10.5.3 Testen der Spastizität

Durch eine passiv durchgeführte Bewegung der Extremitäten lässt sich die Spastizität feststellen. Dabei kommt es entweder zu einer Bewegungserleichterung oder zu einem Widerstand gegen die Bewegung.

Das Bewegen kann zwar auf verschiedene Arten erfolgen, es bietet sich jedoch an, die PNF-Diagonalen zu nutzen. Hierbei spielen das Tempo ebenso wie die Ausgangsstellung der Extremität im Raum eine wesentliche Rolle, da die Schwerkraft und damit die Körperstellreaktionen einen Einfluss auf den Tonus haben.

Für die Beurteilung des Grades der Spastizität wird standardmäßig ein Bewegen in der Rückenlage herangezogen.

10.5.4 Einteilung der Spastizität (nach Penn)

0 Keine Spasmen.
1 Gelegentliche Spasmen, mit denen der Patient gut zurecht kommt (keine spezielle Therapie erforderlich).
2 Leichte Spasmen, die den Patienten funktionell nicht beeinträchtigen, mit konservativer Therapie gut beeinflussbar.
3 Mittelstarke Spasmen, leicht funktionell beeinträchtigend, mittels medikamentöser Therapie gut beeinflussbar.
4 Starke Spasmen, die trotz Therapie und medikamentösem Eingreifen den Patienten funktionell behindern.
5 Sehr starke Spasmen, die therapieresistent sind und den Patienten praktisch bewegungsunfähig machen.

10.5.5 Stellenwert der Tonusprüfung in der Therapie

- Eine Änderung der Reflexe zeigt das Stadium der Rückenmarksverletzung (spinaler Schock, Remissions- oder Stabilisationsphase) an.
- Die Änderung der Reflexe kann die Remissionsphase begleitend dokumentieren.
- Eine Veränderung der Reflexe vor und nach einer Physiotherapieeinheit kann Informationen über den Therapieerfolg liefern.

10.6 Funktionelle Fähigkeiten

Wichtig ist die Beobachtung, wie der Patient seine Muskelkraft in Ketten und bei verschiedenen Funktionen einsetzen kann:

- Obere Extremität: Greifen zum Kopf (M. triceps und Schulterblattmuskulatur), Greifen zur Glocke (M. triceps, Fingerfunktion), Abdecken und Zudecken (Fingerfunktion), Kratzen und Schnäuzen (Fingerfunktion);
- Rumpf: Drehen, Aufsetzen, Kopf heben, nach links/rechts schauen;
- Untere Extremität: Beine und Becken heben, Beineinsatz beim Drehen, Mithilfe beim Lagern.

Diese funktionellen Kriterien geben Aufschluss über die Bewegungsmotivation. Sie beschäftigen den Patienten von Anfang an, da er Fortschritte und eventuelle Verbesserungen selbst erkennen kann. Ein genauer funktioneller Status wird erst im Laufe der Rehabilitation erhoben und in bestimmten Zeitabständen überprüft.

10.6.1 Funktionelle Fähigkeiten verschiedener Läsionshöhen bei komplett gelähmten Querschnittpatienten

C 1
- Läsionen im Bereich des Hirnstamms. Alle Spinalnerven und Hirnnervenkerne sind betroffen.
- Durch den Ausfall des Atemzentrums verläuft dieses Trauma meist letal.
- Eine Sonderform ist das „Locked-in-syndrome“, bei dem der Pons im Bereich der Kerne des M. abducens mit Unterbrechung der kortikobulbären und kortikospinalen Bahnen betroffen ist. Bei dieser hohen Tetraplegie kommt es bei vollem Bewusstsein zum Ausfall der Nacken-, Pharynx-, Kau- und Gesichtsmuskulatur, wobei die Willkürmotorik auf die vertikale Augenbewegung und den Lidschluss beschränkt ist.

C 2
- Das Diaphragma abdominale wird nicht innerviert. Dadurch ist keine selbstständige Atmung möglich, und eine Dauerbeatmung wird erforderlich.
- Ist eine 24-Stunden-Betreuung gewährleistet, können diese Patienten in die familiäre Umgebung entlassen werden.
- Obwohl die kurze Nackenmuskulatur, der M. trapezius pars descendens und der M. sternocleidomastoideus innerviert sind, ist die Stabilisation des Kopfes noch schwierig und macht das Tragen einer Schanzkrawatte erforderlich.
- Die Gesichtsmuskulatur ist nur erschwert einsetzbar. Die Patienten zeigen „salbenartige“ Gesichtszüge mit geringer Mimik.
- Ein Anheben des Kopfes aus der Rückenlage ist nicht möglich (es steht nur der M. sternocleidomastoideus zur Verfügung).
- *Die Bedienung eines Elektrorollstuhls erfolgt über eine hochsensible Kinnsteuerung.*

C 3
- Geringe Mehrinnervation der Nackenmuskulatur (M. splenius capitis), gelegentlich auch Spontanatmung durch das Diaphragma, wodurch nur assistiert beatmet werden muss.
- Fehlende Arm- oder Schultermuskulatur: Die *Bedienung eines Elektrorollstuhles erfolgt über Kinnsteuerung.*

C 4
- Kennmuskel sind das Diaphragma abdominale und der M. deltoideus. Das bedeutet selbstständige Atmung, innervierte Nackenmuskulatur, M. levator scapulae und Mm. rhomboidei.
- Die Rotatorenmanschette der Schulter fehlt, weshalb ein Heben des Armes über 90° nicht möglich ist.
- Durch die vorhandenen Muskelgruppen entsteht ein für diese Läsionshöhe typisches Erscheinungsbild: Infolge des fehlenden Punctum fixums nach kaudal/dorsal stehen die Scapulae nach dorsal/kranial, und der Angulus inferior wandert nach medial.
- Dieses Erscheinungsbild führt zu Beschwerden, wie z. B. Verspannungen im Nackenbereich, Haltungsverlust (Translationsstellung des Kopfes) und erschwerte aktive Armbewegung.
- Bei gutem Verlauf ist bei einer kompletten Läsion sub C 4 das *Bedienen eines Elektrorollstuhls mit Handsteuerung und eines Computers mit der Maus* möglich. Ebenso ist ein passiver protektiver Stütz hinter dem Körper (bei völlig freier Außenrotation in der Schulter und Extension im Ellenbogen) durchführbar.

C 5
- Kennmuskel ist der M. biceps. Außerdem sind die Mm. infraspinatus und supraspinatus, teilweise der M. serratus und der obere Anteil des M. pectoralis major innerviert. Dadurch wird eine Außenrotation der Schulter und damit eine Stützfunktion durch passive Verriegelung der Ellenbogenextension in geschlossener Kette möglich.
- Die Innenrotation der Schulter ebenso wie die aktive Ellenbogenstreckung fehlen noch ganz. Dies macht den Einsatz von Trickbewegungen erforderlich.
- Da auch die Finger- und Handfunktionen fehlen, ist eine *passive Funktionshand* (Kap. 11.2) anzustreben.
- Durch die vorhandene prävertebrale Muskulatur (M. longus colli) ist eine Aufrichtung der HWS besser möglich.

- Die teilweise Innervation des M. serratus anterior resultiert in einer Fixation der Skapula an den Rumpf und stellt eine muskuläre Verbindung zwischen Arm und Körper her. Ebenso kommt es zur Bildung einer ventralen Muskelkette. Das Drehen in die Seitenlage und das Aufsetzen können geübt werden.
- Durch den M. brachialis und den M. biceps kann die obere Extremität funktionell zum *Essen, zur Mithilfe bei der Körperpflege und Bedienung eines mechanischen Rollstuhls* eingesetzt werden.

C 6
- Kennmuskel ist der M. extensor carpi radialis longus. Eine Dorsalextension des Handgelenks und damit das Erreichen einer *aktiven Funktionshand* ist möglich. Die Hand kann zum Greifen mit Trickbewegung, zum Antreiben und Kippen des Rollstuhls eingesetzt werden.
- Die Innenrotatoren der Schulter (M. subscapularis, M. teres major) sind innerviert und stabilisieren die Schulter optimal, sodass nun ein sicherer Stütz möglich ist.
- *Lagewechsel, Stabilisation des Schultergürtels, Aufrichtung der HWS und völlige Selbstständigkeit des Patienten sind erreichbar.*

C 7
- Kennmuskel ist der M. triceps. Durch die Innervation des M. triceps brachii ist eine Ellenbogenextension und somit eine aktive Stabilisation möglich. Der M. latissimus dorsi stellt eine Verbindung zwischen Arm, Rumpf und Becken her und beeinflusst die Rumpfstabilität im Sitzen positiv.
- Es kommt zu einer teilweisen Innervation der Finger und der Daumenmuskulatur mit Stabilisationsmöglichkeit des Handgelenks. Die Fingerflexoren fehlen noch.
- Charakteristisch für diese Läsionshöhe sind gestreckte Finger mit einer schlechten Funktionshand, die sich durch starke Fingerextensoren nicht vollständig entwickeln kann.
- *Völlige Selbstständigkeit ist erreichbar.*

C 8
- Kennmuskel ist der M. flexor digitorum communis. Ein aktives Greifen mit Faustschluss ist möglich.
- Die Handmuskulatur selbst ist durch ein Fehlen der Mm. interossei im Metakarpalbereich atroph.

Th 1
- Kennmuskel sind die Mm. interossei.
- *Volle Innervation der Armmuskulatur.*

Th 1–Th 12
- Innervation der Bauchmuskulatur:
  - Th 5–Th 12: M. obliquus externus;
  - Th 10–L 2: M. obliquus internus;
  - Th 7–L 1: M. transversus abdominis;
  - Th 5–Th 12: M. rectus abdominis.
- Innervation der Rückenmuskulatur: Rr. dosales der Nn. cervicales, Nn. thoracales, Nn. lumbales segmental.
- Innervation der Interkostalmuskulatur:
  - Th 1–Th 11: Rr. dorsales et ventrales segmental.
  - Die Innervation der Rumpfmuskulatur hat große funktionelle Bedeutung für die Stabilität, die weiterlaufende Muskelspannung und das Abbremsen einer Bewegung.

L1
- Kennmuskeln sind die Bauch- und Rückenmuskulatur.

L2
- Kennmuskel ist der M. iliopsoas.
- Da die ventrale Muskelkette bis in die Leiste reicht, ist zwar eine Schwungbein-, aber noch keine Standbeinphase möglich.
- *Das Gehen mit langen Beinorthesen und Unterarmstützkrücken wäre möglich.*

L3
- Kennmuskel ist der M. quadriceps.
  - Eine Verlängerung der Muskelkette der ventralen Seite und Innervation der Adduktoren ohne Abduktoreninnervation ist möglich. Durch das Fehlen der Muskulatur der Dorsalseite besteht noch keinerlei Stabilisation im Knie- und Hüftbereich.
  - *Ein Gehen mit 2 Stöcken oder Krücken und Peronäusschienen bei schlechter Statik und Kniehyperextension ist möglich.*

L4 - Kennmuskel ist der M. tibialis anterior.
- Der Vorfuß kann ohne Pronation hochgehoben werden und macht die Peronäusschiene entbehrlich. Die Statik ist nach wie vor schlecht, da ausschließlich eine ventrale Muskelkette zur Verfügung steht.
- *Das Gehen mit Stöcken oder Krücken ist möglich.*

L5 - Kennmuskel ist der M. peronaeus.
- Dorsalextension, Pronation und Supination des Fußes können durchführt werden. Die Stabilität des Fußes nach medial und lateral steigt, nach dorsal ist noch kein Stabilisator vorhanden.
- *Gehen ohne Hilfsmittel ist möglich. Im Gelände genügt meist ein fester Schuh zur Fußstabilisation.*

S1 - Kennmuskel ist der M. glutaeus maximus.
- Beginn einer dorsalen Muskelkette (ischiokrurale Muskulatur, M. triceps surae, M. glutaeus medius et minimus). Dadurch gelingt die Stabilisation des Beckens, der LWS und der Hüfte.
- Es fehlt nur noch die Innervation der kurzen Fußmuskeln.
- *Ein sicheres Gehen ohne Hilfsmittel in jedem Gelände ist möglich.*

S2 - Bei einer *vollständigen motorischen Innervation* bleibt noch eine Reithosenanästhesie und Blasen-/Mastdarmlähmung bestehen.
- *Normales physiologisches Gangbild*!

10.6.2 Ganganalyse bei inkomplettem Querschnitt

Die Beschreibung und Beurteilung des Ganges bei Patienten mit inkomplettem Querschnitt ist in jedem Rehabilitationsstadium von besonderer Bedeutung. Dabei werden die Hauptprobleme in den einzelnen Gangphasen aufgezeigt und ihre Ursachen erläutert, um das Therapieprogramm auf die individuelle Problematik abstimmen zu können (Kap. 18.1.2).

10.7 Beurteilung der Statik und Haltung

Da die meisten Querschnittpatienten – egal ob eine komplette oder inkomplette Läsion besteht – Probleme beim Aufrichten haben, ist die Beurteilung der Haltung (Statik) für die Therapie wesentlich. Anzustreben ist immer die optimale Aufrichtung.

10.8 Hilfsmittelversorgung

Diese beinhaltet sowohl die Angabe der aktuellen Hilfsmittel (z. B. Krücken, Stöcke, Schienen, Rollstuhl) als auch die Endversorgung (Kap. 16 u. 18.4).

10.9 Therapieplan

Zur Dokumentation des Therapieverlaufs und der Feststellung der Therapieerfolge ist das Erstellen eines individuellen Therapieplanes unbedingt notwendig.

Die einzelnen Therapieziele sollten den funktionellen Fähigkeiten der verschiedenen Läsionshöhen angepasst sein und die größtmögliche Selbstständigkeit anstreben.

11 Physiotherapie in der Frühphase bei allen klinischen Bildern

▶ Definition Frühphase: Sie bezeichnet den Zeitabschnitt, der mit dem Unfallzeitpunkt beginnt und mit der ersten Mobilisation des Patienten in den Rollstuhl endet. Da der Patient in dieser Phase noch bettlägerig ist, wird sie auch *immobile* oder *Liegephase* genannt.

Therapiemaßnahmen

Diese richten sich in der immobilen Phase primär nach folgenden Zielsetzungen:

- *Pneumonieprophylaxe*: Atemtherapie;
- *Thromboseprophylaxe*: passives Bewegen;
- *Kontrakturprophylaxe*: passives Bewegen, Lagerung;
- *Dekubitusprophylaxe*: passives Bewegen, Lagerung;
- *Muskeltraining*: aktives Bewegen;
- *Kreislauftraining*: aktives Bewegen, Stehen.

11.1 Atemtherapie

Durch die *vermehrte Sekretbildung* und den *erschwerten Abtransport des Schleimes* kommt es auf Grund der Immobilisation und der beeinträchtigten Atemmechanik zu einem erhöhten *Pneumonierisiko*. Der Einsatz der Atemgymnastik wird vor allem bei hohen Läsionen unumgänglich.

Ziele der Atemtherapie

- Mehrbelüftung der Lunge;
- Abhusten, Lösung und Abtransport der Sekrete;
- Pneumonieprophylaxe;
- Vermeidung von Atelektasen;
- Erhaltung der Thoraxelastizität;
- Diaphragmatraining;
- Beruhigung und Entspannung.

Gerade bei hohen Läsionen besteht im Falle einer Erkrankung und der damit verbundenen Immobilisierung zeitlebens die Gefahr einer Sekretansammlung und Entzündung von Lungenanteilen.

Maßnahmen

Kontaktatmung

Sie dient zur ersten *Kontaktaufnahme* mit dem Patienten und wirkt gleichzeitig *beruhigend*. Zusätzlich wird mithilfe verschiedener entspannender Griffe versucht, den *Tonus zu regulieren*, um Verspannungen in der Atemhilfsmuskulatur zu lösen, sowie Schmerzzustände, die durch diese erhöhte Spannung zu Stande gekommen sind, zu lindern und die Atmung selbst positiv zu beeinflussen.

Mit der Kontaktatmung gelingt es, die *Atmung in bestimmte Körperabschnitte zu lenken und zu intensivieren*, wobei jedoch immer der Sensibilitätsverlust (vor allem bei Tetraplegikern) zu berücksichtigen ist.

Gerade bei vorherrschender Hochatmung ist das Kontaktatmen eine große Hilfe. Sollten die Patienten auf Grund ihrer hohen Läsionen nichts spüren, ist das Atmen mit *Konzentrationsübungen* zu verbinden.

▶ Beachte: Während der Kontaktatmung sinkt die Atemfrequenz, der Thorax wird mobilisiert. Bei gleichzeitigem Führungswiderstand für die Einatmung wird auch das Diaphragma trainiert.

Klopfen

Es dient der *Schleimlockerung* und hat *entspannende Wirkung*.

Vibration

Sie fördert die *Sekretmobilisation* und *Entspannung* und sollte immer zum Abhusten führen. Während der Ausatmung kann der Thorax zusätzlich komprimiert werden.

Luftbefeuchtung, Inhalation und Aromatherapie

Diese Maßnahmen dienen der *Sekretmobilisation* und wirken zusätzlich *entzündungshemmend.*

Atemhilfsgeräte

Hierzu zählen z. B. Jetter und Flutter, die zur *Verbesserung der Lungenfunktion* beitragen.

Abhusten

Das Ziel jeder *Sekretmobilisation* sollte das Abhusten sein. Tetraplegiker und hohe Paraplegiker benötigen eine so genannte *Hustenhilfe* von 2 Personen. Durch Druck der Unterarme, die den Thorax von beiden Seiten umschließen, ersetzen sie dabei die fehlende Rumpfmuskulatur und Bauchpresse (Abb. 11.**1**).

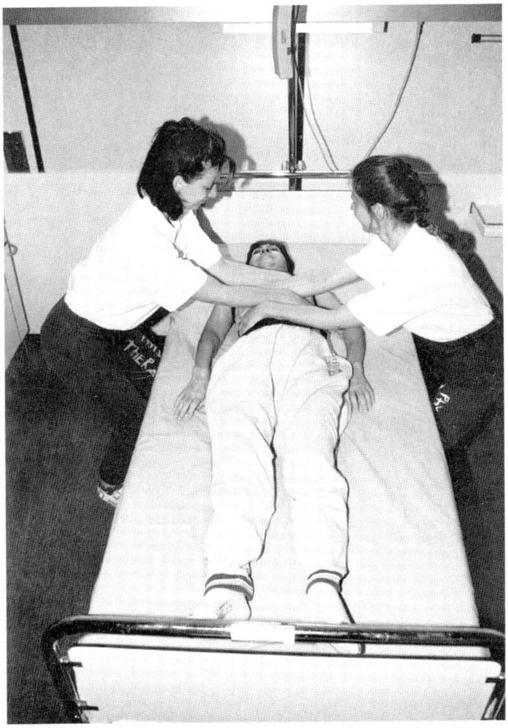

Abb. 11.**1** Abhusten mit 2 Hilfspersonen.

Schulung der Ausatmung

Infolge einer verlängerten Ausatmung kommt es automatisch zu einer *Verlängerung der Einatmung.*

Es soll niemals eine *Kommandoatmung* durchgeführt, sondern indirekt z. B. über die Kontaktatmung gearbeitet werden. Ein Atemkommando – besonders beim Einatmen – führt meist zu einer verspannten Atmung. Dabei zieht der Patient verstärkt die Schultern hoch, wodurch die Wirkung auf das Diaphragma ausbleibt. Außerdem verfällt er in einen *„Atemstress"*.

Durch *Singen*, *Sprechen*, *Giebelrohr*, *Seifenblasen* oder durch *Zellstoff* blasen, wird versucht, die Atmung zu verlängern und von der Einatmung abzulenken.

Lagerung

Das Ziel ist, durch *Dehnlagerungen* eine normale Elastizität des Thorax und der Muskulatur zu erreichen und gleichzeitig die *Wahrnehmung zu trainieren* bzw. zu schulen.

Ein 2–3-stündliches Umlagern zur Dekubitusprophylaxe unterstützt zusätzlich die Pneumonieprophylaxe, da verschiedene Ausgangsstellungen eine *unterschiedliche Belüftung* einzelner Lungenabschnitte bewirken. Dadurch wird zusätzlich der *Sekrettransport* gefördert.

- *Rückenlage:* erleichtert die kostodiaphragmale Atmung; eine geringe Kopftieflage begünstigt eine Sekretbewegung in Richtung Mund.
- *Seitenlage:* verstärkte Belüftung oben liegender Lungenanteile, wobei gleichzeitig in den unten liegenden Anteilen eine vermehrte Sekretabsorbtion stattfindet.
- *Bauchlage:* führt zur verbesserten Belüftung der dorsalen Lungenanteile und zusätzlich zu einem Widerstand für das Diaphragma.

Bei allen Lagerungstechniken, vor allem aber bei den nachfolgend aufgeführten Dehnlagerungen, ist auf die operative Versorgung der Wirbelsäule zu achten. Verplattungen können eine verminderte Beweglichkeit hervorrufen, die bei forcierten Bewegungen in den angrenzenden Wirbelsäulenabschnitten möglicherweise eine Hypermobilität erzeugen.

Gerade bei vorherrschender Hochatmung ist die Verbesserung der lumbalen Atembewegung wichtig. Bei komplett gelähmten Patienten, die die Atmung nicht bewusst in diese Regionen lenken können, sollen deren Dehnungen eine „*Sogwirkung*" auslösen. Außerdem spielen die *Verbesserung der Mobilität* dieser Körperabschnitte und die *Konzentration* eine entscheidende Rolle.

Spezielle Dehnlagerungen

Bei den nachfolgenden Dehnlagerungen (nach Scharschuch-Haase) werden Übungen berücksichtigt, die in der Frühphase nicht erlaubt sind, da die Ausgangsstellungen noch nicht eingenommen werden dürfen. Sie sollen an dieser Stelle dennoch angeführt werden, weil unter *Spätphase* nicht näher auf die Atemgymnastik eingegangen wird. Alle Stellungen sind lediglich Vorschläge und stellen einen Teilbereich der verschiedenen Möglichkeiten dar.

Verbesserung der dorsal-lumbalen Atembewegung

Beckenschaukel

- *Ausgangsstellung:* Beide Beine werden mit den Händen zur Brust gezogen und dabei kleine Schaukelbewegungen durchgeführt.
- Es kommt zu einer Massagewirkung im Lumbalbereich.
- Der Patient soll sich auf die Bewegungen konzentrieren und eventuell mit der Atmung kombinieren.

Knie-Fersen-Sitz

- *Ausgangsstellung:* Sitz auf Knien und Fersen. Die Arme liegen entweder neben dem Körper (Abb. 11.**2 a**) oder als Steigerung (zur weiteren Dehnung des M. pectoralis major, der Interkostal- und der Bauchmuskulatur) gestreckt neben dem Kopf (Abb. 11.**2 b**).
- Hebt sich das Gesäß von den Fersen ab, und die Knie werden nur bis max. 90° gebeugt, führt dies zusätzlich zu einer Mobilisation des Thorax, besonders der BWS in Extension, falls der Patient das Brustbein Richtung Bett bewegt.
- Die Stellung wird auch als *Rutschhalte* bezeichnet.

Schneidersitz

- *Ausgangsstellung:* Optimale Hüftabduktion (verminderte Lendenlordose).
- Tonusregulation und Entspannung des Becken-Lumbal-Bereichs durch Adduktorendehnung. Die dorso-lumbale Atembewegung verbessert sich.

Sitz vor dem Tisch

- *Ausgangsstellung:* Arme bzw. zusätzlich der Kopf werden am Tisch abgestützt.
- Durch die Aufhebung der Lendenlordose werden die dorsal-lumbale Atembewegung erleichtert und der Schultergürtel entlastet.

Verbesserung der Flankenatmung

Mondlage (Sichellage)

- *Ausgangsstellung:* Rückenlage, die gestreckten Beine werden weit auf eine Seite gelegt und anschließend der Rumpf in eine Lateralflexion gebracht, sodass der ganze Körper eine konvexe und eine konkave Seite einnimmt. Diese Ausgangsstellung kann durch eine spezielle Lagerung der Arme unterstützt werden (auf der konvexen Seite den Arm 180° flektieren).
- Die Übung kann auch in Seitenlage durchgeführt werden, indem die aufliegende Thoraxseite unterlagert wird. Durch den Druck des Körpergewichts auf die untere Thoraxhälfte kommt es zu einem vermehrten Einsatz der oben liegenden Lungenanteile.

Untere Drehlage

- *Ausgangsstellung:* Rückenlage, beide Beine aufgestellt; beide Arme sind in 90° Abduktion und 90° Ellenbogenflexion gelagert; ein Knie ist zur Seite gelegt und der kontralaterale Fuß auf den Liegenden gestellt.
- Das obere Knie wird dem unteren angenähert.
- *Ziel:* Dehnung des Tractus iliotibialis, der Glutaealmuskulatur sowie des M. quadratus lumborum von kaudal.

Rückendrehlage

- *Ausgangsstellung:* Seitenlage, das untere Bein ist gestreckt, das obere gebeugt.
- Der untere Arm wird entweder in 160° Flexionsstellung gebracht oder hält das gebeugte Bein. Vom oberen Arm ausgehend, beginnt

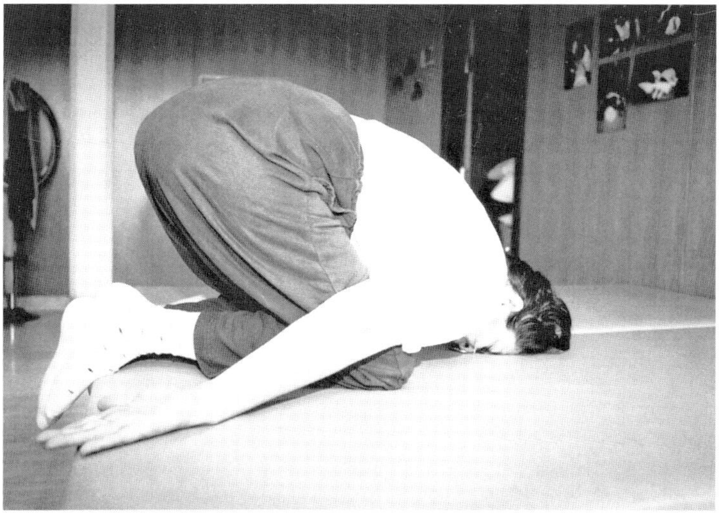

a

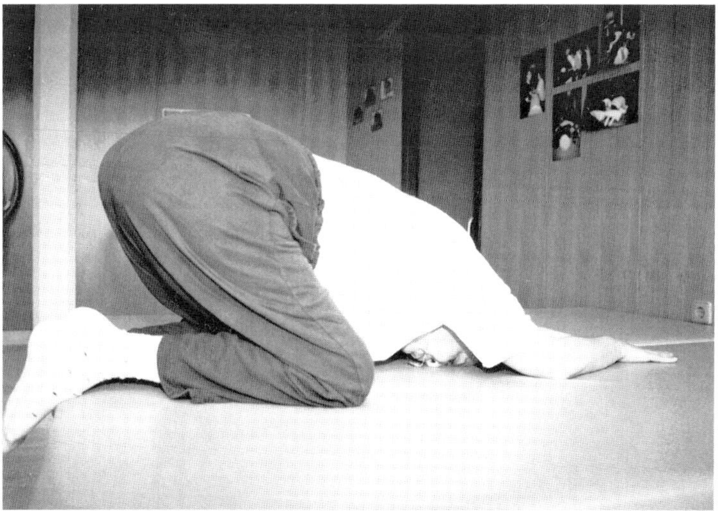

b

Abb. 11.2 **a** u. **b** Knie-Fersen-Sitz.

eine Drehung des Rumpfes in Richtung Rückenlage.
- *Ziel:* Verstärkte Dehnung des M. pectoralis major, der Interkostalmuskulatur und des M. latissimus dorsi.

Verbesserung der Brustatmung

Rollenlagerung
- *Ausgangsstellung:* Rückenlage, unter der BWS liegt eine Rolle (Abb. 11.**3**).
- *Ziel:* Maximale Dehnung der geraden Bauchmuskulatur sowie Extension der gesamten Wirbelsäule.

Puppy-Position
- *Ausgangsstellung:* Bauchlage mit Unterarmstütz.
- *Ziel:* Es kommt zu einer Dehnung der geraden Bauchmuskulatur bei gleichzeitiger Extension der BWS.

Rutschhalte
s. Verbesserung der dorsal-lumbalen Atembewegung, Knie-Fersen-Sitz **(Abb. 11.2 b).**

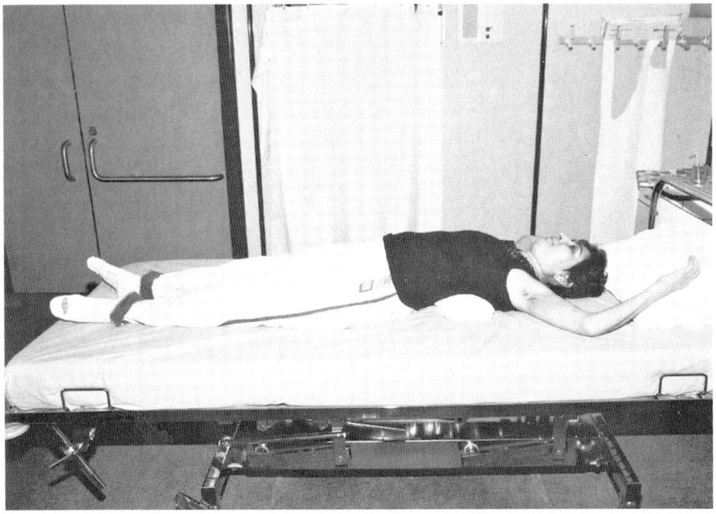

Abb. 11.3 Rollenlagerung.

Verbesserung der Bauchatmung

Rollenlagerung

s. Verbesserung der Brustatmung **(Abb. 11.3).**

Dehnung der Hüftflexoren

Ausgangsstellung: Rückenlage mit Lagerung der Beine über der Bettkante (immer mit Unterstützung, um einen unangenehmen Zug durch das Beingewicht auf den Körper zu verhindern).

Dehnung der Adduktoren

Ausgangsstellung: Froschlagerung (Kap. 11.3, Abb. 11.11).

▶ Beachte: Alle zur Verbesserung der Atmung getroffenen Maßnahmen spielen eine entscheidende Rolle für das Wohlbefinden des Patienten. Idealerweise werden die verschiedenen Dehnlagerungen mit anderen Maßnahmen verbunden, wie z.B. Klopfen oder Vibrationen sowie aktive Übungen in den speziellen Dehnstellungen.

Drainagelagerungen

▶ Definition: Dabei handelt es sich um bestimmte Ausgangsstellungen des Patienten, in der die Bronchialsekrete der Schwerkraft folgend, von den kleinen Bronchien bis in die Trachea abfließen.

Der Unterschied zu speziellen Dehnlagerungen besteht darin, dass nicht die Dehnung von schlechter belüfteten Körperabschnitten, sondern die Abflussrichtung der Sekrete im Vordergrund steht. Diese Therapie kommt daher vor allem bei starker Verschleimung der Lunge (chronische Bronchitis, Pneumonien, Atelektasen) zum Einsatz.

- *Drainagelagerung zur Entlastung des posterioren Segments des Unterlappens:* Bauchlage mit tiefer gestelltem Oberkörper und Kopf oder Bauchlage im Überhang;
- *Drainagelagerung zur Entlastung des lateralen Unterlappensegments:* Seitenlage links/rechts mit tiefer gestelltem Oberkörper und Kopf.

▶ Beachte: Alle Drainagelagerungen können zusätzlich mit therapeutischen Maßnahmen (Klopfen, Vibrationen, Abhusten) bzw. Dehnlagerungen kombiniert werden.

11.2 Passives Bewegen

Ziele

Kontrakturprophylaxe

Kontrakturen entstehen einerseits infolge fehlender aktiver Bewegung unterhalb der Läsion und andererseits auf Grund der Verkürzungs- bzw. Erschlaffungstendenz bestimmter Muskelgruppen.

Zur Verkürzung neigende phasische Muskeln (nach Lewitt):

- M. iliopsoas;
- M. rectus femoris;
- Ischiokrurale Muskulatur;
- M. gastrocnemius;
- M. erector spinae im Lumbalbereich;
- M. erector spinae im Zervikalbereich;
- M. pectoralis;
- M. biceps.

Zur Erschlaffung neigende tonische Muskeln (nach Lewitt):

- M. glutaeus maximus;
- Bauchmuskulatur;
- M. rhomboideus;
- M. triceps.

Daraus resultiert eine Neigung zu Kontrakturen in die Richtungen Hüftflexion, Spitzfußstellung, Ellenbogenflexion und eingeschränkte Wirbelsäulenbeweglichkeit (Aufrichtung). Jede Kontraktur wirkt einschränkend auf den weiteren Therapieverlauf und die spätere Selbstständigkeit des Patienten.

Durchblutungsförderung und Kreislaufanregung

Durch den Ausfall der Motorik und der dadurch fehlenden Muskelpumpe, der Vasomotorenlähmung sowie vegetativer Dysregulationen kommt es zu Durchblutungsstörungen in den gelähmten Körperabschnitten. Vor allem vor der Mobilisation ist ein Kreislauftraining nötig, um das Versacken des Blutes im venösen Bereich zu vermeiden.

Thromboseprophylaxe

Als Folge der Durchblutungsstörung, der Vasomotorenlähmung und auch der Immobilisation kann es zur Bildung von Thrombosen kommen. Passives Bewegen, die Anregung der peripheren Durchblutung (z. B. Streichungen, Bürstenmassage), Hochlagerung der Beine sowie Bandagieren vor der Mobilisation wirken vorbeugend.

Dekubitusprohpylaxe

Eine Verbesserung der Durchblutung und teilweise Entlastung der Haut während des passiven Bewegens sowie die Vermeidung von Kontrakturen beugen Druckgeschwüren vor.

Bewegungsbahnung

Durch ein passives (motorisch komplette Patienten und im spinalen Schock) oder ein assistives Bewegen (motorisch inkomplette Patienten), das dreidimensional und funktionell gestaltet sein soll, werden verschiedene Bewegungsabläufe gebahnt.

Tonusregulation

Im hypotonen, schlaffen Zustand wirkt das passive Bewegen Tonus steigernd und bahnend, im hypertonen, spastischen Zustand Tonus senkend.

Körperwahrnehmung

Durch das Bewegen der inaktiven und nicht spürbaren Körperabschnitte des Patienten lässt sich ein neuer Bezug zum eigenen Körper herstellten.

Allgemeine Richtlinien

- Schonendes Bewegen – anfangs nicht bis zur Bewegungsgrenze-, da der Patient keine Schmerzempfindung und einen schlaffen Muskeltonus aufweist. Die Orientierung liegt bei normaler Beweglichkeit, aber immer unter Berücksichtigung des Alters und der Konstitution des Patienten.
- Kein rasches, ruckartiges, endgradiges Bewegen, weil durch eventuelle Mikrotraumen eine POA (siehe Kap. 6.4) begünstigt werden kann. Die Bewegungen sollen vielmehr langsam und rhythmisch durchgeführt werden.
- Vor der Bewegung diese beschreiben und den Patienten mental mitarbeiten und die Bewegung beobachten lassen. Eventuell Bewegungsaufträge geben, die der Patient umzusetzen versucht. Dies unterstützt die Schulung der Körperwahrnehmung.

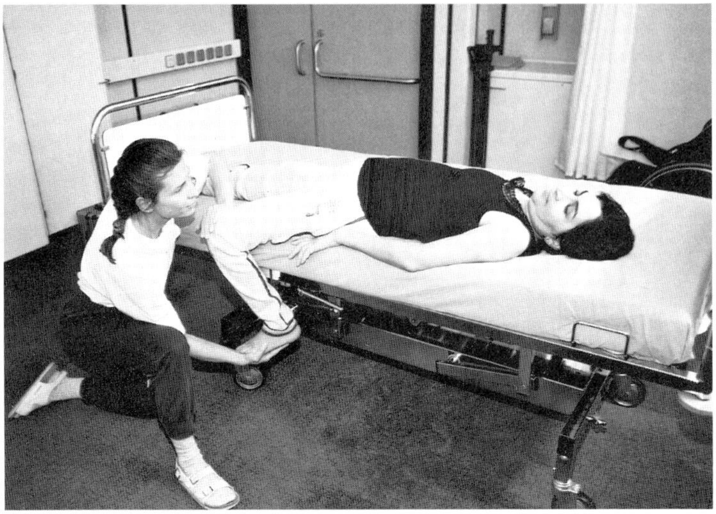

Abb. 11.**4** Übung zur Prophylaxe von Hüftflexionskontrakturen.

- Alle Bewegungsrichtungen eines Gelenks sowie mehrgelenkiger Muskel beachten.
- Beim Bewegen ist das Einbeziehen von Becken und Rumpf zu beachten und an weiterlaufende Bewegungen im Sinne späterer Funktionen zu denken.

Durchführung bei Paraplegikern

Das passive oder assistive Bewegen beschränkt sich auf den Rumpf und die unteren Extremitäten. Dabei ist das Mitbewegen der LWS bei einer Beinbewegung zu berücksichtigen. Das jeweilige Bewegungsausmaß richtet sich in der Frühphase nach den Angaben des Arztes. Bei einer Fraktur der oberen BWS ist eine größere Hüftflexionsbewegung erlaubt als bei einer tiefen Lendenwirbelfraktur. Bei operativ versorgten Patienten ist ein Bewegen größeren Ausmaßes von Anfang an erlaubt.

Richtlinien

- oberhalb Th 6: volle Hüftflexion möglich;
- Th 6–Th 8: 90° Hüftflexion;
- Th 9–Th 11: 45° Hüftflexion;
- Th 12–L 5: keine Hüftflexion, Hüftabduktion bis 20° möglich.

Langsame Steigerung des Bewegungsausmaßes von Woche zu Woche um ca. 10°.

▶ Beachte:
- *Spitzfußprophylaxe:* Dehnung beider Anteile des M. triceps surae, d. h. Durchführung der Dorsalextension sowohl mit gebeugtem als auch mit gestrecktem Kniegelenk.
- *Vermeidung von Fußdeformitäten:* Beim Bewegen die Zehen nicht vergessen und immer barfuß bewegen. Die Berührungsreize in Kombination mit passivem Bewegen führen zu einer verbesserten Trophik.
- *Gefahr der Überdehnung der ischiokruralen Muskulatur:* Die maximale Hüftflexion in Kombination mit maximaler Kniestreckung ist zu vermeiden, da die Gefahr der Überdehnung der ischiokruralen Muskulatur und der Fasciae thoracolumbales besteht. Daraus ergibt sich eine erschwerte Gleichgewichtssituation für den Patienten im Sitz („Klappmesserphänomen"). Das gestreckte Bein soll daher bis maximal 90° gehoben und Knieaktivitäten mit Patellabewegungen vorbereitet werden.
- *Vermeidung von Hüftflexionskontrakturen:* Durchführung der Knieflexion in Kombination mit Hüftextension (Abb. 11.**4**).

Durchführung bei Tetraplegikern

Bein-, Becken- und Rumpfbewegungen können in vollem Ausmaß durchgeführt werden. Bei endgradigen Arm- und Skapulabewegungen ist zu Beginn der Behandlung auf die Frakturstelle Rücksicht zu nehmen (Abb. 11.**5**).

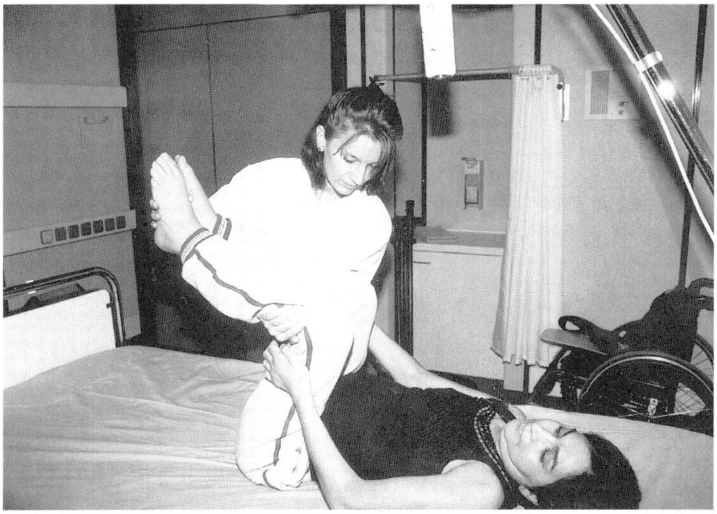

Abb. 11.**5** Passives Bewegen eines Tetraplegikers sub C 7.

► Beachte:
- *Skapula:* Es soll baldmöglichst eine volle Beweglichkeit erreicht werden. In Fehlstellung wandert die Skapula nach kranial, medial und posterior. Das Therapieziel besteht darin, die Gegenrichtung zu erhalten.
- *Ellenbogen:* Die volle Extension mit Supination und Pronation ist zu gewährleisten.
- *Handgelenk und Finger:* Um eine *Funktionshand* zu erreichen, dürfen Handgelenk und Finger nur in bestimmten Kombinationen bewegt werden: Handgelenksextension mit Fingerflexion bzw. Handgelenksflexion mit Fingerextension. Die Fingergelenksbeweglichkeit sollte in vollem Ausmaß erhalten bleiben und der Daumen nicht in Reposition überdehnt werden (Abb. 11.**6 a** u. **b**).

Funktionshand

Dabei erlangt der Patient ohne Innervation der Fingerflexoren eine Greiffunktion. Über eine beabsichtigte Verkürzung der Fingerbeugesehnen kommt es bei aktiver Dorsalextension des Handgelenks zur Fingerbeugung und damit zu einem *Ersatzgreifen*. Bei Lockerlassen der Dorsalextension werden die Finger geöffnet.

Es werden eine aktive und eine passive Funktionshand unterschieden.

- *Aktive Funktionshand:* Bei einem intakten M. extensor carpi radialis longus (Kennmuskel für C 6) kann der Patient willentlich eine Dorsalextension des Handgelenks durchführen.
- *Passive Funktionshand:* Ist der M. extensor carpi radialis nicht innerviert (sub C 5 und darüber) soll sich eine passive Funktionshand bilden, die durch eine fixierte Dorsalextension im Handgelenk meist mithilfe eines Handschuhs gehalten wird.

Zum Erlangen einer Funktionshand ist es notwendig, die Hand von Anfang an regelmäßig in einer funktionellen Stellung zu fixieren. Dafür werden *Fausthandschuhe* verwendet. Diese bestehen aus weichem Leder und einem Klettverschlusssystem, das die Hand in einer 45°-Dorsalextension und die Fingergelenke in 90° Flexion hält. Zusätzlich verhindert eine Schaumstoff- oder Stoffrolle in der hohlen Hand Druckgeschwüre. Stehen keine Spezialhandschuhe zur Verfügung, bietet das Bandagieren der Hände eine gute Alternative.

Durchführung bei Para- und Tetraparesen

Im Unterschied zum passiven Bewegen bei Plegikern kann und soll ein paretischer Patient von Anfang an *aktiv mitbewegen*. Darunter ist bei noch sehr schwacher Muskulatur ein gedankliches Mitverfolgen der jeweiligen Bewegungsabläufe oder bei bereits vorhandener Muskelkraft

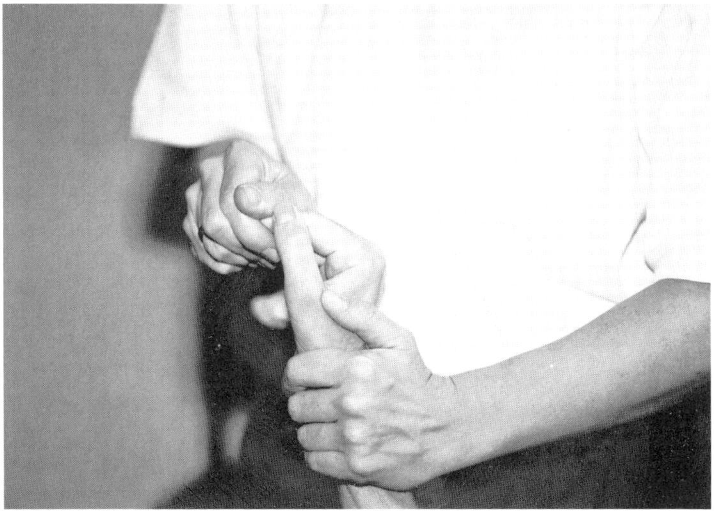

a

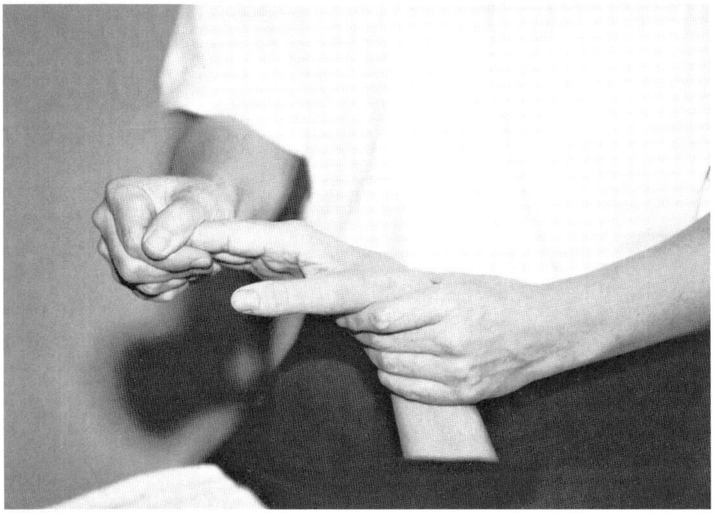

b

Abb. 11.**6 a** u. **b** Passives Bewegen der Funktionshand.

ein selbstständiges, assistiv unterstütztes Bewegen zu verstehen.

▶ Beachte:
- Die Bewegungen sollen funktionell ausgerichtet sein. Rein einachsige Bewegungen dienen zwar als Krafttraining, sind jedoch zur Funktionsschulung nicht geeignet.
- Der Patient muss über die Bewegungsabläufe unterrichtet werden, um sie gedanklich verfolgen zu können.
- Auch wenn der Patient bereits selbstständige Bewegungen durchführen kann, müssen die Extremitäten zur Vermeidung von Kontrakturen zusätzlich passiv in die jeweiligen Endstellungen gebracht werden. Meist reicht die vorhandene Kraft – vor allem für das Sprung- und Schultergelenk – nicht aus, um eine optimale Stellung zu erreichen.
- Bei allen passiven Maßnahmen darf die gestörte Sensibilität nicht vergessen werden! Dehnstellungen können auf Grund einer gestörten Sehnen- oder Muskelspindelaktivität schwere Folgen haben.
- Die angewandten Griffe als Bewegungsstimuli müssen teilweise abgeändert werden. So dient beispielsweise ein Kontakt am Fußrist nicht als Widerstand, sondern vielmehr als passive Bewegungseinleitung.

11.3 Lagerung

Querschnittpatienten – besonders Tetraplegiker – können in der Frühphase der Rehabilitation nur passiv gelagert werden. Das bedeutet, sie haben nicht die Möglichkeit, sich selbstständig aus einer eingenommenen Position zu befreien, weil die motorischen Voraussetzungen für den Lagewechsel nicht vorhanden sind.

Auf Grund der durch die Läsion vorhandenen Funktionsstörungen (Sensibilitätsverlust, veränderter Muskeltonus, verminderte Durchblutung und reduzierter Allgemeinzustand) ist ein konsequentes Umlagern unbedingt notwendig.

Ziele

Dekubitusprophylaxe

Infolge der Vasomotorenlähmung und der fehlenden Sensibilität treten sehr leicht ischämische Gewebeschäden auf. Daher ist die *Entlastung gewisser Hautareale* in definierten Zeitabständen erforderlich. Außerdem sollte die Lagerung so gestaltet sein, dass es zu einer *optimalen Druckverteilung* bzw. *absoluten Druckentlastung* exponierter Körperstellen (z. B. Knochenvorsprünge) kommt.

Kontrakturprophylaxe

Auf Grund der fehlenden aktiven Bewegungen in den betroffenen Körperabschnitten und der Neigung bestimmter Muskeln zur Verkürzung oder Erschlaffung (Kap. 11.2) entstehen Kontrakturen. Diese lassen sich jedoch durch ein gezieltes Lagern der gefährdeten Gelenke in einer Dehnstellung (verkürzte Muskulatur) oder einer angenäherten Position (erschlaffte Muskulatur) vermeiden.

Ein weiterer Faktor zur Kontrakturprophylaxe ist ein adäquater Druckreiz auf die Gelenkstrukturen, der durch das unterschiedliche Einwirken der Schwerkraft beim Umlagern zu Stande kommt.

Beeinflussung der Atmung

Vor allem bei Tetraplegikern treten erschwerte Atembewegungen und verminderter Sekrettransport auf. Die Einwirkung der Schwerkraft stellt auch hier einen wichtigen Faktor zum Transport des Sekretes und Erleichterung der Atembewegung dar.

Tonusregulation

In der anfangs *schlaffen Phase* ist es wichtig, wechselnde Ausgangsstellungen für die betroffenen Körperabschnitte einzunehmen.

In der *Phase der Reinnervation* ist darauf zu achten, dass die Muskeln mit nur geringem Muskelwert (1–2) nicht in volle Dehnstellung bzw. auch in Ausgangsstellungen gebracht werden, in denen sie ohne Einwirkung der Schwerkraft aktiv werden können.

In der *Phase der Remission* kann es zu einer Tonuserhöhung im Sinne von Spastizität kommen, die durch wechselnde Lagerungen, asymmetrische Stellungen der Extremitäten, große Auflagefläche und damit vergrößerte Einwirkfläche der Schwerkraft gut zu beeinflussen ist.

Prinzipiell werden 2 Arten der Lagerung unterschieden:

- Lagerungen in einer Therapiesituation bzw. mit einem therapeutischen Effekt: die Ausgangsstellung ist je nach Ziel aktivierend, fordernd oder entspannend.
- Lagerung für Ruhe- oder Schlafstellung: die Lagerung soll für den Patienten angenehm und entspannend sein.

Allgemeine Richtlinien

- Vor allem zu Beginn ist eine 2–3-stündige Lageveränderung notwendig.
- Die Lagerung soll für den Patienten schmerzfrei sein.
- Auf die Wirbelsäule dürfen keine unphysiologischen Kräfte einwirken.
- Das Umlagern ist schonend für den Patienten und ökonomisch für den Ausführenden zu gestalten.
- Das Handling beim Umlagern soll bereits spätere Funktionen fazilitieren.
- Die Auswahl der richtigen Matratze und des Lagerungsmaterials ist von großer Bedeutung.
- Wenn nötig, kommen Spezialbetten zum Einsatz.

Vergleich zwischen Umlagern und Spezialbett (Tab. 11.1)

Tabelle 11.1 Vorteile und Nachteile des Umlagerns und des Einsatzes von Spezialbetten

	Vorteile	Nachteile
Umlagern	1. Verschiedene Einwirkungsrichtungen der Schwerkraft auf die Muskulatur und Gelenke verhindern Kontrakturen. 2. Es können Bewegungsübergänge angebahnt werden. 3. Die unterschiedliche Orientierung im Raum bewirkt eine Schulung des Gleichgewichts bereits in der Frühphase und wirkt sich positiv auf die Durchblutung und den Kreislauf aus. 4. Die Seiten- und Bauchlage ermöglichen wichtige Stützarbeit für den Schultergürtel. 5. Ein Arbeiten in geschlossenen Ketten ist möglich. 6. Durch die verschiedenen Ausgangsstellungen wird die Atmung positiv beeinflusst. 7. Das Training der Haut im Sinne von Abhärtung durch die Verwendung einer normalen Matratze ist möglich und für später wichtig. 8. Die gesamte Haltung wird beeinflusst. 9. Die Wirbelsäule kann sowohl in Extension als auch in Flexion gelagert werden.	1. Mehr Aufwand und Anstrengung für Patient und Pflegepersonen. 2. Die Bewegungsfreiheit der Arme ist eingeschränkt. 3. Die Orientierung des Patienten im Raum ist erschwert (z. B. Bauchlage). Durch eine veränderte Raumgestaltung lässt sich Abhilfe schaffen.
Spezialbett	1. Für den Patienten und das Pflegepersonal bequemer. 2. Die Bewegungsfreiheit der Arme ist größer. 3. Die Orientierung des Patienten im Raum und die Kommunikation werden erleichtert.	1. Die alleinige Rückenlage birgt eine sehr große Kontrakturgefahr, vor allem einer Hüftflexionskontraktur. 2. Die Rückenlage ist sehr passiv und begünstigt keine Bewegungsübergänge. 3. Die Rückenlage hat immer den gleichen Einfluss auf das Vestibulärsystem und führt später zu großen Problemen mit Gleichgewicht und Kreislauf. 4. Die oberen Extremitäten werden in Rückenlage nur in offenen Ketten eingesetzt, die Stützaktivität des Schultergürtels fehlt. 5. Atembewegungen nach dorsal und lateral sind nicht möglich, was zu einer schlechteren Belüftung dieser Lungenanteile führt. 6. Die Haut wird nur ungenügend trainiert und dadurch schlecht für ein Sitzen im Rollstuhl vorbereitet. 7. Die Haltung wird durch ständige Kyphosierung unphysiologisch fixiert und negativ beeinflusst.

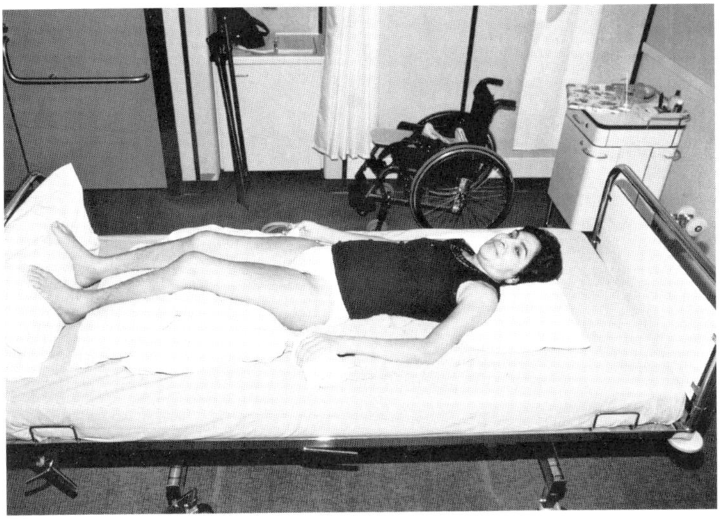

Abb. 11.7 Rückenlage in der Frühphase.

Lagerungsarten der Frühphase

Als Lagerungshilfen können z. B. harte und weiche Polster, Keile, Naturfelle und Sandsäcke dienen.

Rückenlage (Abb. 11.7)

Ziele:
- Entspannung des Schultergürtels;
- Vergrößerung des Aktionsradius der oberen Extremität.

Aufbau:
- Unterlagerung der Ober- und Unterschenkel mit Kissen, um die Fersen freizulegen. Es ist darauf zu achten, dass keine Hyperextension der Knie provoziert wird.
- Unter die Fußsohlen wird ein hartes Polster platziert, um das Sprunggelenk in eine Ruheposition zu bringen und eine Spitzfußstellung zu vermeiden.
- Unterlagerung des Gesäßes mit einem Naturfell.
- Bei Tetraplegikern sollen die oberen Extremitäten abwechselnd in eine Ellenbogenextension kombiniert mit Supination und in leichte Ellenbogenflexion kombiniert mit Pronation gebracht werden.
- Zur Vermeidung einer Schulterluxation nach ventral kann eventuell ein Fell oder ein dünnes Kissen unter die Ellenbogenkondylen gelegt werden.
- Der Kopf wird nur mit einem flachen Kissen unterlegt, damit die physiologische Wirbelsäulenkrümmung erhalten bleibt.

Schräge Seitenlage (Abb. 11.8)

Diese Lagerung gilt als Ruhelage und kann im Rahmen des Umlagerns bis zu 3 Stunden lang eingenommen werden.

Ziele:
- Dekubitusprophylaxe durch Entlastung der oben liegenden Körperabschnitte.
- Pneumonieprophylaxe: Die Belüftung des oben liegenden Thoraxanteils wird gefördert.
- Kontrakturprophylaxe.

Aufbau:
- Der Kopf sollte in der Körperlängsachse gut unterlagert werden, um die physiologische HWS-Stellung zu erhalten.
- Zur Vermeidung einer starken Adduktion, wird ein Polster zwischen die Beine gelegt.
- Ein weiteres Polster kommt unter das bodennahe Knie, um eine Schräglage zu erreichen und den Trochanter zu entlasten.
- Beide Füße werden gegen eine Spitzfußstellung mit einem harten Polster in 90°-Stellung fixiert.
- Um das Zurückrollen des Rumpfes in die Rückenlage zu verhindern und die Wirbelsäule gestreckt zu halten, wird der Rücken mit einem Polster unterlegt.

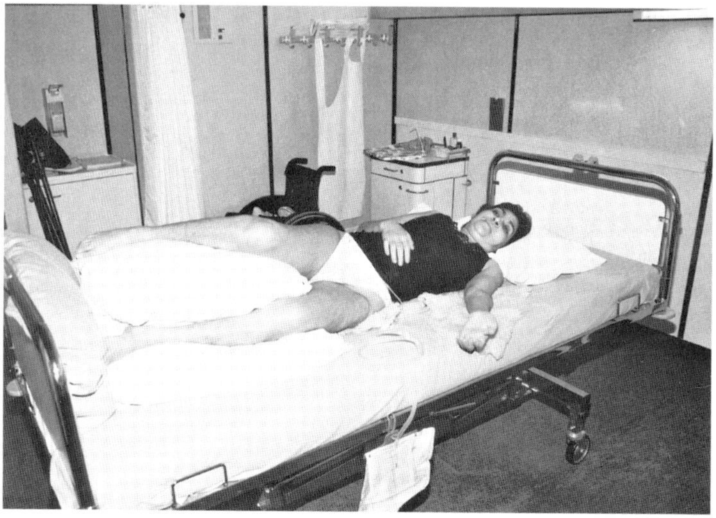

Abb. 11.8 Schräge Seitlage in der Frühphase.

Steile Seitenlage (Abb. 11.9)

Diese Lagerung gilt als therapeutische Lagerung, die nur kurzfristig und bei Patienten ohne Hautprobleme eingesetzt werden kann.

Ziele:
- Kontrakturprophylaxe: Durch den Druck auf Schulter und Hüftgelenk kommt es zu einem adäquaten Gelenkreiz in Richtung Stützaktivität, vor allem des Schultergürtels.
- Tonusbeeinflussung: Mithilfe der Schwerkraftwirkung auf exakt eingestellte Gelenke und der asymmetrischen Ausgangsstellung der Beine, die einer gangtypischen Bahnung entspricht, wird der Tonus reguliert.

Aufbau:
- Es muss ein ausreichend hohes Polster unter den Kopf gelegt werden, um eine Seitneigung der HWS zu verhindern.
- Zur Entlastung des unteren Armes wird ein Polster unter den Brustkorb gebracht (*Tunnellagerung*), was vor allem bei Tetraplegikern wichtig ist.
- Die beiden Schultern und Hüften sollen sich genau gegenüberstehen, sodass eine Abstüt-

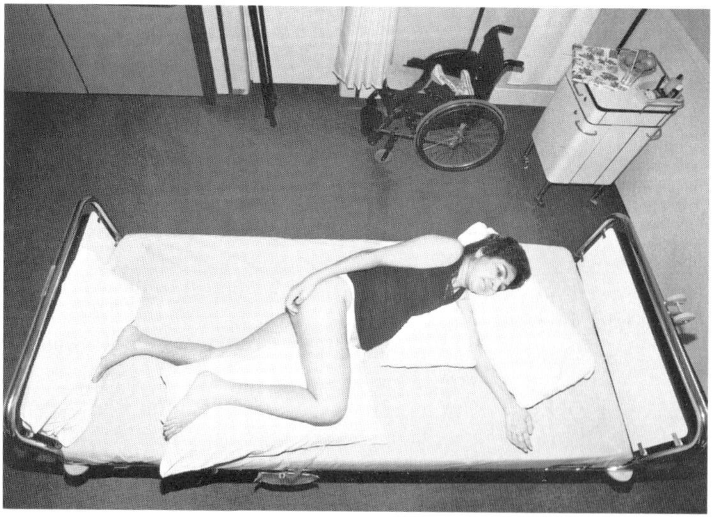

Abb. 11.9 Steile Seitlage in der Frühphase.

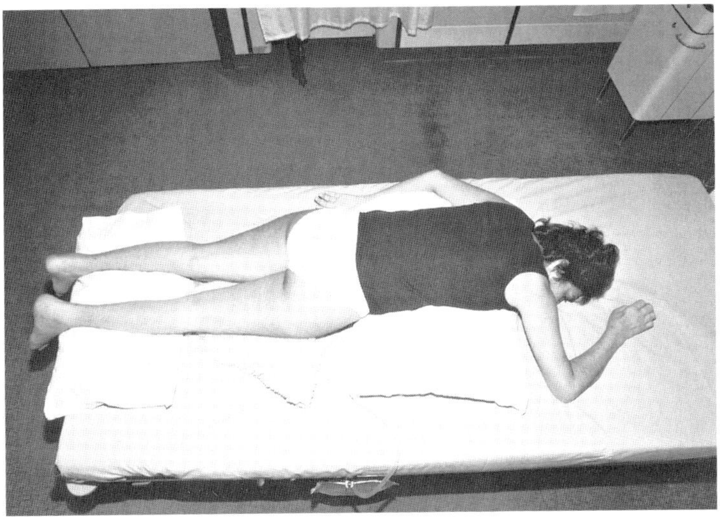

Abb. 11.**10** Bauchlage in der Frühphase.

zung des Rumpfes nach hinten mittels Polster nicht notwendig ist.
- Das untere Bein wird in Extension mit leichter Knieflexion gelagert (Ferse in einer Linie mit dem Tuber), das obere Bein in Hüftflexion, leichter Abduktion und Außenrotation auf zwei Polstern abgelegt.
- Der untere Arm wird entweder in Ellenbogenextension oder -flexion mit einer Außenrotation in der Schulter gelagert (Hand am Kopfpolster). Der obere Arm kann beliebig gelagert werden.

Überdrehte Seitenlage

Sie stellt eine Variante der Seitenlage dar, die meist in der Spätphase zum Einsatz kommt.

Ziele:
- Kontrakturprophylaxe;
- Tonusregulation;
- Dekubitusprophylaxe;
- Vorbereitung für die Bauchlage.

Aufbau:
- Der Rumpf wird aus der Seitenlage in Richtung Bauchlage weitergedreht.
- Das obere Bein wird mit einer Flexion in der Hüfte und im Knie ohne ein Kissen auf das Bett abgelegt.
- Das untere Bein wird in Extension gebracht.
- Der untere (hintere) Arm kann auch hinter dem Körper abgelegt werden.

Bauchlage (Abb. 11.**10**)

Die Bauchlage entspricht sowohl einer Ruhe- als auch einer therapeutischen Lagerung.

Ziele:
- Kontrakturprophylaxe: Als einzige Ausgangsstellung ermöglicht die Bauchlage eine volle Hüftextension und eine gute Wirbelsäulenextension.
- Dekubitusprophylaxe: Die Gefahr der Bildung von Dekubitalgeschwüren ist gering, da keine großen Knochenvorsprünge belastet werden. Ein Umlagern ist meist erst nach 6 Stunden notwendig, weshalb sich die Bauchlage als ideale Ruhelage anbietet.
- Atmungsbeeinflussung: Es kommt zu einer verbesserten Belüftung der dorsalen Lungenabschnitte und zu Atembewegungen nach dorsal/lateral. Gleichzeitig findet ein Widerstandstraining für das Zwerchfell statt.

Aufbau:
- Zur Vermeidung einer Hyperextension und starken Rotation der HWS wird ein Polster unter den Brustkorb gebracht.
- Ein Polster liegt unter den Oberschenkeln, um beim Mann ein Aufliegen der Genitalien zu verhindern.

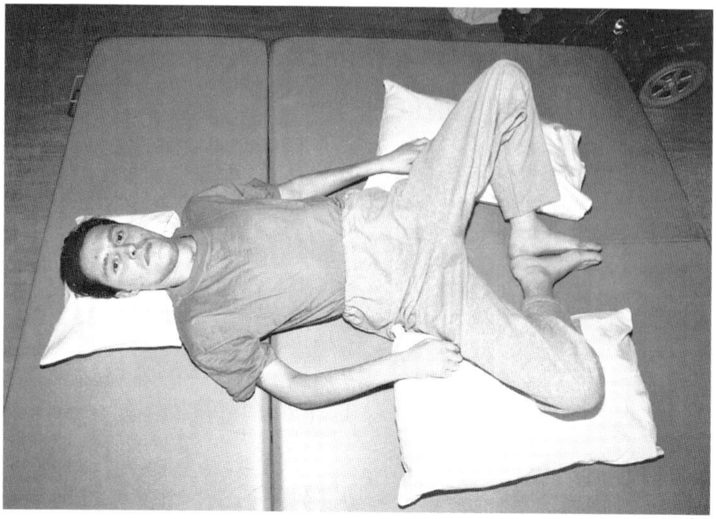

Abb. 11.11 Froschlagerung in der Frühphase.

- Ein weiteres Polster unter den Unterschenkeln legt die Füße frei und verhütet somit eine Spitzfußstellung. Es besteht auch die Möglichkeit, die Füße über das untere Bettende hinausragen zu lassen.
- Die Arme können je nach Belieben des Patienten gelagert werden, wobei sich eine asymmetrische Stellung anbietet.

Speziallagerungen

Spaltlagerung

Ziele:
- Dekubitusprophylaxe: Mit dieser Technik lassen sich gefährdete Hautareale (z. B. Os sacrum in Rückenlage) druckfrei lagern.
- Schmerzlinderung: Schmerzhafte Körperareale (z. B. Trochanter major in Seitenlage) können druckfrei gelagert werden.

Aufbau:
- In Rückenlage besteht die Möglichkeit der Quer- oder Längsspaltlagerung.
- Dabei wird mittels zweier gleich hoher Polster oder Felle entweder kranial/kaudal oder jeweils lateral der betroffenen Stelle ein bestimmtes Areal hohlgelagert und damit entlastet. In der Rückenlage sind dies meist die Kreuz- bzw. Steißbein- und die Analregion.
- In Seitenlage werden 2 Felle kranial und kaudal des betroffenen Areals unter den Patienten gelegt. Es handelt sich meistens um den Trochanter major.

Froschlagerung (Abb. 11.11)

Ziele:
- Dekubitusprophylaxe: Bei Defekten im Anal- und Leistenbereich sowie zur Entlastung des Steißbeins;
- Tonusbeeinflussung: Bei Streckspasmen der Beine.

Aufbau:
In Rückenlage wird eine Spaltlagerung längs des Steißbeins durchgeführt. Beide Beine werden in Flexion/Abduktion/Außenrotation mit Knieflexion gebracht und die Knie mit Kissen unterlagert.

Vorgehensweise beim Lagewechsel

Allgemeine Richtlinien

- Schonende Ausführung, vor allem was den Frakturbereich betrifft:
  - Zu Anfang ist eine Ruhestellung des Frakturbereichs unbedingt erforderlich, daher muss auf deren Stabilität geachtet werden.
  - Besonders bei Tetraplegikern, die eventuell den Kopf nicht selbst fixieren oder halten können, ist eine Unterstützung der HWS und des Kopfes notwendig.

- Schmerzfreie Durchführung für den Patienten: Alle Lagewechsel werden so durchgeführt, dass der Patient dabei keine Schmerzen verspürt. Besonders auf nicht muskulär gesicherte Gelenke (z. B. Schulter beim Tetraplegiker) ist zu achten. Durch unachtsame Bewegungen kann es sehr leicht zu Verletzungen des Kapsel-Band-Apparats kommen.
- Kognitive Vorbereitung des Patienten: Dem Patienten wird vorher genau erklärt, wie der Ablauf sein wird. Der Bewegungsübergang wird mit Kommandos eingeleitet.
- Physiologische Bewegungsabläufe während des Handlings: Die passiven Lagewechsel des Patienten werden bereits derart durchgeführt, dass sie einem normalen physiologischen Bewegungsablauf entsprechen. So erfolgt beispielsweise der Übergang von der Rücken- in die Bauchlage über den abduzierten Arm und die Stützfunktion der unteren Schulter.
- Nur so viel Hilfestellung wie nötig: Die Griffe beim Handling sollen so sein, dass der Patient unterstützt wird aber noch genügend Spielraum für selbstständige Bewegungen hat. In der Spätphase beim Üben mit dem Patienten können aus diesen Kontakten Widerstände werden.
- Schonendes und ökonomisches Arbeiten für den Therapeuten: Der Therapeut achtet auf die eigene Haltung, d.h. mit geradem Rücken und körpernah am Patienten arbeiten, die Höhe des Krankenbetts variieren sowie alle Gewichte zentrieren. Zudem sollte er Hebelwirkungen ausnutzen und besonders bei schweren, schwierigen oder sehr ängstlichen Patienten zu zweit agieren (vor allem bei sehr aufwändigen Speziallagerungen).

Praktisches Vorgehen

Drehen von Rückenlage in Seitenlage bei Paraplegikern

- Beide Beine des Patienten sind aufgestellt und zu einer Seite gedreht, da dies am schonendsten für die LWS ist.
- Alternativ werden die gestreckten Beine überkreuzt und der Patient am Becken unter-

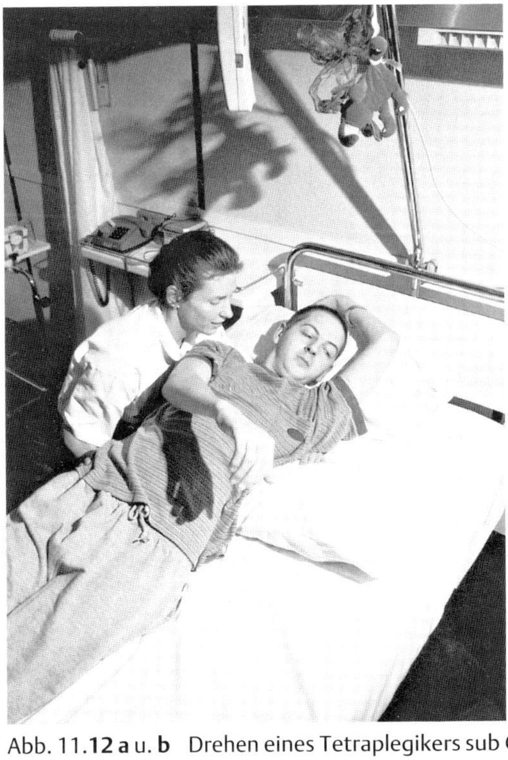

a

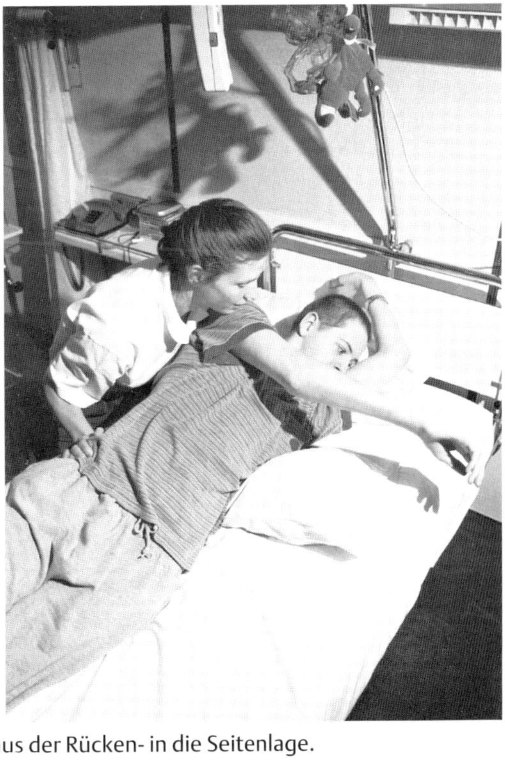

b

Abb. 11.**12 a** u. **b** Drehen eines Tetraplegikers sub C6 aus der Rücken- in die Seitenlage.

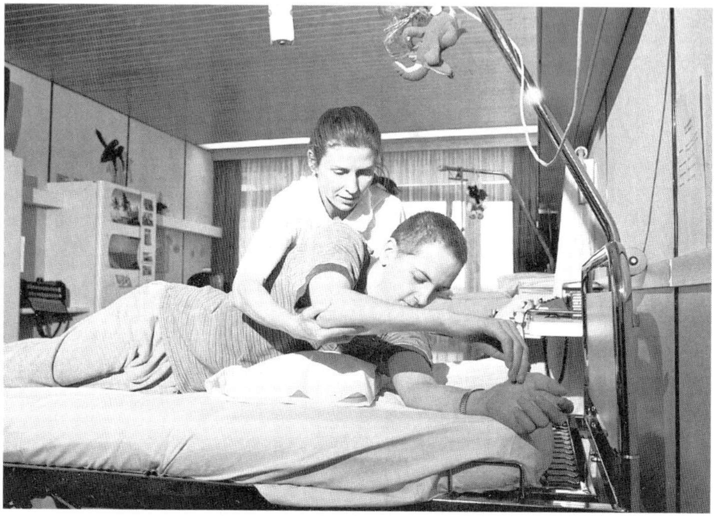

Abb. 11.**13** Drehen eines Tetraplegikers sub C 6 aus der Seiten- in die Bauchlage.

stützt auf eine Seite gedreht, oder die Bewegung wird vom oberen Bein her fazilitiert und den Patienten aktiv in Seitenlage drehen lassen.

Drehen aus der Rückenlage in die Seitenlage mit Tunnellagerung des unteren Armes bei Tetraplegikern (Abb. 11.**12 a** u. **b**)

- Das Polster für die Tunnellagerung wird in Rückenlage vorbereitet.
- Die Beine des Patienten werden überkreuzt.
- Sein Rumpf wird zur Bettkante gezogen.
- Der Therapeut steht hinter dem Patienten.
- Er greift von oben mit einem Arm unter die entfernte Schulter des Patienten und hält mit der Hand das Polster. Sein Unterarm schient Rumpf und Kopf des Patienten. Mit dem anderen Arm dreht der Therapeut den Patienten am Becken zur Seite.

Drehen aus der Seitenlage in die Bauchlage bei Tetraplegikern (Abb. 11.**13**)

- Die Bewegung aus der Seitenlage wird durch den Griff des Therapeuten einfach weitergeführt, bis sich der Patient in Bauchlage befindet. Dabei ist besonders auf die Schulter zu achten, über die gedreht wird.
- Das Tunnelpolster bleibt liegen und wird später als Lagerungspolster unter den Brustkorb platziert.

Drehen von der Bauchlage in die Seiten- bzw. Rückenlage

- Der Therapeut greift unter eine Schulter des Patienten und dreht ihn, das Becken unterstützend, in die Seitenlage und weiter auf den Rücken. Um bereits funktionell zu arbeiten, wird der Ellenbogen als Stützpunkt eingesetzt.
- Bei aktiven Patienten wird aus einem beidseitigen Ellenbogenstütz in Bauchlage gestartet, und der Therapeut unterstützt die Bewegung am Becken bis in die Seitenlage. Anschließend bremst er die weiterlaufende Bewegung an der Schulter, damit der Patient nicht fällt.

Von der Bauchlage direkt in den Sitz (Abb. 11.**14 a–c**)

- Dies ist die Methode der Wahl bei großen Schulterschmerzen des Patienten, da die Schulter dabei nicht belastet wird.
- Der Therapeut umfasst mit einem Arm beide Schultern des Patienten und bringt ihn durch eine Drehbewegung in den Sitz. Mit der anderen Hand hilft er am Becken mit.

Aus dem Sitz in die Bauchlage

- Dies ist die Methode der Wahl bei großen Schmerzen, da die untere Schulter nicht belastet wird.
- Der Ablauf erfolgt wie aus der Bauchlage in den Sitz.

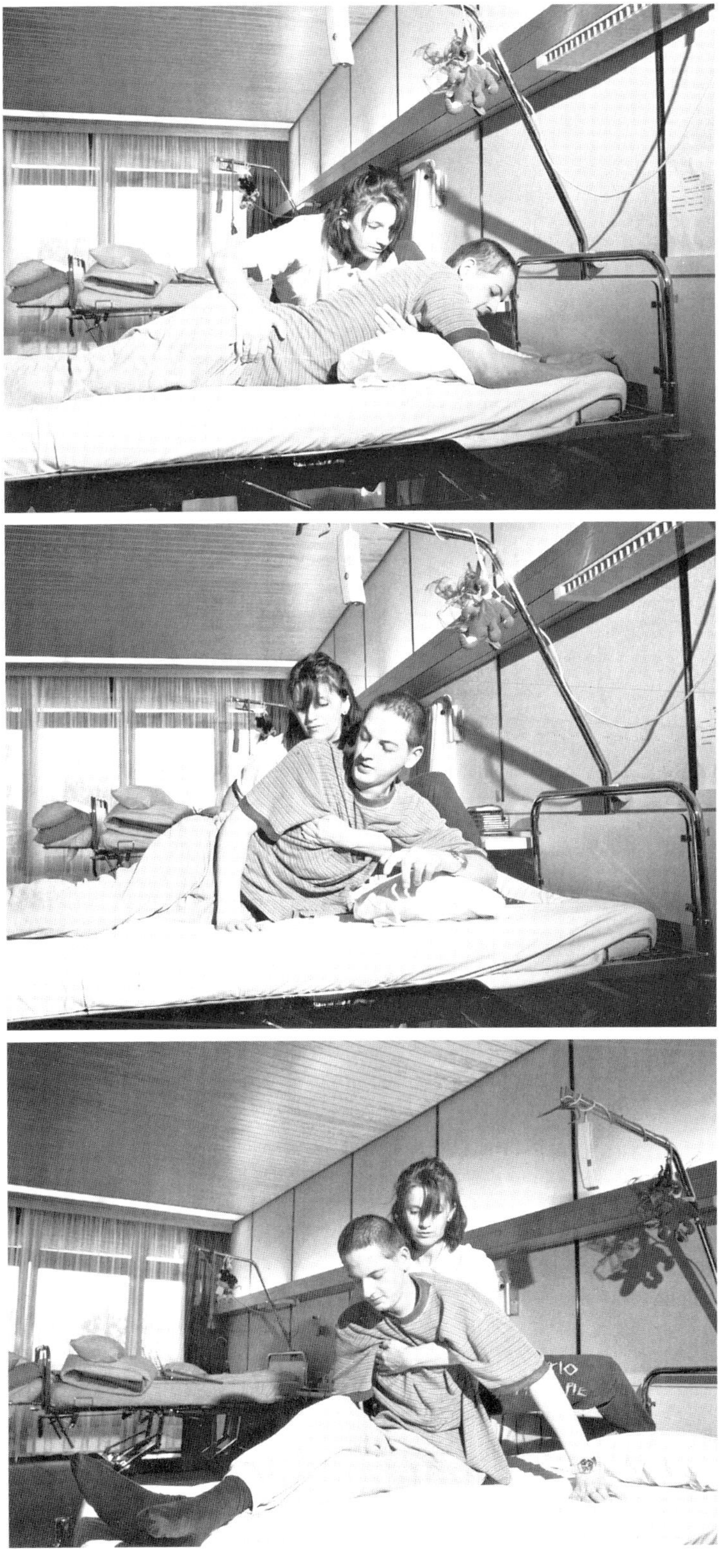

a

b

c

Abb. 11.**14 a–c**
Drehen eines Tetraplegikers sub C 6 aus der Bauchlage in den Sitz.

Lagerungen bei Para- und Tetraparesen

Paretische Patienten leiden häufig unter einer *Hypersensibilität* in den betroffenen Körperabschnitten. Deshalb ist bei ihrer Lagerung auf die jeweilige *Schmerzsituation* einzugehen:

- Extreme Gelenkstellungen, die eine Überdehnung einzelner Muskeln bewirken, sind zu vermeiden: z. B. Seitenlage ohne Unterstützung des oben liegenden Beines, sodass es zu einer extremen Adduktionsstellung mit zusätzlich schmerzhafter Dehnung der Glutaealmuskulatur kommt.
- Keine Stellungen, die auf ein schmerzendes Gelenk Zug oder Druck ausüben: z. B. in Seitenlage auf eine schmerzhafte Schulter lagern; diese sollte optimal frei unterlagert werden, damit kein oder nur geringer Druck auf das Gelenk einwirkt.
- Vermeiden von Lagerungen über einen längeren Zeitraum, während derer der Patient keine selbstständigen Veränderungen vornehmen kann: z. B. in Bauchlage mit 2 sehr schwachen Armen, die neben dem Kopf gelagert sind. Besser ist in diesem Fall eine asymmetrische Ausgangsstellung der Arme.

Ein weiteres Problem der Lagerung ist in der *unterschiedlichen Innervation von Agonist* und *Antagonist* zu sehen:

- Durch zu starke Muskelkraft einer Muskelgruppe (Agonist) kommt es bei unsachgemäßer Lagerung zu einer Verkümmerung der ohnehin schwächeren antagonistischen Muskelgruppe ähnlich wie beim Tetraplegiker: z. B. sollte bei einem kräftigen M. quadriceps femoris und einem sehr schwachen M. biceps femoris die Extremität in einer angenäherten Position des M. biceps femoris gelagert werden. Dadurch wird die Aktivität in die Knieflexion gefördert, der hyperaktive M. quadriceps femoris gehemmt und eventuell gedehnt. Auf eine Überdehnung des schwachen M. biceps femoris über einen längeren Zeitraum durch gleichzeitige maximale Knieextension und Hüftflexion ist natürlich zu verzichten.

Da bereits vorhandene Funktionen des Patienten durch starke *Spasmen* gestört oder sogar verhindert werden können, ist auf eine Spasmus senkende oder hemmende Lagerung zu achten:

- Infolge des Bewegungsmangels beim liegenden Patienten treten verstärkt Spasmen auf. Will der Patient nach einer Ruhephase Aktivitäten aufnehmen, werden diese meist durch den erhöhten Tonus verhindert oder erschwert. Spezielle spasmusbeeinflussende Lagerungen können dieses Problem erleichtern: z. B. ist durch eine längere Ruhephase das selbstständige Aufstehen erschwert. In diesem Fall sind Dehnstellungen (Bauchlage mit gestreckten Armen) angezeigt, die die Spasmen hemmen.
- Da sich die Tonussituation im Laufe der Zeit verschlechtern kann, müssen sich die Lagerungen an den jeweiligen Zustand des Patienten anpassen: z. B. ist bei erhöhtem Tonus in den Adduktoren die Froschlagerung zu empfehlen.

11.4 Aktives Bewegen

Zum aktiven Bewegen gehört einerseits die *Kräftigung* innervierter Muskulatur und andererseits die *Irradiation*.

▶ Definition Irradiation: Es handelt sich um alle Aktionen, die durch das Aktivieren kräftiger Muskeln eine weiterlaufende Bewegung im Sinne physiologischer Muskelketten auslösen. Dabei werden schwache bis fehlende Muskeln oder Muskelgruppen gefördert oder angeregt.

Muskelkräftigung und Irradiation spielen von Beginn an eine entscheidende Rolle bei der Behandlung querschnittgelähmter Patienten. Bieten die Restfunktionen motorisch *inkompletter Läsionen* meist noch genügend Ansatz, um eine *gezielte Irradiation* anzuwenden und ganze Muskelketten mit speziellen Techniken zu wecken, ist die Ausgangssituation bei motorisch kompletten Läsionen etwas schwieriger.

Da auch beste Muskelirradiation *keine motorische Reinnervation* erwarten lässt, wenn die Schädigung im Rückenmark zu groß ist, verlangt das Problem bei diesen Patienten die Betrachtung aus einem anderen Blickwinkel. Auf jeden Fall muss berücksichtigt werden, dass während der gesamten Rehabilitation etwaige *Restfunktionen* – welcher Art auch immer – im

Laufe der Zeit *zurückkehren* können und in dieser Hinsicht auch trainiert werden sollten. Um für den Patienten die größtmögliche Selbstständigkeit zu gewährleisten, wird aber immer mit den momentanen Fähigkeiten des Patienten gearbeitet.

Bei *kompletten Querschnittläsionen* sollte der Patient darauf vorbereitet werden, mit seinen *Armen* eine *Gewicht tragende Funktion* zu übernehmen. Bei Paraplegikern mit vollständiger Innervation der oberen Extremität liegt das Problem nach einiger Zeit nicht mehr in der Kraft selbst, sondern an der Koordination, dem veränderten Muskeleinsatz, der gestörten Sensibilität und dem fehlenden Gleichgewicht der gelähmten Körperabschnitte. Das Auftrainieren dient dazu, richtige Muskelketten für den Stütz bis zur Läsionsstelle aufzubauen und schwache Muskeln in die Muskelkette einzugliedern.

Anders verhält es sich bei *Tetraplegikern*. Diese müssen durch die teilweise oder fehlende Muskelinnervation wieder lernen, *Muskelketten neu zu aktivieren*, zu kräftigen und mit veränderten Verhältnissen zurechtzukommen.

Im Folgenden wird am Beispiel einer Tetraplegie sub C 5/6 systematisch dargestellt, welche Muskeln auf Grund der Läsionshöhe einer Schwäche unterliegen oder sogar fehlen und welche Bewegungen dadurch erschwert oder überhaupt nicht durchführbar sind.

Da das Hauptproblem aller tetraplegischen Patienten im Schultergürtel und in den Armen liegt, sind die Ausführungen auf die Läsionshöhen sub C 5 und C 6 beschränkt. Diese stellen auch jene Läsionshöhen dar, die die Grenze zwischen Selbstständigkeit und Unselbstständigkeit eines Patienten ohne zusätzliche Komplikationen beinhalten.

Muskelinnervationen der oberen Extremität

Läsionshöhe C 5

Kennmuskel: M. biceps brachii

Vorhandene Muskulatur:
- M. trapezius (C 2–4);
- M. rhomboideus (C 3–4);
- M. deltoideus (C 3–5);
- M. supraspinatus (C 4–5);
- M. brachioradialis (C 5–6).

Teilweise innervierte Muskulatur:
- M. teres minor (C 4–6);
- M. infraspinatus (C 4–6);
- M. subclavius (C 5–6);
- M. serratus anterior (C 5–7);
- M. subscapularis (C 5–8);
- M. pectoralis major (C 5–8).

Fehlende Muskulatur:
- M. coracobrachialis (C 6–7);
- M. teres major (C 6–7);
- M. pectoralis minor (C 6–8);
- M. triceps brachii (C 7–8);
- M. latissimus dorsi (C 7–8).

Läsionshöhe C 6

Kennmuskel: M. extensor carpi radialis longus

Vorhandene Muskulatur:
- M. trapezius (C 2–4);
- M. rhomboideus (C 3–4);
- M. deltoideus (C 3–5);
- M. supraspinatus (C 4–5);
- M. biceps brachii (C 4–6);
- M. infraspinatus (C 4–6);
- M. teres minor (C 4–6);
- M. brachioradialis (C 5–6);
- M. subclavius (C 5–6).

Teilweise innervierte Muskulatur:
- M. serratus anterior (C 5–7);
- M. pectoralis major (C 5–8);
- M. subscapularis (C 5–8);
- M. teres major (C 6–7);
- M. coracobrachialis (C 6–7);
- M. pectoralis minor (C 6–8).

Fehlende Muskulatur:
- M. latissimus dorsi (C 7–8);
- M. triceps brachii (C 7–8).

Funktionen der oberen Extremität (Tab. 11.2)

Tabelle 11.2 Funktionen der oberen Extremität
(+ = kräftig vorhanden,
s = schwach vorhanden,
– = fehlend)

	C5	C6
Abduktion:		
1. M. trapezius	+	+
2. M. deltoideus	+	+
3. M. supraspinatus	+	+
4. (M. biceps brachii)	+	+
5. M. serratus anterior	s	s
Adduktion:		
1. M. deltoideus	+	+
2. M. rhomboideus	+	+
3. (M. biceps brachii)	+	+
4. M. pectoralis major	s	s
5. M. teres major	–	s
6. (M. triceps brachii)	–	–
7. M. latissimus dorsi	–	–
Innenrotation:		
1. (M. deltoideus)	+	+
2. (M. biceps brachii)	+	+
3. M. subscapularis	s	s
4. M. pectoralis major	s	s

Tabelle 11.2 Fortsetzung

	C5	C6
5. M. teres major	–	s
6. M. latissimus dorsi	–	–
Außenrotation:		
1. (M. deltoideus)	+	+
2. M. infraspinatus	s	+
3. M. teres minor	s	+
Anteversion:		
1. M. trapezius	+	+
2. M. deltoideus	+	+
3. M. biceps brachii	+	+
4. M. pectoralis major	s	s
5. M. serratus anterior	s	s
6. M. coracobrachialis	–	s
ab 60° Anteversion:		
7. M. latissimus dorsi	–	–
8. dorsale Rückenmuskulatur	–	–
Retroversion:		
1. M. trapezius	+	+
2. M. rhomboideus	+	+
3. M. deltoideus	+	+
4. M. teres minor	s	+
5. M. teres major	–	s
6. M. latissimus dorsi	–	–
7. M. triceps brachii	–	–

Durchführung der einzelnen Bewegungen der oberen Extremität (Tab. 11.3)

Tabelle 11.3 Bewegungsabläufe der oberen Extremität

	C5	C6
Abduktion:	1. Da der M. deltoideus in der Lage ist, die Abduktion alleine durchzuführen, ist diese Bewegung möglich. 2. Je nach Schwäche des M. serratus ist die Bewegung ab 90° schwierig. 3. Bei maximaler Abduktion wird jedoch die Aktivität der Rückenmuskulatur notwendig! (Lateralflexion der Gegenseite oder LWS-Lordosierung).	1. Da sowohl der M. deltoideus als auch der M. supraspinatus die Abduktion alleine ausführen können, ist diese Bewegung ohne Probleme möglich. 2. Durch die Schwäche des M. serratus und die fehlende Rückenmuskulatur wird die Bewegung über 90° ebenfalls problematisch.
Adduktion:	1. Da der M. latissimus als starker Adduktor ausfällt, ist die Bewegung von der Kraft des teilinnervierten M. pectoralis abhängig. 2. Infolge des fehlenden M. teres major geht die synergistische Wirkung zwischen diesem und den Mm. rhomboidei verloren. Er verliert dadurch seine adduktorische Komponente! Daher kann die Adduktion nur in einem geringen Ausmaß durchgeführt werden.	1. Durch eine teilweise Innervation des M. teres major wird die Funktion erleichtert. 2. Die Kraft des M. pectoralis und die synergistische Arbeit des M. teres major reichen für eine zufrieden stellende Adduktion aus.

Tabelle 11.3 Fortsetzung

	C5	C6
Innenrotation:	1. Diese ist nur schwer bis kaum durchführbar. 2. In der Funktion ist eine Stabilisation des Schultergelenks nur bedingt möglich.	1. Es besteht eine verminderte, jedoch ausreichende Innervation. 2. Da die Anzahl der Innenrotatoren von vornherein größer ist, reicht die Kraft für eine Stabilisation im Schultergelenk meist aus.
Außenrotation:	Nur gering geschwächt.	Ohne Probleme durchführbar.
Anteversion:	1. Bis ca. 60° gut durchführbar. 2. Darüber hinaus muss wie bei der Abduktion die Rückenmuskulatur aktiv werden.	Die Probleme beginnen erst bei einer Anteversion ab 60°.
Retroversion:	Eine Retroversion ist über die Skapulabewegung oder in Kombination mit der Abduktion möglich. Durch das Fehlen aller anderen Muskel kann es zu keiner Extension im Schultergelenk kommen.	Ein kraftvolles Strecken des gesamten Armes ist nicht möglich. Die Retroversion erfolgt über die Skapulaadduktion.

Zusammenfassung

Sowohl bei Läsionen sub C5 als auch sub C6 sind folgende Bewegungen erschwert oder sehr geschwächt:

- Adduktion;
- Innenrotation;
- Extension (Retroversion);
- Flexion (Anteversion);
- Elevation.

Daraus ergeben sich folgende Bewegungskombinationen (in Anlehnung an die PNF-Muster):

- Ext/Add/IR + Skapulabewegung in die anteriore Depression: für Bewegungsübergänge wichtige Bewegungsrichtung (z. B. Umdrehen in die Seitenlage);
- Flex/Add/AR +Skapulabewegung in die anteriore Elevation: bei Umkehrung des Punctum fixum und mobile *Muster für den Stütz!*

Daraus lassen sich alle Funktionen des täglichen Lebens ableiten, wie z. B.:

- Langsitz mit Abstützen nach hinten: Ext/Add/AR;
- Umdrehen von der Rücken- in die Seitenlage: Ext/Add und Flex/Add;
- Unterarmseitenstütz: Ext/Add;
- Aus dem Unterarmstütz in die Bauchlage: Flex/Add und anteriore Elevation;
- Beinmanagement: Flex/Add und anteriore Elevation;
- Essen: Flex/Add und anteriore Elevation.

Das bedeutet, bereits in der Frühphase ist ein Training dieser Bewegungsabläufe unbedingt notwendig, um frühestmöglich physiologische Muskelketten zu trainieren und zu fördern.

Es ist darauf hinzuweisen, dass das Vorgehen nach dem PNF-Prinzip nicht unbedingt zwingend ist. Es geht vielmehr darum, eine entsprechende Muskelkette zu aktivieren, die später für Aktivitäten im täglichen Leben eingesetzt werden kann.

Irradiation bei Para- und Tetraparesen

Wie bereits erwähnt, dient die Irradiation dazu, schwache Muskeln zu aktivieren und in eine funktionelle Kette einzubauen. Die Möglichkeit des Gelingens ist bei inkompletten Querschnittpatienten groß, da sich das Rückenmark in Remission befindet. Ziel ist, physiologische Muskelketten aufzutrainieren, die den einzelnen Funktionen des täglichen Lebens entsprechen.

Physiologische Muskelketten

Funktionelle Muskelketten bestehen aus Muskeln, Sehnen, Gelenken und Bändern. Sie werden nicht durch Knochen unterbrochen, sondern setzen sich in und nach ihnen fort.

Muskelketten am ventralen Thorax Der Rumpf wird ventral von der Fascia abdominalis und den Bauchmuskeln beherrscht. Die Fascia abdominalis besitzt eine scherengitterartige Struktur und ist deshalb nicht nur in der Längs- und Querrichtung, sondern auch in den beiden Diagonalen belastbar. Die Bauchmuskulatur ist ebenfalls diagonal angelegt. Da sie an fast allen Aktionen des Rumpfes beteiligt ist, besitzt sie große Bedeutung.

M. obliquus internus abdominis

Ursprung:
- Crista iliaca;
- Fascia thoracolumbalis;
- Spina iliaca anterior;
- Lig. inguinale.

Ansatz:
- Der kraniale Teil zieht zu den Rippen 9–12.
- Der mittlere Anteil verläuft in die Aponeurose.
- Der kaudale Teil setzt sich beim Mann in den M. cremaster fort.

Der M. obliquus internus abdominis läuft durch denselben Faserverlauf in die *Mm. intercostales interni* und in die *Mm. scaleni* weiter und bildet somit eine Kette nach kranial. Ebenso bildet er mit dem *M. pectoralis* der gegenüberliegenden Seite eine Schlinge nach kranial. Nach kaudal geht der M. obliquus internus abdominis in den *M. glutaeus medius* derselben Seite über.

M. obliquus externus abdominis

Ursprung:
5.–12. Rippe.

Ansatz:
- Die fast senkrecht laufenden Fasern der Rippen ziehen zur Crista iliaca.
- Die übrigen Fasern strahlen schräg in die Aponeurose ein und setzen sich im Lig. inguinale fort.

Der M. obliquus externus korrespondiert mit dem *M. pectoralis major*, der denselben Faserverlauf bis in den Arm besitzt. Dieser wiederum hat eine Verbindung mit dem *Platysma* und wirkt somit auf die HWS ein. Dies ist der Verlauf einer kranialen Kette.

Die *Mm. intercostales externi* derselben Seite bilden den weiteren Verlauf des M. obliquus externus abdominis und setzen sich im *M. pectoralis minor*, weiter zum *M. coracobrachialis* und zum Kopf der *kurzen Bizepssehne* fort. Über den *Lacertus fibrosus* gelangt die kinetische Kette bis in die *Flexorengruppe* des Unterarms.

Weiterhin besitzt der M. obliquus externus abdominis eine Verbindung zum *M. serratus anterior* derselben Seite und somit eine Verbindung zur *Skapula*, d. h. nach dorsal. Diese dorsale Kette geht über die *Mm. rhomboidei* zum *M. levator scapulae* und von dort weiter zu den Nackenextensoren (*M. obliquus capitis*).

Durch eine weitere Korrespondenz des M. obliquus externus abdominis mit dem *M. latissimus dorsi* tritt dieser in Verbindung mit dem *Os sacrum* und der *Fascia thoracolumbalis*. Nach kaudal zieht eine Muskelschlinge vom M. obliquus externus abdominis zu den *Adduktoren* des gegenüberliegenden Beines.

M. rectus abdominis

Ursprung:
- Außenfläche des 5.–7. Rippenknorpels;
- Proc. xiphoideus.

Ansatz:
Crista pubica.

Die Fortsetzung des M. rectus abdominis nach kranial bilden die *infrahyale Muskulatur*, die Muskeln des *Unterkiefers*, der *Lippen* und der *Nasenmuskulatur* und ziehen weiter zur Stirn.

M. transversus abdominis

Ursprung:
- Tiefes Blatt der Aponeurosis thoracolumbalis;
- Innenfläche des 7.–12. Rippenknorpels;
- Labrum internum der Crista iliaca;
- Spina iliaca anterior superior;
- Lig. inguinale.

Ansatz:
Aponeurose: Kranial der Linea semilunaris bildet er die Lamina posterior, kaudal verstärkt er die Lamina anterior der Rektusscheide.

Der M. transversus abdominis interferiert am Rippenknorpel mit dem Diaphragma. Seine oberen Faserbündel zeigen einen ähnlichen Verlauf wie die des *M. obliquus externus abdominis*, die unteren entsprechen dem Verlauf des *M. obliquus internus abdominis* und bilden mit diesem das Leistenband.

Der M. transversus abdominis umgurtet die Baucheingeweide und formt die Taille. Durch seinen mobilen Ursprung und Ansatz wird seine Funktion vor allem bei Dysbalancen in der Rumpfmuskulatur stark beeinträchtigt. (z. B. Hyperlordose der LWS, Zwerchfellhochstand, schwache Bauchmuskulatur). Er bildet als einziger Muskel am Rumpf eine *horizontale Verbindung von dorsal nach ventral.*

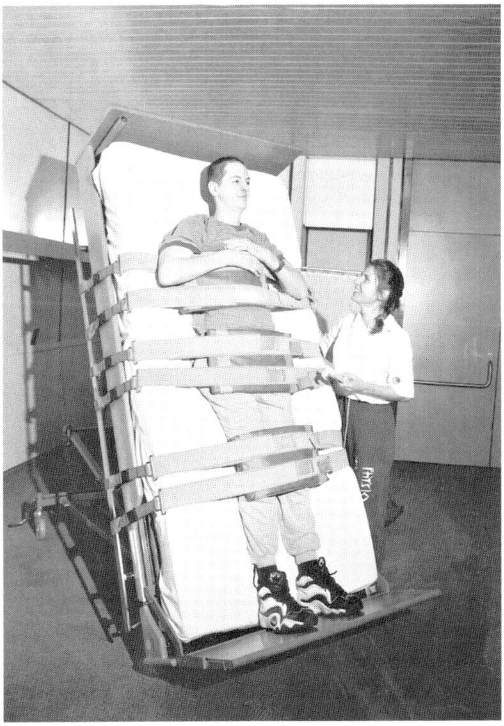

Abb. 11.**15** Stehen in einem Stehbett während der Frühphase.

Muskelketten am dorsalen Thorax

M. quadratus lumborum

Ursprung:
Crista iliaca.

Ansatz:
- 12. Rippe;
- Proc. costalis des 1.–3. Lendenwirbels.

M. iliopsoas

Ursprung:
- 12. Brustwirbel und 1.–5. Lumbalwirbel (M. psoas major);
- Disci intervertebrales (M. psoas major);
- Fossa iliaca (M. iliacus).

Ansatz:
Trochanter minor.

M. quadratus lumborum und M. iliopsoas verlaufen parallel und besitzen 3 verschiedene Faserverlaufsrichtungen:
- von der 12. Rippe zur Crista iliaca;
- von der 12. Rippe nach medial;
- von der LWS nach lateral zur Crista iliaca.

Durch diesen Verlauf sind die Muskeln bei jedem Bein- und Beckenmuster beteiligt. Die Kette gelangt über den *M. glutaeus* zum *Tractus iliotibialis* und weiter zu den *Mm. peronei.*

Nach kranial setzt sich die Kette einerseits über das Schrägsystem der *autochthonen Rückenmuskulatur* und dem *M. latissimus dorsi* auf die Gegenseite andererseits durch das gerade System zum Kopf fort.

11.5 Stehen

▶ Definition Stehen: Darunter ist in der Frühphase das Aufrichten des Patienten in einem Stehbett zu verstehen (Abb. 11.**15**).

Ziele des Stehtrainings

- Kreislauftraining;
- Vorbereitung auf die Mobilisierung.

Maßnahmen

- Kreislauf fördernde Maßnahmen: Massagen, aktive oder passive Bewegungen;
- Bandagieren der Beine;
- Anlegen eines Brustgurtes – vor allem bei hohen Läsionen –, um ein Versacken des Blutes in den Bauchraum zu verhindern;
- Unterlagerung dekubitusgefährdeter Stellen an den Füßen;
- Eventuell Tragen von Schuhen;
- Fixation der Knie, des Beckens und – wenn nötig – des Oberkörpers;
- Anlegen eines Mieders oder einer Schanzkrawatte.

Kontraindikationen

- Offene Wunden oder Dekubitalgeschwüre an den Füßen;
- Die Stabilität der Frakturstelle ist nicht gegeben.

Wenn möglich, wird der Patient täglich langsam und schrittweise aufgerichtet, bis er die 90°-Stellung erreicht hat. In dieser Stellung verbleibt er für ca. eine halbe Stunde.

12 Phase der Mobilisation

▶ Definition: Darunter ist der Therapieabschnitt zu verstehen, in dem der Patient nach der Liegephase mobilisiert, also von der horizontalen Lage an die Vertikale gewöhnt wird.

Ziele der Mobilisation

- Kreislauftraining;
- Vorbereitung auf das Sitzen im Rollstuhl;
- Vorbereitung für das funktionelle Training;
- Vorbereitung zum Selbsthilfetraining.

Maßnahmen

- Kreislauf fördernde Maßnahmen: Massagen, aktives oder passives Bewegen, Übungen in Rückenlage, verschiedene Lagewechsel, eventuell Langbettsitz.
- Bandagieren der Beine zur Unterstützung der Kreislaufsituation.
- Bei hohen Para- und Tetraplegikern Anlegen eines Bauchgurtes, um das Versacken des Blutes in den Bauchraum zu verhindern.
- Bei medizinischer Indikation Ruhigstellung der Fraktur mithilfe eines Mieders oder einer Schanzkrawatte.
- Stehtraining im Stehbett: Bandagen und Bauchgurt sind bereits angelegt.
- Querbettsitz vor dem Wechsel in den Rollstuhl.
- Mobilisation in den Rollstuhl.
- Hilfsmittelvorbereitung (Rollstuhl, Fußkiste, Rutschbrett, Reifenschutz).

Durchführung des passiven Aufsetzens in den Querbettsitz

Beim 1. Versuch wird aus dem Langsitz im Bett begonnen und der Patient in die Querbettposition gedreht. Dabei sichert eine Person den Patienten von hinten, die andere von vorne. Mit einer Hand werden beide Beine, mit der anderen der Oberkörper des Patienten unterstützt.

Dieser Ablauf aus der Rückenlage in den Langsitz und weiter in den Kurzsitz entspricht der späteren realen Situation der Patienten mit einer kompletten Querschnittläsion. Bei Patienten mit einer inkompletten Symptomatik mit ausreichender Restfunktion im Rumpf und in den Beinen ist ein Aufsetzen über den gewohnten Bewegungsablauf (Seitlage – Seitstütz – Beine) möglich.

▶ Beachte: Die Beine des Patienten müssen im Querbett immer Kontakt mit dem Fußboden (Verwendung einer Fußkiste) haben!

Durchführung des passiven Transfers in den Rollstuhl

Auch hier wird wieder aus der Rückenlage begonnen (Abb. 12.**1 a–c**). Der Rollstuhl steht bereits leicht schräg neben dem Bett. Eine Hilfsperson platziert noch vor dem Aufsetzen des Patienten ein Rutschbrett zwischen Bett und Rollstuhl. Anschließend hebt sie beide Beine aus dem Bett und postiert die Füße auf dem Fußbrett des Rollstuhls, während gleichzeitig eine zweite Hilfsperson den Patienten am Oberkörper unterstützend über einen angedeuteten Ellenbogenstütz in den Sitz hochbringt. Der Therapeut an den Beinen verhindert durch Gegendruck an beiden Patientenknien ein Rutschen des Patienten nach vorne aus dem Bett.

▶ Beachte: Das Sitzen im Kurzsitz muss unbedingt unterstützt werden, da der Patient in dieser Phase über keine bzw. nur sehr geringe Gleichgewichts- oder Stützreaktionen verfügt!

Anschließend wird der Oberkörper des Patienten nach vorne geneigt, damit er auf der Hüfte der Hilfsperson zu liegen kommt. Mit beiden Unterarmen schient diese den Rumpf des Patienten und erfasst mit den Händen die Hose. Beide Beine des Therapeuten unterstützen nach wie vor die Knie des Patienten, um ein Vorrutschen zu vermeiden. Durch eine Gewichtsverla-

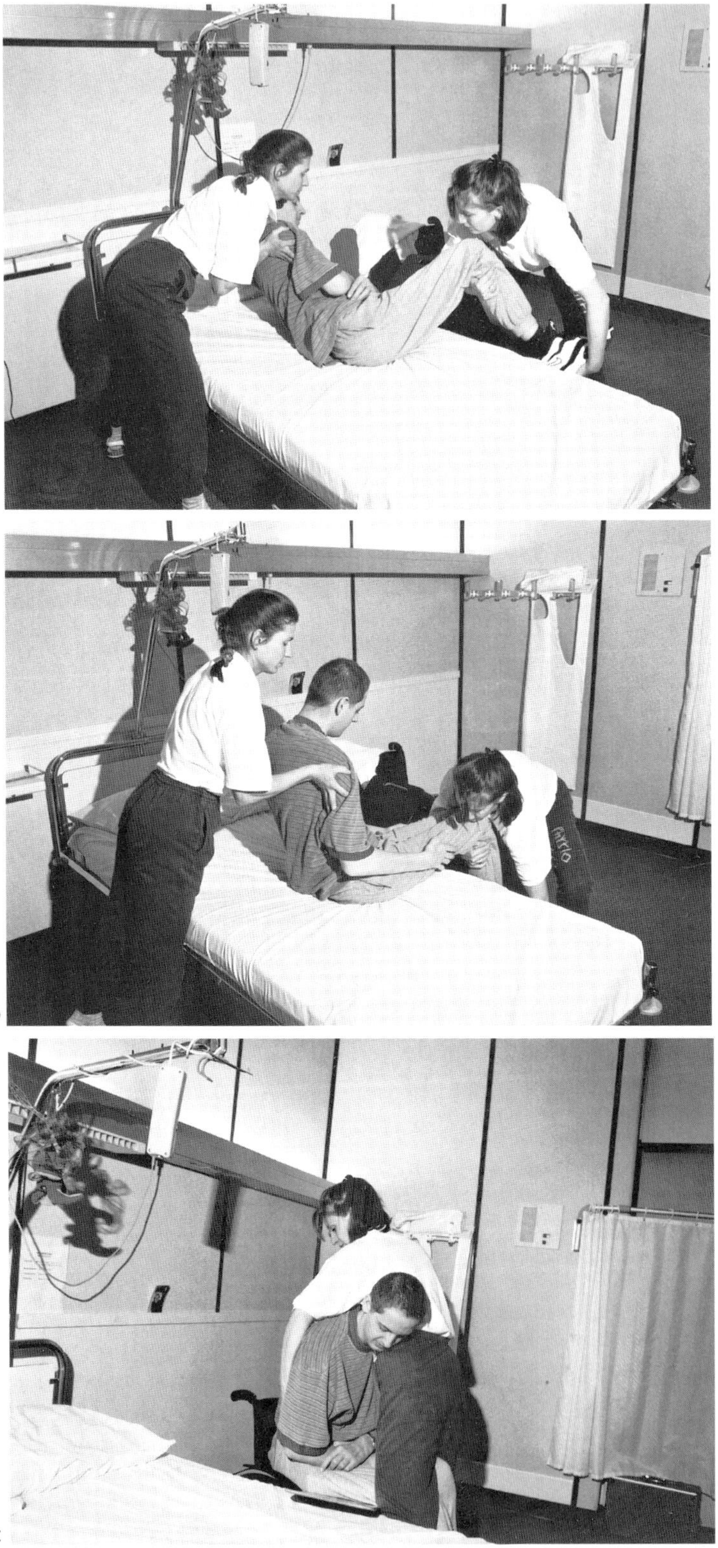

a

b

c

Abb. 12.1 **a–c**

a u. **b** Passives Aufsetzen in den Querbettsitz.

c Passiver Transfer in den Rollstuhl.

gerung des Körpers nach hinten wird das Gewicht des Patienten zentriert, sodass dieser über das vorbereitete Rutschbrett durch eine Drehung zur Seite über das Brett gezogen werden kann.

Wichtig dabei ist, den Patienten auf keinen Fall zu heben, da dies eine große Belastung für die Wirbelsäule der Hilfsperson darstellt.

Gefahren

- Wegrutschen des Rollstuhls durch schlechte Position.
- Abrutschen der Füße vom Fußbrett bei geteilten Fußauflagen: Die geschlossene Bewegungskette ist dadurch aufgehoben und ein Wegrutschen des gesamten Patienten vorprogrammiert. Abhilfe kann durch einen festen Stopper unter den Fußauflagen geschaffen werden.
- Hängen der Patientenbeine in der Luft: Auch hier wird die geschlossene Bewegungskette aufgehoben, die Beine können nicht mehr als Hebel eingesetzt werden.
- Instabile Sitzposition des Patienten bei zu geringer Vorlage des Oberkörpers.
- Verwendung eines Galgens bei Patienten mit guter Armfunktion: Dabei erfolgt eine allgemeine Bewegung des Körpers in Richtung Zugpunkt (Hände am Galgen). Das bedeutet, der Patient entfernt sich vom Rollstuhl.
- Transfer mit gestreckten Beinen: Gerade in der Frühphase ist eine ausreichend weite Vorlage des Oberkörpers mit gestreckten Beinen nicht möglich. Abgesehen davon soll eine Überdehnung der ischiokruralen Muskulatur über 90° in keiner Phase der Rehabilitation erfolgen.
- Heben des Patienten unter den Schultern: Dadurch wird der physiologische Bewegungsablauf gestört, Schulterschmerzen spielen eine entscheidende Rolle oder können durch dieses falsche Handling gerade bei Tetraplegikern erstmals auftreten.

Kann der Patient mithelfen, ist nur so viel zu unterstützen, wie gerade notwendig ist. Erfahrungsgemäß sind auch gute Paraplegiker nach einer langen Liegephase eher ängstlich und unsicher. Der Bewegungsablauf sollte von Anfang an funktionell richtig und ökonomisch sein. Daher muss der Patient vor jedem Schritt darüber informiert werden, was er tun soll.

Durchführung der Mobilisation bei inkompletten Querschnittläsionen

- Bei der Mobilisation inkompletter Patienten werden die Fähigkeiten des Patienten ausgeschöpft, die in der Frühphase mithilfe Irradiation und Kräftigung erarbeitet wurden. Jeder Lagewechsel sollte ökonomisch und funktionell durchgeführt und vom Therapeuten nur so weit unterstützt werden, wie unbedingt notwendig. Der Einsatz der entsprechenden Muskelketten hängt vom einzelnen Patienten ab.

Umdrehen von Rückenlage in die Seitenlage

- Bei schwachen Beinextensoren und kräftigen Flexoren kann die Bewegung über die Hüftflexion und Abduktion des oben liegenden Beines und der daraus resultierenden Muskelkette eingeleitet werden.
- Bei schwachen Flexoren und kräftigen Extensoren erfolgt die Bewegung über eine Streckung der Beine durch Druck auf die Unterlage (kombiniert mit Adduktion oder Abduktion).
- Sind die obere Extremität und der Rumpf allgemein kräftiger als die untere Extremität, ist es ratsam, die Muskelkette von kranial aufzubauen. Auch hier stehen die Flexoren oder Extensoren mit der jeweiligen Abduktion oder Adduktion zur Verfügung.

Aufsetzen aus der Seitenlage

- Das Aufsetzen findet über den Stütz der Arme bei gleichzeitigem Einsatz der Beine statt. Nicht erwünscht sind schwunghafte Schaukelbewegungen durch die Beine, die den Patienten direkt aus der Rückenlage in den Sitz katapultieren, da in diesem Fall keine funktionelle Kette aktiviert wird (Streckung des gesamten Körpers, kein Punktum fixum).
- Sind die Arme für einen selbstständigen Bewegungsablauf zu schwach, werden sie vom Therapeuten unterstützt oder vorpositioniert.
- Wichtig ist die zeitliche Koordination der Becken-, Bein-, Rumpf- und Armbewegungen.

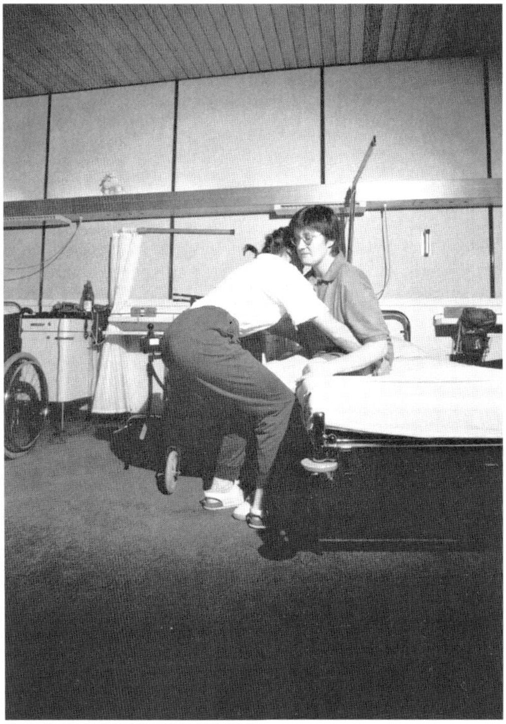

a

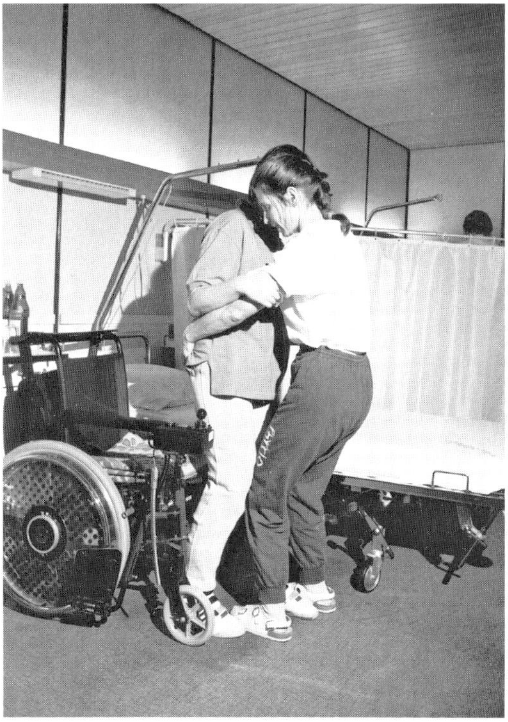

b

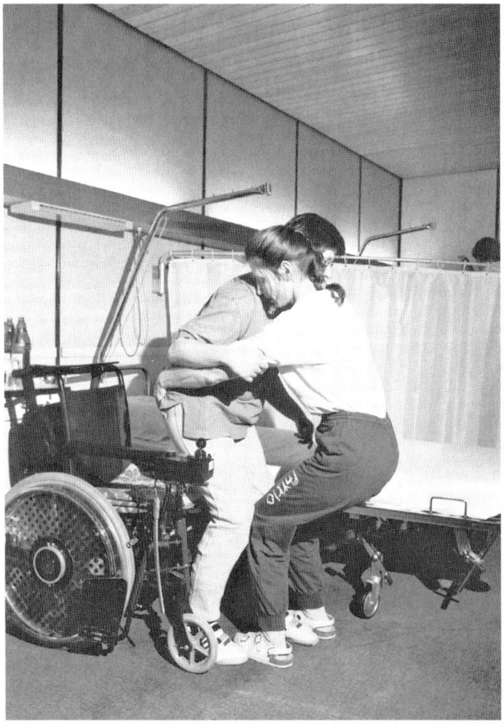

c

Abb. 12.**2 a–c**
a Aufstehen vom Bett einer Tetraparetikerin sub C1.
b Drehen zum Rollstuhl.
c Hinsetzen in den Rollstuhl.

Transfer in den Rollstuhl (Abb. 12.2 a–c)

- Dieser Transfer sollte baldmöglichst über das Stehen durchgeführt werden.
- Der Patient hat dabei die Möglichkeit, die Arme als Stütze einzusetzen, indem er sich entweder am Bett, Rollstuhl oder am Therapeuten sichert.

13 Physiotherapie in der Spätphase bei Paraplegikern

▶ Definition Spätphase: Als Spätphase wird der Rehabilitationsabschnitt bezeichnet, der mit der erstmaligen Mobilisation des Patienten in den Rollstuhl beginnt und mit der Entlassung endet. Sie wird auch *mobile Phase* oder *Rehabilitationsphase* genannt.

Therapiemaßnahmen

- Passives Bewegen;
- Muskeltraining;
- Gleichgewichtstraining;
- Lagewechsel;
- Stütztraining;
- Training verschiedener Transfers;
- Stehtraining;
- Krafttraining;
- Rollstuhltraining;
- Sporttherapie;
- Zusatztherapien.

Die *Atemtherapie* wird bei Bedarf weitergeführt. Normalerweise ist dies jedoch bei Paraplegikern nach der Mobilisation nicht mehr nötig, da beim Üben automatisch auch die Atmung mittrainiert wird (Rollstuhlfahren, Krafttraining).

Die *Lagerung* wird wie in der Frühphase durchgeführt. Die Hautsituation hat sich aufgrund des Trainingseffekts so weit gebessert, dass ein 3-stündiges Umlagern meist nicht mehr zwingend notwendig ist. Die zeitliche Steigerung erfolgt individuell und die Lagerungen sollten vom Patienten selbstständig durchgeführt werden.

13.1 Passives Bewegen

Es gelten nun keine Einschränkungen mehr bezüglich des Bewegungsumfangs. Die gleichen Vorsichtsmaßnahmen und Richtlinien, die in der Frühphase besprochen wurden, sind nach wie vor einzuhalten und zu beachten.

Als erschwerend gelten eventuell auftretende Tonuserhöhungen in den betroffenen Körperabschnitten.

Ziele des passiven Bewegens

- Kontrakturprophylaxe;
- Thromboseprophylaxe;
- Dekubitusprophylaxe;
- Erhalten der Gelenkbeweglichkeit;
- Schulung der Körperwahrnehmung;
- Selbstmanagement des Beintransports.

Durchführung des passiven Bewegens

Das Bewegen sollte sukzessive vom Patienten übernommen werden (einbeiniger Schneidersitz und Rückenlage).

▶ Beachte:
- Spitzfußprophylaxe (Abb. 13.**1 a**);
- Hüftflexionskontrakturprophylaxe (Abb. 13.**1 b**);
- Vermeidung des Überdehnens der ischiokruralen Muskulatur;
- Bewegen in tonusregulierenden Richtungen.

13.2 Muskeltraining

Muskelkräftigung

Ziel der Muskelkräftigung ist es, die *optimale Leistungsfähigkeit* einzelner Muskeln und Muskelgruppen zu erreichen. Sie stellt eine Vorstufe des später folgenden Krafttrainings dar und soll den Patienten darauf vorbereiten. Es werden dabei nicht nur verschiedene Trainingsgeräte verwendet (Hanteln, Gummiband), sondern es wird auch das Körpergewicht des Patienten eingesetzt. Gegenüber einem normalen Krafttraining stehen jedoch *funktionelle Bewegungsabläufe* im Vordergrund.

Mögliche Übungen:
- Mit Theraband oder Hanteln in dreidimensionalen Bewegungsrichtungen arbeiten;
- Stütznahe Ausgangsstellungen (z. B. Vierfüßlerstand) wählen;
- Schwierige Gleichgewichtssituationen erzeugen.

Irradiation

► Definition: In diesem Zusammenhang ist unter Irradiation das *Weiterleiten der Muskelspannungen* von kräftigen auf sehr schwache Muskelgruppen oder Muskeln zu verstehen.

Aufgrund der Aktivierung der Muskelketten führt die Irradiation zu einzelnen Bewegungsübergängen, die funktionell von großer Bedeutung sind. Durch wiederholtes Training und das Erreichen einer Spannung ist mit einer Aktivität in den zu kräftigen Muskelpartien benachbarter Körperabschnitte zu rechnen.

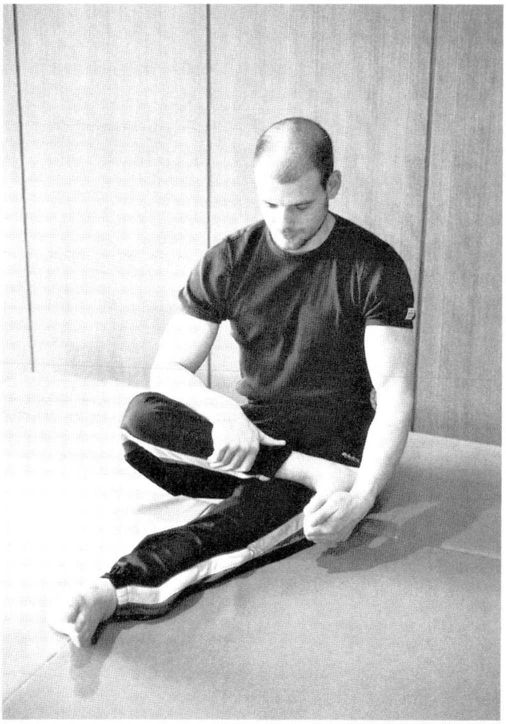

a

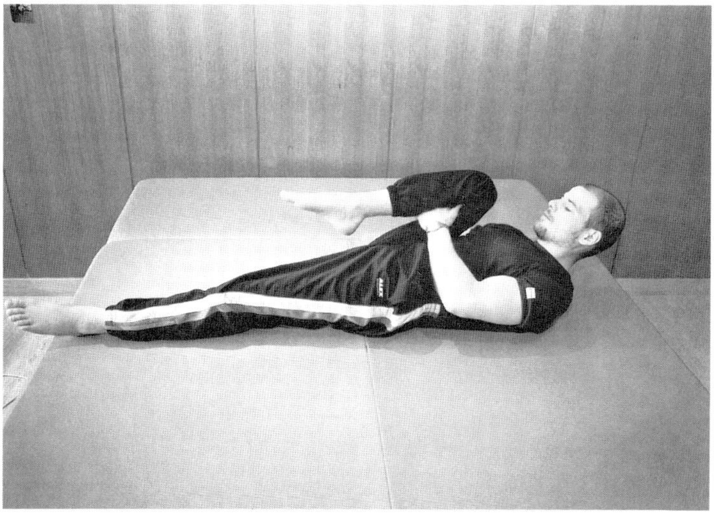

b

Abb. 13.**1** **a** u. **b**
a Spitzfußprophylaxe im einbeinigen Schneidersitz.
b Selbstständiges passives Bewegen der Hüfte zur Hüftflexionskontrakturprophylaxe.

Es ist nochmals zu betonen, dass bei einer kompletten Querschnittsymptomatik keine aktive Spannung oder Kontraktion in der Muskulatur gelähmter Körperabschnitte zu erwarten ist. Es kann aber zu einer *Tonusänderung* in diesen Arealen kommen, die durch Dehnung der Muskulatur oder veränderte Gelenkstellungen hervorgerufen wird.

Mithilfe der Irradiation wird bei komplett gelähmten Patienten die Übergangszone von gelähmten zu nichtgelähmten Körperabschnitten angesprochen, da dort die Möglichkeit einer *Rückenmarkserholung* besteht. Außerdem gibt das oftmalige Durchführen der Bewegung dem Rückenmark die Chance, die Bewegung „neu zu erlernen".

Das Prinzip der Irradiation liegt in der *Aktivierung von Muskelketten.*

Maßnahmen

Einsatz der kräftigen oberen Extremität

Da bei allen Paraplegikern die Arme frei beweglich und kräftig sind, ist die Irradiation über die obere Extremität möglich. Die Wahl der angewandten Technik liegt beim Therapeuten.

▶ Beispiel PNF: Muster Extension/Adduktion/Innenrotation: Durch das korrekt ausgeführte Muster, das alle Bewegungskomponenten berücksichtigt, und die entsprechende Kopfbewegung in eine Flexion wird der kräftige M. pectoralis aktiviert, der in Verbindung mit der Bauchmuskulatur steht. Durch den Kraftaufbau in der oberen Extremität gelangt die Spannung in die Muskelkette.

▶ Beachte: Durch zu hohen Widerstand kommt es zu einem Austausch des Punctum fixums und Punctum mobile, wodurch sich die Bewegungsrichtung ändert.

Wahl bestimmter Ausgangsstellungen

Durch verschiedene Ausgangsstellungen können indirekt ganze Muskelgruppen trainiert werden, ohne an ihnen selbst zu arbeiten (z. B. Vierfüßlerstand mit Widerstand am Becken, sodass zwar das Becken der Ort des Geschehens ist, die Arme aber die weiterlaufenden Bewegungen übernehmen müssen).

13.3 Gleichgewichtstraining

Haltung

Durch den Ausfall der Rumpfmuskulatur, der Unfähigkeit zur aktiven Widerlagerung der unteren Extremitäten sowie die mangelnde Oberflächen- und Tiefensensibilität unterhalb der Läsion, fehlt dem Patienten zunächst die Kontrolle über die Gelenkstellung in den betroffenen Körperteilen.

Bereits in der Frühphase der Rehabilitation lassen sich Auswirkungen der Lähmung auf die Haltung erkennen. Ab dem Zeitpunkt der Vertikalisierung (Querbettsitz, Stehbett) sind auch die Einwirkung der Läsion auf die Sitzbalance und die eingeschränkte Möglichkeit der Aufrichtung gegen die Schwerkraft festzustellen.

Korrekte Sitzposition (nach Brügger) (Abb. 13.2)

- Hochzervikale Flexion;
- BWS in Streckung;

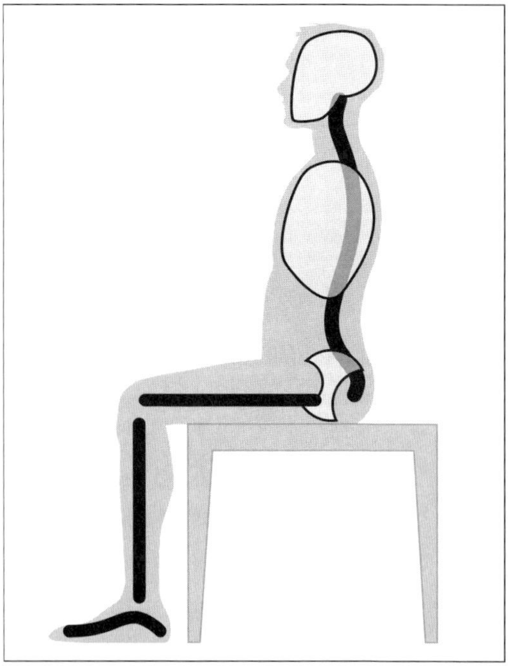

Abb. 13.2 Sitzposition nach Brügger.

- Sternum in Richtung kranial;
- LWS in lordotischer Einstellung;
- Becken in Ventralkippung;
- Korrekte Beinachse: leichte Abduktion, Knieflexion ca. 80°, Hüftflexion ca. 80°.

Sitzposition mit einer motorisch kompletten Querschnittläsion in Höhe obere BWS (Abb. 13.3)

- Hochzervikale Hyperextension;
- BWS in Flexion;
- Sternum fällt nach kaudal;
- LWS in Flexion;
- Becken in Dorsalkippung;
- Keine aktive Beinachse: Beine eher in Adduktion.

Der Haltungsverfall entspricht dem Bild eines atonen Haltungstypus. Die Aufrichtung gegen die Schwerkraft erfordert die Aktivität von Muskelgruppen, die bei Patienten mit einer Querschnittlähmung in Bereich der oberen BWS nicht innerviert sind.

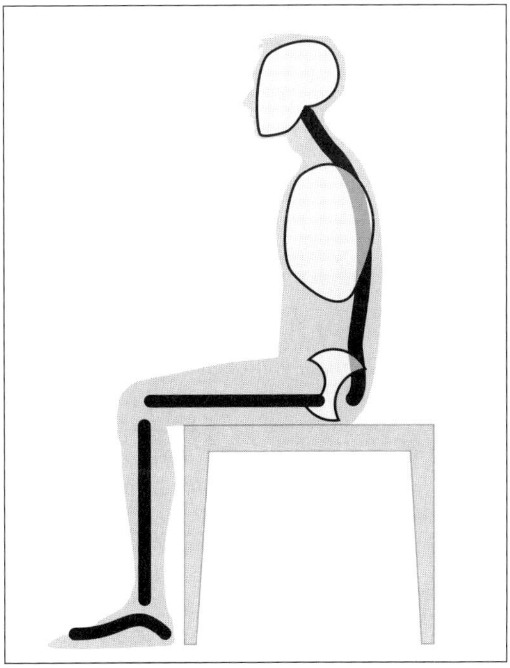

Abb. 13.**3** Sitzposition bei motorisch kompletter Querschnittläsion.

Sitzbalance

Die Aufrichtung gegen die Schwerkraft und die Sitzbalance werden von folgenden Faktoren beeinflusst:

- Läsionshöhe;
- Unterstützungsfläche;
- Einsatzmöglichkeit von Gewichten als aktive Widerlager.

Läsionshöhe

Paraplegiker mit innervierter Bauch- und Rückenmuskulatur Diese Patientengruppe ist in der Lage, die Wirbelsäule gegen die Schwerkraft aufzurichten und in ihren physiologischen Krümmungen einzustellen. Den LWS- bzw. Beckenbereich hingegen können sie nicht stabilisieren. Das Becken kippt entweder nach ventral (durch fehlende Innervation des M. glutaeus maximus und der ischiokruralen Muskulatur) oder nach dorsal (fehlende Innervation des M. iliopsoas).

- *Ventralkippung*: LWS-Lordosierung und damit die Möglichkeit, die Wirbelsäule darüber in physiologische Krümmungen aufzurichten und gleichzeitige Neigung zu starker Flexion in den Hüften (Abb. 13.**2**).
- *Dorsalkippung*: Fehlende LWS-Lordosierung mit negativer Auswirkung nach kranial (BWS-Flexion, HWS-Hyperextension; Abb. 13.**3**).

Ein zusätzliches Problem stellt das Gewicht von Rumpf und oberer Extremität durch das Training der Restmuskulatur dar, weil dadurch große Kräfte auf die instabile Basis im LWS- bzw. Beckenbereich entstehen. Oft ist bei diesen Läsionen die Cauda equina betroffen, was mit Hypotonus und Muskelatrophie in den Beinen einhergeht.

Die Arme sind bei großer Bewegungsfreiheit des Rumpfes voll einsatzfähig. Dies erhöht wiederum die einwirkenden Zug- und Scherkräfte auf den LWS- und Beckenbereich.

Paraplegiker ohne innervierte Bauch- und Rückenmuskulatur Diese Patientengruppe ist nicht in der Lage, den LWS- und Beckenbereich zu stabilisieren und die Wirbelsäule in ihren physiologischen Krümmungen einzustellen.

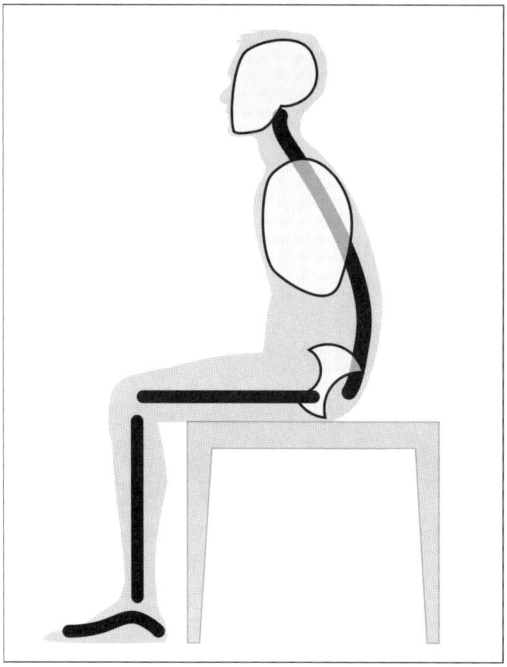

Abb. 13.**4** Kyphotische Einstellung der LWS.

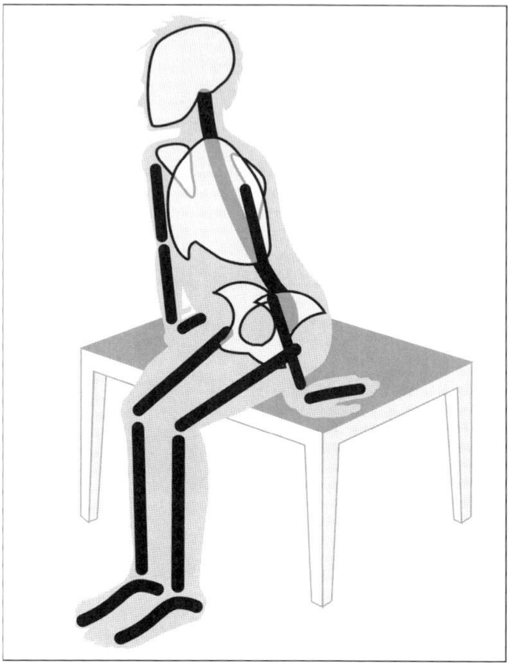

Abb. 13.**5** Lordotische Einstellung der LWS durch die geschlossene Kette.

Das Einnehmen der aktiven LWS-Lordose in einer offenen Ketten der Arme ist nicht möglich (Abb. 13.**4**).

Eine weiterlaufende Extension der Wirbelsäule bis in die LWS kombiniert mit einer Ventralkippung des Beckens wird nur in geschlossenen Ketten der Arme (Stütz) erreicht (Abb. 13.**5**).

Die Arme sind zwar voll einsetzbar, infolge der fehlenden Rumpfstabilität ist jedoch die Fixation der Skapula (der M. serratus findet kein Punctum fixum am Rumpf) und damit ein Armheben nur schwer möglich. Dadurch wird das Bewegungsausmaß im Vergleich zu den oben beschriebenen Patienten wesentlich geringer. Durch eine Tonuserhöhung ist die Gleichgewichtsreaktion des Rumpfes zusätzlich erschwert.

Unterstützungsfläche

Der Einfluss der Unterstützungsfläche hängt von ihrer *Größe* und der *Stabilität* ab.

Langsitz

▶ Definition: Dabei handelt es sich um das Sitzen auf einer Unterlage mit gestreckten Beinen (Abb. 13.**6 a** u. **b**).

Im Langsitz ist die Unterstützungsfläche (Abb. 13.6, gestrichelte Linie) am größten, es kommt jedoch zu einer ungünstigen Verteilung der Gewichte. Der Patient muss eine *kyphotische Sitzhaltung* einnehmen, um den Körperschwerpunkt in der Unterstützungsfläche zu halten. Dies bringt eine *Dorsalkippung des Beckens* mit sich, die ein Aufrichten der Wirbelsäule verhindert.

Diese Position fördert die Möglichkeit einer Überdehnung der ischiokruralen Muskulatur (*Klappmesserphänomen*).

Einem Patienten mit tiefer Läsion ist es möglich, die Wirbelsäule auch mit ventral gekipptem Becken aufzurichten und im Langsitz zu sitzen. Anders stellt sich die Situation bei Paraplegikern mit höheren Läsionen dar. Bei einer Verlagerung von Gewichten (z. B. Arme beim Anziehen) nach vorne fällt der gesamte Rumpf nach ventral. Dies bedeutet eine erhebliche Erschwernis für das Erlangen der Selbstständigkeit.

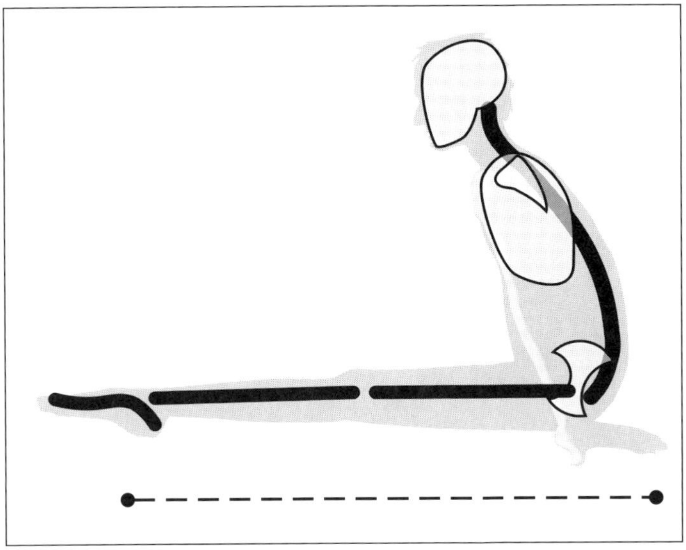

a

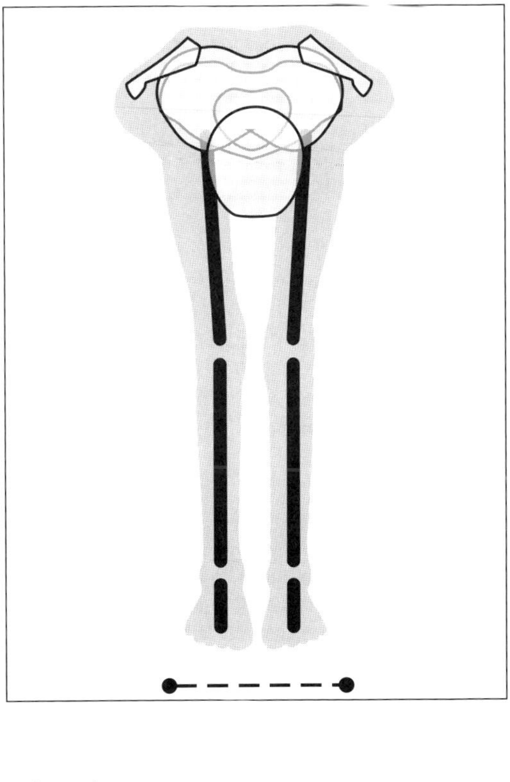

b

Abb. 13.**6 a** u. **b** Langsitz in der Ansicht von der Seite und von oben.

Schneidersitz

- Definition: Darunter ist das Sitzen auf einer Unterlage mit angewinkelten Beinen in beiden Hüft- und Kniegelenken zu verstehen, wobei sich die Füße nicht überkreuzen oder berühren müssen (Abb. 13.**7 a** u. **b**).

Im Schneidersitz wird die Unterstützungsfläche im Vergleich zum Langsitz kürzer und breiter. Dies führt zu einer *besseren Gewichtsverteilung*. Ein „Hängen" in der ischiokruralen Muskulatur und der Fascia thoracolumbalis ist nicht mehr möglich, wodurch das Halten des Gleichgewichts erschwert wird.

Diese Ausgangsstellung ist eine ideale Trainingsposition.

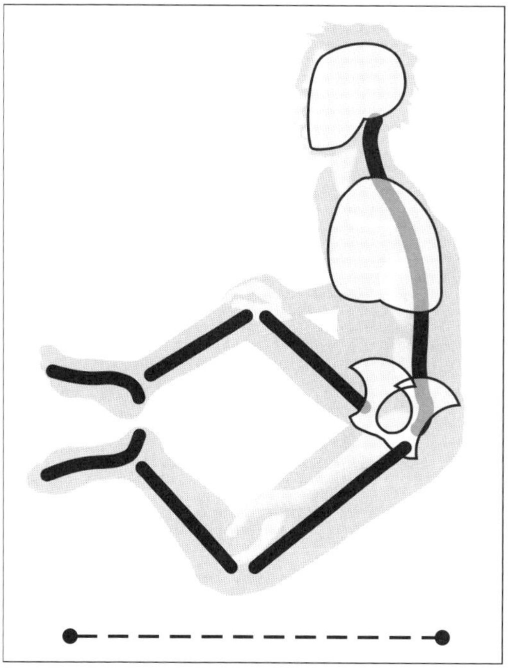

a

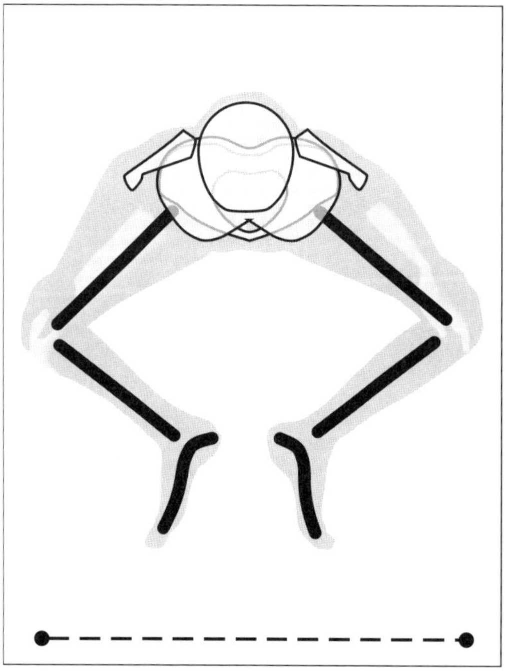

b

Abb. 13.**7 a** u. **b** Schneidersitz in der Ansicht von der Seite und von oben.

Einbeiniger Schneidersitz

▶ Definition: Hierbei wird ein Bein im Hüft- und Kniegelenk gebeugt und über das andere, gestreckte Bein gelegt (Abb. 13.**8 a** u. **b**).

Diese Stellung ist für den Patienten beim An- und Ausziehen sowie für das selbstständige Bewegen der Beine ideal. Sie verhindert eine Überdehnung der ischiokruralen Muskulatur, bedeutet aber gleichzeitig eine Erschwernis für das Gleichgewicht im Sinne der asymmetrischen Ausgangsstellung.

Kurzsitz

▶ Definition: Damit wird das Sitzen auf einer Unterlage bezeichnet, bei dem nur noch die Oberschenkel auf der Unterstützungsfläche aufliegen und gleichzeitig die Unterschenkel nach unten hängen. Dies ist beim Sitzen auf einem Sessel oder im Rollstuhl der Fall (Abb. 13.**9 a** u. **b**).

Der Kurzsitz bedeutet die *kleinstmögliche Unterstützungsfläche* im Sitzen. Er ist die schwierigste, gleichzeitig aber auch die wichtigste Position, da jeder Transfer aus dem Kurzsitz erfolgt.

▶ Beachte: Der Sitz sollte immer *mit unterstützten Füßen* und Beinen durchgeführt werden. Dadurch kommt es einerseits zu einer Vergrößerung der Unterstützungsfläche, andrerseits fällt der Zug der Schwerkraft auf das Becken durch die hängenden Unterschenkel weg. Außerdem bieten die abgestellten Beine eine Stabilisation nach ventral, was sowohl für den Sitz selbst als auch für den Transfer eine wichtige Rolle spielt (Hebeleinsatz).

Stand

▶ Definition: Dabei handelt es sich um das unterstützte Stehen in einem Stehtisch. Die Beine und das Becken werden durch Gurte in Extension gehalten, der Rumpf muss darüber ausbalanciert werden (Abb. 13.**10**).

Sichert sich der Patient nicht mit den Armen, bietet der Stand im Stehtisch die *kleinste Unterstützungsfläche*. Patienten ohne Bauch- und Rückenmuskulatur benötigen die Arme zum Schließen der Bewegungskette und zur Vergrößerung der Unterstützungsfläche.

Sitz im Therapiebett

Durch die harte Unterlage bietet dieser Sitz eine stabile Stützfläche.

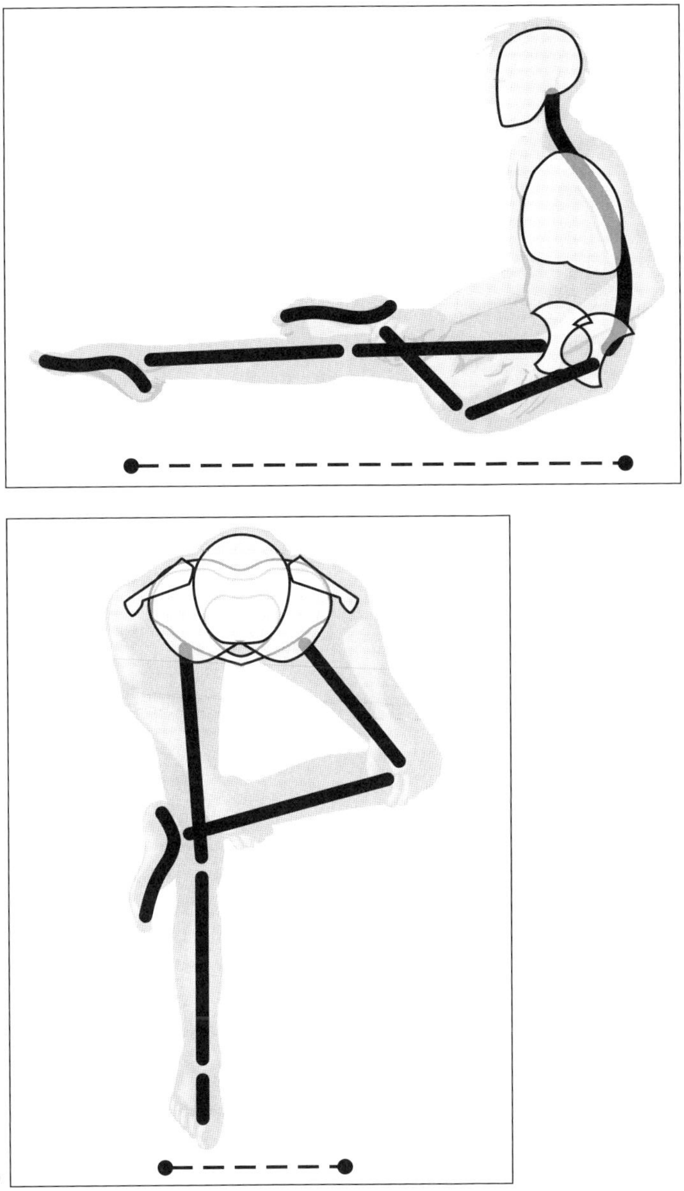
a
b

Abb. 13.**8 a** u. **b** Einbeiniger Schneidersitz in der Ansicht von der Seite und von oben.

Sitz im Krankenbett
Die weiche Unterlage verleiht nur eine labile Stützfläche. Sie ist weitgehend vom Material der Matratze abhängig.

Sitz auf einem labilen Gerät
Labile Geräte können z. B. Kreisel, Schaukelbrett, Rolle oder Pferderücken sein. Durch die labilen Unterstützungsflächen stellt der Sitz eine große Erschwernis für die Stabilität des Patienten dar. Die labilen Geräte werden in Übungssituationen eingesetzt.

Sitz im Rollstuhl
Dies bedeutet eine große Stabilität, die teilweise von der Art des Sitzkissens und der Höhe der Rückenlehne abhängt. Bei der Fortbewegung tritt eine labilere Situation ein (unebenes Gelände, Kurven, Rampen).

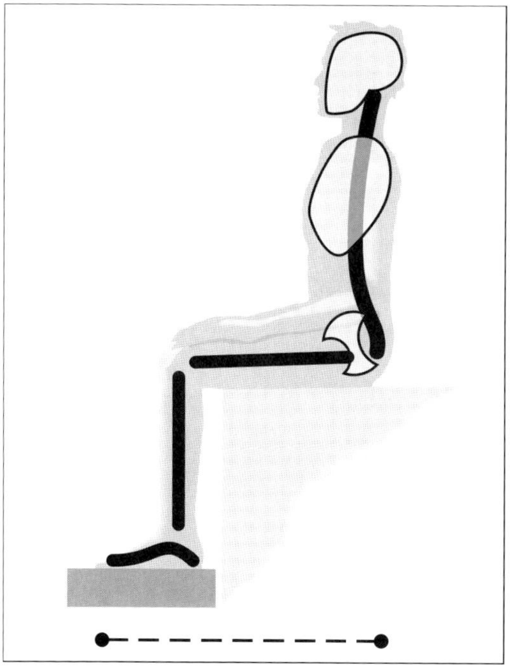

a

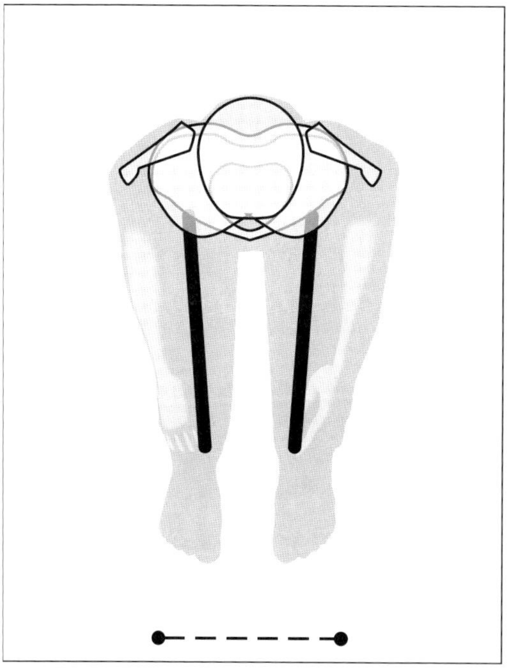

b

Abb. 13.**9 a** u. **b** Kurzsitz in der Ansicht von der Seite und von oben.

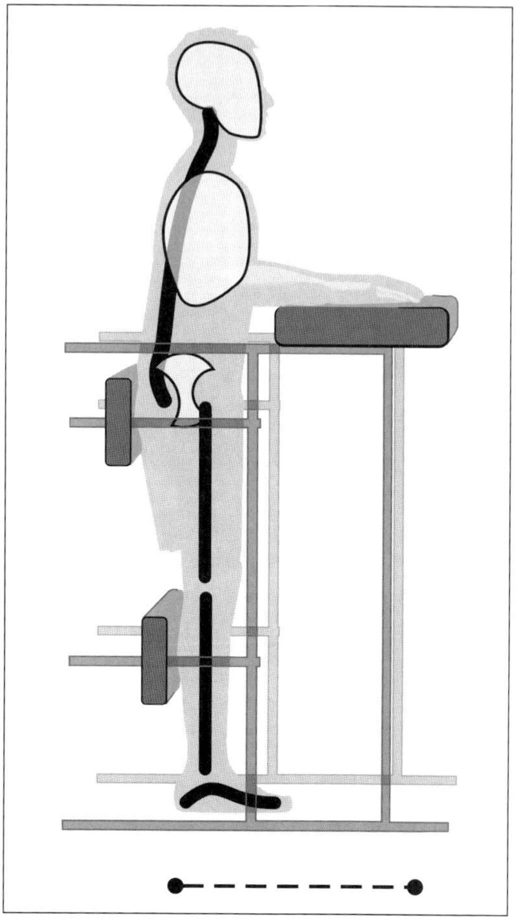

Abb. 13.**10** Stand.

Einsatz beider Arme als aktive Widerlager

Der Querschnittgelähmte befindet sich in einer labilen Gleichgewichtssituation. Die Aufrichtung über die Stützfläche erfolgt über eine kompensatorische Kyphose der Wirbelsäule, die im Langsitz größer ist als im Kurzsitz. Um den Blick nach vorne richten zu können, kommt es zu einer hoch zervikalen Hyperextension. Die Gewichte des Körpers hängen zum Teil an den Ligamenta der Wirbelsäule.

Bei einer tiefen Läsion ist das Fixieren der Sitzposition durch ein Hängen in den Zwischenwirbelgelenken der LWS in einer Hyperextension möglich. Der *Verlust des Gleichgewichts* entsteht, wenn *Gewichte außerhalb der Unterstützungsflä-*

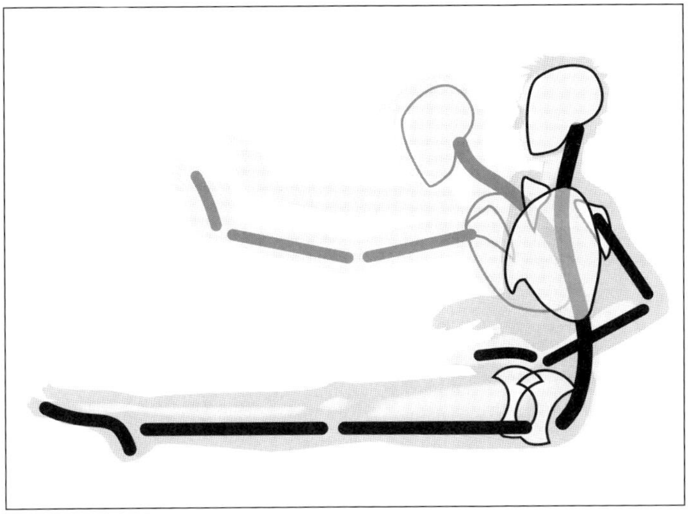

Abb. 13.**11** Aktives Widerlager durch die Armbewegung.

che gebracht werden. Um ein Umfallen zu vermeiden, muss entweder ein protektiver Stütz oder eine ausgleichende Bewegung der Arme im Sinne aktiver Widerlagerung erfolgen.

Ein Zurückfallen wird durch eine *Armbewegung nach ventral* kombiniert mit einer Kopfflexion erzielt. Meist ist dafür eine beschleunigende Kraft erforderlich, die zum richtigen Zeitpunkt widerlagert werden muss. Beim Querschnittpatienten im freien Sitz lassen sich permanent kleine Ausgleichsbewegungen der Arme und des Kopfes beobachten, um den Oberkörper im Gleichgewicht zu halten (Abb. 13.**11**).

Erschwerende Kriterien für das Halten des Gleichgewichts

- Asymmetrien: Amputationen, einseitige Kontrakturen, einseitig betonte Läsionen und Skoliosen.
- Konstitution: z. B. besteht bei einer großen Oberkörperlänge ein längerer Hebel.

▶ Beachte: Das Gleichgewichtstraining ist ein Balanceakt zwischen möglicher Wirbelsäulenextension und notwendiger Wirbelsäulenflexion!

Ziele des Gleichgewichtstrainings

Protektiver Stütz

Er bietet dem Patienten ein *automatisches Reaktionsmuster* im Sitzen (Abb. 13.**12 a** u. **b**). Liegen zu viele Gewichte außerhalb der Unterstützungsfläche, ist ein Abstützen mit den Armen und damit eine Vergrößerung oder Verschiebung der Unterstützungsfläche notwendig. Dieser Vorgang findet reaktiv statt. Ein Paraplegiker hat mit dieser Reaktion motorisch nur selten Probleme, meist steht die Angst vor dem Fallen im Vordergrund.

Der protektive Stütz muss in alle Richtungen geübt werden, um die nötige Sicherheit zu erlangen. Ein Übungsziel stellt daher auch das Spüren des Grenzbereichs zwischen Reaktion mit protektivem Stütz und Reaktion über die Arme in der offenen Kette dar.

Üben in offenen Ketten

Übungsziel ist der Einsatz von Rumpf, Kopf und Armen als *aktive Widerlager*. Der Gleichgewichtsverlust wird durch den Einsatz von in die Gegenrichtung wirkenden Gewichten verhindert. Dabei spielen der Bewegungsausschlag und die Geschwindigkeit der Ausgleichsbewegung eine Rolle. Sowohl der symmetrische als auch der asymmetrische Einsatz der Arme muss geübt werden. Das Verwenden zusätzlicher Gewichte wirkt erschwerend für den Patienten.

▶ Beispiel: Bei der Verwendung eines Balles, der vom Patienten im Langsitz gehalten wird, kann die Kompensation entweder durch eine größere Wirbelsäulenkyphose oder durch eine Verkür-

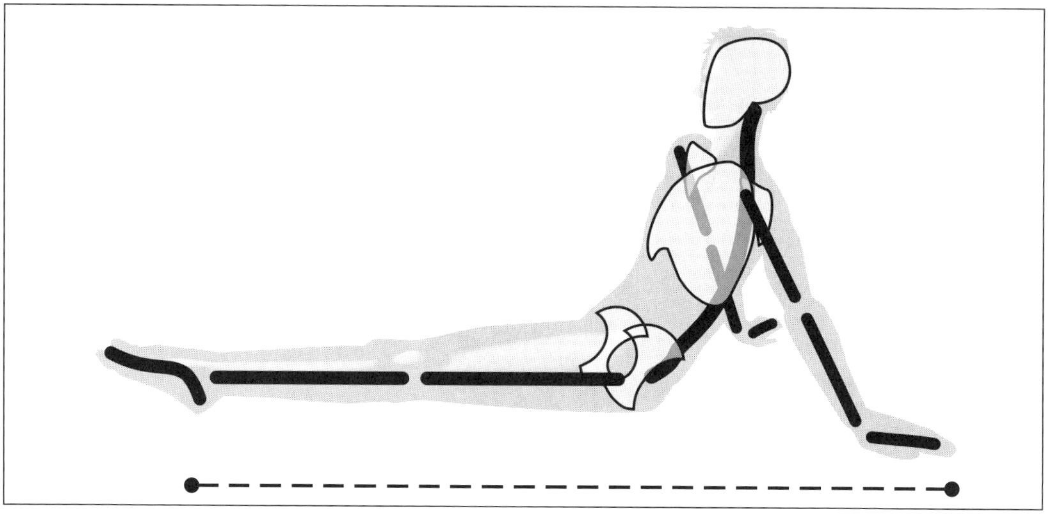
a

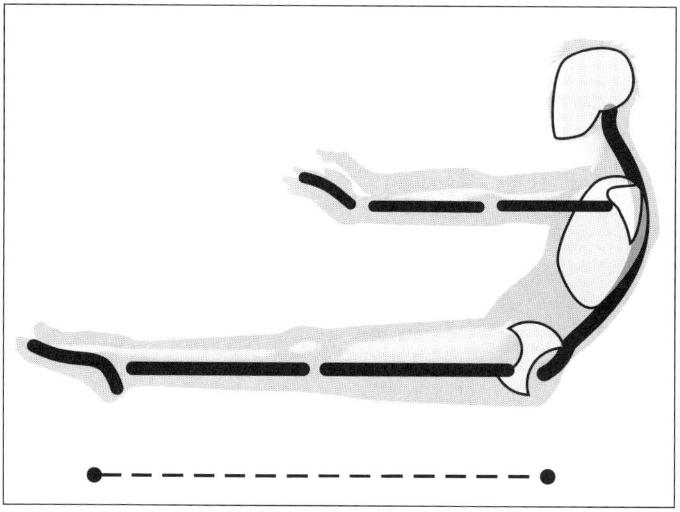
b

Abb. 13.**12 a** u. **b**
a Protektiver Stütz.
b Erspüren des Übergangs zwischen protektivem Stütz und Armreaktion in der offenen Kette.

zung des Lastarms (Beugung der Ellenbogen) und damit Zentrierung des Gewichts erreicht werden (Abb. 13.**13 a** u. **b**).

Üben in geschlossenen Ketten

Dies entspricht dem Üben von *Gewichtsverlagerungen*. Die Gewichtsverlagerung bedeutet ein Punctum fixum über den Stütz zu definieren und die Muskulatur in seine Richtung wirken zu lassen. Es erfolgt im Sinne eines Gewichtstransports mit Veränderung der Unterstützungsfläche, wodurch andere Körperteile zum Einsatz in offenen Ketten kommen.

▶ Beispiel: Übergang vom symmetrischen protektiven Stütz rücklings in eine vordere Stützposition. Ein Arm fungiert als Hauptstützpunkt, die Gewichte (Rumpf, Kopf) werden dorthin verlagert (über eine Adduktion des stützenden Armes sowie einer Lateralflexion des Rumpfes zur stützenden Seite). Dadurch wird das Gewicht über die Unterstützungsfläche des stützenden Armes gebracht und der andere Arm entlastet, sodass dieser abgehoben und nach vorne verlagert werden kann. Bei gleichzeitigem Stütz des hinteren Armes kann der Patient nun seinen Rumpf nach vorne bringen und über den vorderen Arm einen Stütz aufbauen. Nun kann der zweite Arm in den vorderen Stütz folgen.

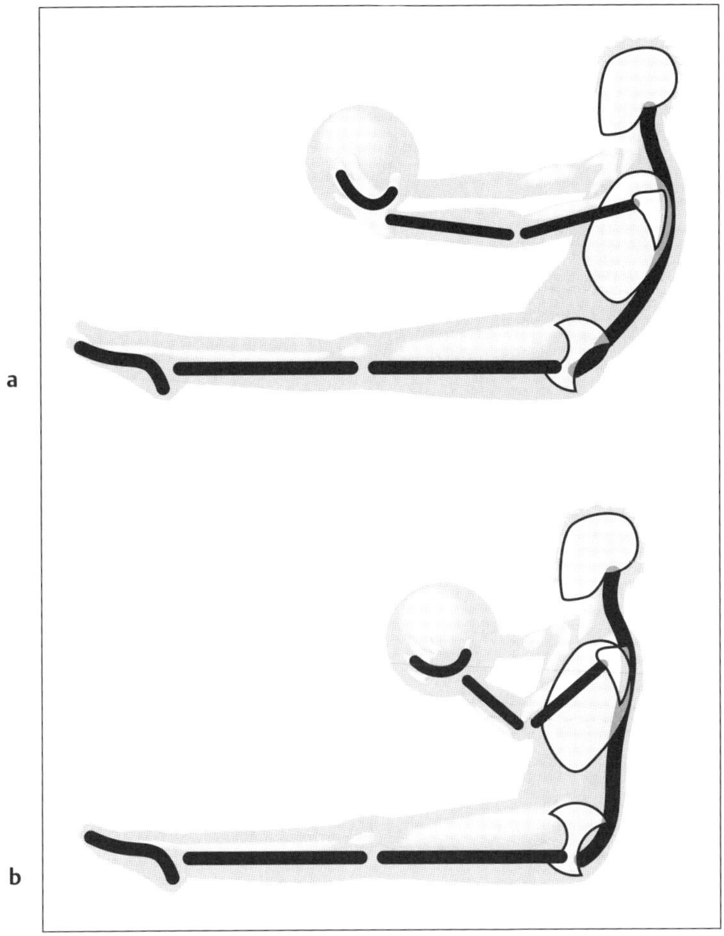

Abb. 13.**13 a** u. **b** Übungen mit Ball: Kopf, Arme und Rumpf werden als aktive Widerlager eingesetzt.

Körperwahrnehmung

Die Entwicklung der Körperwahrnehmung in dieser veränderten Situation ist eines der wichtigsten Therapieziele in der Rehabilitation. Die Wahrnehmungsschulung beginnt teilweise unbewusst in der Frühphase (z. B. Bewegen der Beine, Lagern, Lagewechsel).

Bezogen auf die Sitzbalance sind folgende Ziele wichtig:

- Spüren der Beckenstellung durch das Wahrnehmen eines Zuges nach vorne oder hinten;
- Fühlen der Stützfläche und das Aufrichten des Rumpfes;
- Erspüren und Reagieren auf Gleichgewichtsverlust;
- Ausloten der Bewegungsgrenzen in alle Richtungen;
- Empfindung von Asymmetrien.

Üben der Aufrichtung und Haltung

Aufgrund der zum Sitzen oft erforderlichen kyphotischen Wirbelsäuleneinstellung ist es für den Patienten notwendig, ausgleichend in Richtung Wirbelsäulenstreckung und Aufrichtung zu üben. Außerdem bedeutet eine *Kräftigung der Aufrichtemuskulatur* (prävertebrale Halsmuskulatur, Skapulaanbindung an den Rumpf, Wirbelsäulenstreckung) einen besseren Einsatz der Arme sowie eine bessere Ausgangsposition für die Gleichgewichtsreaktionen.

Ein Halten der Wirbelsäule in ihren physiologischen Krümmungen gegen die Schwerkraft in offenen Ketten ist allerdings ein unrealistisches Ziel. Die Aufrichtemuskulatur muss daher in Positionen trainiert werden, in denen ihre Arbeit möglich ist (z. B. Seitenlage).

Optimale Übungspositionen sind passiv zu einer Aufrichtung führende Lagerungen (z. B. Rückenlage über eine Rolle in der BWS) oder Arbeiten in geschlossenen Ketten (Bauchlage, Unterarmstütz). Die PNF-Diagonalen, die hier zum Einsatz kommen, sind die Ext/Abd/IR an der oberen Extremität, die posteriore Depression der Skapula mit einer Einstellung der Wirbelsäule in ihre physiologischen Krümmungen mit hoch zervikaler Flexion.

Der Patient sollte in der Lage sein, im Sitz mit vorderem Stütz die Wirbelsäule im Sinne einer weiterlaufenden Bewegung Wirbel für Wirbel in Extension zu bringen.

Aufbau des Gleichgewichtstrainings

Der methodische Aufbau bezieht sich auf die Fähigkeiten des Patienten. Die adäquate Auswahl des Schwierigkeitsgrads der Übung sollte Hand in Hand mit dem Einsatz in Alltagsfunktionen gehen.

Auswahl des geeigneten Rollstuhls

Der Patient soll sich nach seiner ersten Mobilisation sicher fühlen. Die Bedienung der verschiedenen Rollstuhlteile (Seiten- bzw. Fußteile) ist zu Beginn meist schwierig. Das Schließen und Öffnen der Bremsen ist aber zur Sicherheit des Patienten unbedingte Voraussetzung. Anfangs ist das Verwenden eines Brustgurtes notwendig. Der Sitz im Rollstuhl ist mit dem Kurzsitz vergleichbar. Dies stellt für den Patienten eine große Herausforderung dar.

Üben im Langsitz

Im Langsitz sichert der Therapeut den Patienten von hinten. Dies ist eine relativ sichere Position, da ein Fallen nach vorne kaum möglich ist. Der Patient kann sich auf das Üben der Gleichgewichtsreaktionen nach hinten und zur Seite konzentrieren.

Übungsschritte:

- Stabilisation des protektiven Stützes;
- Gewichtsverlagerung im protektiven Stütz;
- Ein Arm in der offenen Kette;
- Beide Arme in der offenen Kette;
- Wechsel von geschlossener zu offener Kette;
- Spielerischer Einsatz des Erlernten beim Ballwurf; nicht umwerfen lassen;
- Einsatz von labilen Geräten im Langsitz;
- Einsatz des Gleichgewichts im Langsitz, beim Beintransport, Anziehtraining und selbstständigen Bewegen der Beine.

Üben im Schneidersitz

Der Aufbau der Übungsschritte entspricht dem im Langsitz, jedoch mit dem einzigen Unterschied, dass diese Position auch die Gleichgewichtsreaktion nach vorne verlangt. Der Patient muss lernen, in alle Richtungen zu reagieren.

Üben im Kurzsitz

Hier sichert der Therapeut von vorne. Der Patient sollte die Gleichgewichtsreaktionen nach hinten bereits beherrschen, sodass nur noch die Gefahr des Nachvornefallens besteht.

Der Kurzsitz eröffnet die Möglichkeit des Beintransports auf das Bett sowie vom Bett retour auf das Fußbrett des Rollstuhls und den Transfer in den Rollstuhl.

Er ist die optimale Position, um auszuloten, wie viel Kompensation bei maximaler Aufrichtung möglich ist. Dies bildet die Grundlage für die Auswahl und Adaptation des Rollstuhls.

Auswahl und Adaptation des geeigneten Rollstuhls

Hierbei sind genaue Kenntnisse der Gleichgewichtsreaktionen und der maximalen Aufrichtung des Patienten notwendig. Ein gut trainiertes Gleichgewicht mit adäquaten Reaktionen ist für den Patienten in vielen Situationen unerlässlich (Fahren mit dem Rollstuhl, manuelle Tätigkeiten im Rollstuhl).

13.4 Lagewechsel

Lagewechsel, Stütztraining und die verschiedenen Transfers sind Teile des funktionellen Trainings und umfassen alle jene Tätigkeiten, die der Patient im täglichen Leben verrichten muss. Zum Lagewechsel gehören das Umdrehen und das Aufsetzen aus den verschiedenen Lagen.

Umdrehen

Das Umdrehen ist die *Vorbereitung* für das *Aufsetzen*. Dies kann nur über die Seitenlage erreicht werden.

Voraussetzungen

- Die Wirbelsäule muss in Extension gehalten werden können und sich *zeitversetzt* drehen lassen.
- Durch die kleine Unterstützungsfläche in Seitenlage sind *differenzierte Bewegungen* der dorsalen und ventralen Kette notwendig.
- Beim Drehen von der Rücken- in die Seitenlage muss in diesem Fall die dorsale Kette bremsend arbeiten, beim Drehen von der Bauch- oder Seitenlage in die Rückenlage kommen die Bauchmuskeln als Bremser zum Einsatz.

Bewegungsablauf

- Die Bewegung beginnt beim Kopf, gefolgt von einer Armbewegung über die Mittellinie, der die Schulter folgt.
- Die Bewegung gelangt über den mobilen Thorax zeitversetzt bis zum Becken. Das Bewegungsmuster setzt sich demnach aus einer *Kopfflexion* mit Rotation in Bewegungsrichtung, einer *Extension* und *Adduktion* des Armes und einer Skapulabewegung in die *anteriore Depression* zusammen.
- Wird der Arm über die Mittellinie gehoben, ist gleichzeitig die *posteriore Depression* des unten liegenden Armes notwendig. Erst im Anschluss daran müssen die Bauchmuskeln arbeiten.
- Ist nicht genügend Muskelkraft vorhanden oder fehlt sie ganz (keine Innervation der Bauchmuskulatur), müssen so genannte *Trickbewegungen* eingesetzt werden.

Trickbewegungen

▶ Definition: Darunter sind Bewegungsabläufe zu verstehen, die aufgrund fehlender Muskelfunktionen oder Muskelkraft durch Ausweichbewegungen oder spezielle „Tricks" kompensiert werden müssen.

Hierzu zählen:

- Schwung;
- Einsatz von Körpergewicht und Gewichtsverlagerung;
- Exzentrische Muskelarbeit;
- Funktionshand (Tetraplegiker).

Die für das Umdrehen zur Verfügung stehende Trickbewegung ist der Schwung, der die fehlende Rumpf- und Bauchmuskulatur kompensieren soll. Auch der Einsatz der Arme zum Schwungholen muss trainiert werden, da eine genaue zeitliche Abfolge der einzelnen Bewegungen mit dem Schwung koordiniert werden muss (Kopf, Armbewegungen). Hinzu kommt noch die Dosierung des Schwunges, der bei zu großer Intensität den Patienten gleich in die Bauchlage befördern kann.

Wichtig dabei ist, das größte Gewicht des Körpers (Becken), auf das der Patient nicht mehr gezielt mit Muskelkraft einwirken kann, in Bewegung zu bringen. Dies lässt sich erreichen, indem der Extensions-Adduktions-Arm am Ende der Bewegung in eine *Flexion/Adduktion* bewegt wird.

Hilfestellungen

- Bei der Schwungbewegung des Patienten arbeitet der Therapeut am Becken mit.
- Die Beine werden vom Therapeuten überkreuzt.
- Der Patient bekommt Führungskontakt am Arm in die Bewegungsrichtung (Abb. 13.**14**).

Durch den Führungskontakt wird die Richtung der Bewegung vorgegeben. Eine Gefahr besteht, falls der Therapeut (unbewusst) nicht im exakten Muster arbeiten lässt. Durch den Kontakt kann es sehr leicht passieren, dass der Patient statt der Extension/Adduktion (*Schubbewegung*) in eine Flexion/Adduktion oder auch Abduktion (*Zugbewegung*) arbeitet und sich somit in die Seitenlage zieht. Diese Methode, um in die Seitenlage zu kommen, funktioniert aber nicht bei einer *offenen Bewegungskette*. Es wird lediglich die Gegenbewegung trainiert.

Mit der Zeit soll jede Art der Hilfestellung abgebaut werden, sodass sich der Patient selbstständig mit möglichst wenig Energieaufwand in die Seitenlage drehen kann.

Wie schon erwähnt, ist die *stabile Seitenlage* von großer Bedeutung. Übungen, mit denen sich diese Stabilität erreichen lässt, können nur durch ein gleichzeitiges Aktivieren von dorsalen und ventralen Muskelketten zu Stande kommen.

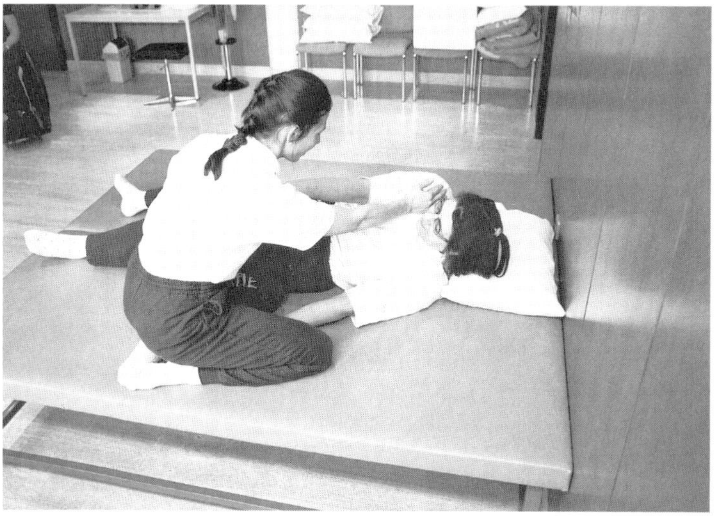

Abb. 13.14 Führungskontakt zum Umdrehen.

Training in der Bauchlage

Das Training in der Bauchlage – hier vor allem im *Unterarmstütz* – ist als ein funktionelles Training zu betrachten und zur Vorbereitung für jede Art des Stützes ideal. Die Muskelfunktionen sind aus der Bauchlage in den Armstütz im Sitz übertragbar.

Vorteile der Bauchlage

- Die Unterstützungsfläche ist größer als im Sitz.
- Durch die größere Unterstützungsfläche ist der Patient sicherer.
- Der Patient kann nicht vom Bett fallen.
- Der Therapeut kann sich auf die Bewegung konzentrieren.
- Der Ellenbogen ist gebeugt und muss nicht in Extension fixiert werden.
- Die Ausgangsstellung ist ähnlich der gewünschten Endstellung.
- Es wird in einer geschlossenen Muskelkette geübt.
- Sie führt zu einer Dehnstellung bestimmter Muskel (M. pectoralis und M. triceps) je nach Ausgangsstellung der Arme.
- Es findet eine Umkehr von Punctum fixum und Punctum mobile statt, die Bewegung erfolgt zum Punctum fixum hin.

Physiologischer Stütz

► Definition: Damit ist der aktive Stütz gemeint, der die Fähigkeit bezeichnet, den Rumpf gegen die Schwerkraft zu heben.

Muskelfunktionen und Muskelketten in Bauchlage

M. serratus anterior Funktion: Er zieht und dreht die Skapula nach vorne-außen und presst sie an den Brustkorb.

Werden Arm und Skapula zum Punctum fixum und der Rumpf zum Punctum mobile, erfolgt eine *Rumpfbewegung nach dorsal*, der Rumpf wird am inneren Rand der Skapula „aufgehängt" und auch gehalten. Durch die Aktivierung löst der M. serratus einen Dehnreiz auf seine dorsal gelegenen Synergisten (M. rhomboidei, M. trapezius pars transversus und pars ascendens) aus. Durch deren Kontraktion tritt wiederum ein Reiz auf den M. serratus ein, sodass eine *gleichgewichtsmäßige Steuerung des Rumpfes* erfolgt und gleichzeitig die Wirbelsäule gestreckt (aufgerichtet) wird. Infolge der gleichzeitigen Aktivierung der Skapulaadduktoren und des M. serratus kommt es zu einer Aufhebung der Arbeit Agonist – Antagonist in ihrer ursprünglichen Form. Vielmehr besteht eine *synergistische Muskelfunktion* mit einer *dynamischen Stabilität* auf Koordinationsebene. Die M.-serratus-rhomboideus-Schlinge ist die einfachste Form der Muskelkette.

Die Wirbelsäulenextension entsteht durch:

- Mm. rhomboidei: Sie haben eine rotatorische Wirkung auf die einzelnen Wirbel und wirken somit auf die autochthone Muskulatur ein.
- M. trapezius transversus und ascendens: Beide haben ebenfalls eine rotatorische Wirkung auf die mittlere und untere BWS.
- M. latissimus dorsi: Er hat durch seine Verbindung mit der LWS und über die autochthone Muskulatur ebenfalls eine extensorische Wirkung.

M. subscapularis Funktion: Adduktion und Innenrotation des Oberarmes.

Bei verändertem Punctum fixum (der Arm ist fixiert und somit Punctum fixum) besitzt der Muskel eine *antigravitatorische Wirkung*. Durch seine Ursprungsfläche an der Facies scapulae ist seine Zugrichtung nach lateral/kranial zum Tuberculum minus. Der Rumpf bewegt sich demnach nach dorsal, d.h. gegen die Schwerkraft.

M. pectoralis major Funktion: Adduktion und Innenrotation des Armes.

Durch die Aktivität des M. pectoralis erfolgt eine Dehnung der dorsalen Muskeln. Infolge des Zusammenspiels der Mm. rhomboidei und dem M. pectoralis entsteht eine synergistische Muskelaktion und somit *Gleichgewichtsarbeit* des Rumpfes (wie bei der M.-serratus-rhomboideus-Schlinge).

Die Zugrichtung des M. pectoralis major verläuft in einer horizontalen Adduktion nach distal zum Ellenbogen hin, der Rumpf wird über den Oberarm gehebelt. Gemeinsam mit dem M. subscapularis wirkt er als *Antigravitator*. Unterstützt wird die antigravitatorische Funktion vom M. biceps brachii und dem M. coracobrachialis (für die Anteversion verantwortlich).

Dies ist nur durch das Zusammenarbeiten dorsaler und ventraler Muskelgruppen erreichbar. Ebenso ist es notwendig, dass die Innen- und Außenrotatoren zusammenspielen.

M. deltoideus Hier kommen die Pars acromialis gemeinsam mit dem M. biceps und dem M. coracobrachialis zum Einsatz. Die Zugrichtung bei distal gelegenem Punctum fixum läuft nach ventral, lateral und kranial, wodurch er eine indirekt *antigravitatorische Wirkung* besitzt. Die Fossa glenoidalis wird über den Humerus gezogen.

M. biceps brachii Durch die Zugrichtung zum Punctum fixum wird die Fossa glenoidalis über den Humeruskopf gezogen. Dies ist nur möglich, wenn der Unterarm auf der Unterstützungsfläche bleibt.

Außenrotatoren Diese unterstützen den M. deltoideus, d. h. sie ziehen die Skapula nach *ventral, lateral* und *kranial*. Durch diese Funktion limitieren sie die antigravitatorische Bewegung des M. pectoralis major.

Zusammenfassung

Voraussetzung für den Unterarmstütz in Bauchlage ist die *horizontale Adduktion*, um die Ellenbogen in die Unterlage zu drücken und Isometrie aufbauen zu können.

Durch die Verlagerung des Punctum fixums nach distal und die geänderten Zugrichtungen erlangen der M. pectoralis major, M. subscapularis, M. coracobrachialis, M. biceps und M. deltoideus eine *antigravitatorische Wirkung* und bilden eine Brücke, um den Brustkorb zu heben. Die ventrale Muskelkette ist für die Aufrichtung verantwortlich.

Durch die Aktivierung von ventralen Muskeln werden gleichzeitig dorsale Muskeln gedehnt. Die somit entstandene *Muskelschlinge* (Gleichgewichtsaktivität) tritt in Aktion.

Zusätzlich kommt es durch einen autochthonen Reiz zu einer *Streckung der Wirbelsäule* im Sinne einer Aufrichtung. Der Kopf sollte immer in Verlängerung der Wirbelsäule stehen. Es soll sich nicht der Kopf, sondern die BWS heben.

Wird der Unterarmstütz korrekt ausgeführt, bleiben die Hände frei und unbelastet. Die Ellenbogen und der Unterbauch bilden das Stützdreieck. Alle sich außerhalb befindenden Strukturen müssen aktiv gehalten werden (Kopf). Dies erfolgt über die *prävertebrale Muskulatur* und die Extensoren der HWS, wobei die dorsale Muskelkette den Gegenhalt bietet.

Dieser *symmetrische Unterarmstütz* ist die Voraussetzung für weitere Bewegungsabläufe. Um jedoch funktionelle Bewegungen, wie z. B. das Umdrehen, oder verschiedene Transfers, durchführen zu können, ist der *asymmetrische Stütz* notwendig.

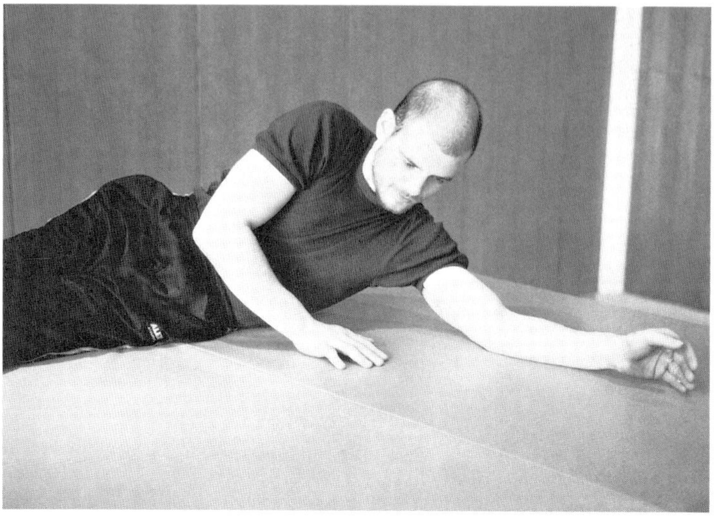

Abb. 13.**15** Bewegungsübergang von der Seitenlage in den Unterarmstütz.

Aufsetzen über die Seitenlage

Das Aufsetzen über die Seitenlage setzt sich aus dem asymmetrischen Stütz in der erhobenen Seitenlage und einer Gleichgewichtsarbeit zusammen.

Asymmetrischer Stütz

▶ Definition: Aus diesem wird in der Folge der Seitstütz (erhobene Seitenlage), worunter die Fähigkeit des Schultergürtels, den Schwerpunkt nach lateral zu verlagern, zu verstehen ist. Das bedeutet, nur die laterale Schwerpunktverlagerung, kombiniert mit Bewegung, bringt eine Entwicklung zum Stütz.

Dafür notwendige Muskeln:

- Mm. rotatores der Wirbelsäule;
- Autochthone Muskulatur;
- Bauchmuskulatur;
- M. latissimus dorsi.

Der Einzelellenbogenstütz stellt eine große Herausforderung an die schrägen Ketten dar, eine posteriore Depression der Skapula wird notwendig. Durch den Wegfall der Bauchmuskulatur ist beim Seitstütz eine maximale Anforderung an die Schulterblattmuskulatur Voraussetzung, bei der teilweise Trickbewegungen in Form von Gewichtsverlagerungen eingesetzt werden müssen.

Von der Seitenlage in den Ellenbogenstütz (Abb. 13.**15**) Durch eine *Rotation* des Oberkörpers nach *ventral* (unter Beteiligung der Mm. pectoralis major und minor, M. biceps brachii, M. coracobrachialis und M. deltoideus pars clavicularis) wird durch den Muskelzug in Richtung Oberarm der Ellenbogenstütz eingenommen. Der Oberkörper kippt nicht nach ventral ab, weil er durch die *Skapuladduktoren* (M. rhomboidei, M. transversus ascendens und transversus) sowie die *Außenrotatoren* (M. teres minor, M. infraspinatus) gehalten wird.

Durch die Rotation des Oberkörpers kommt es auch zu einer Aktvierung der *autochthonen Rückenmuskulatur*, die die Wirbelsäule streckt. Bei teilweiser oder kompletter Innervation der Bauch- und Rückenmuskulatur wird die Bewegung für den Patienten leichter, da diese die Gleichgewichtsarbeit übernehmen.

Vom Ellenbogenstütz in den Handstütz (Abb. 13.**16**) Der Stütz vom Ellenbogen in den Handstütz erfolgt über eine synergistische Aktion des M. biceps und des M. triceps. Durch ihre gemeinsame *Zugrichtung nach distal* gelingt die Gewichtsübernahme auf das Handgelenk. Dies ist auch ohne Einsatz der Rumpfmuskulatur möglich.

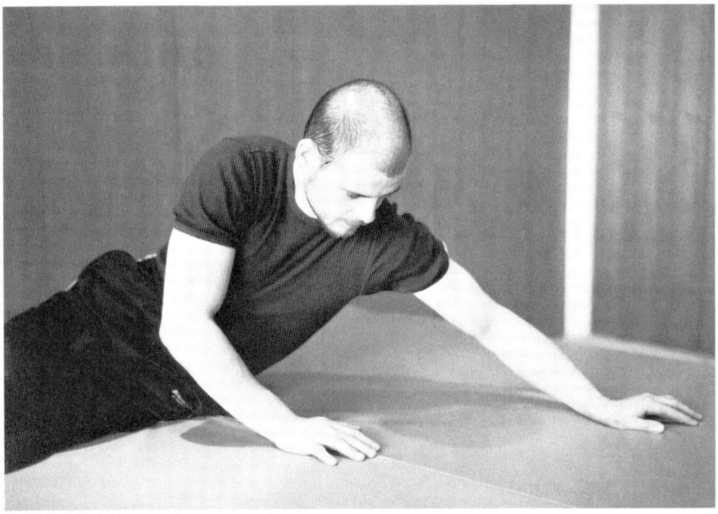

Abb. 13.**16** Bewegungsübergang vom Unterarm- in den Handstütz.

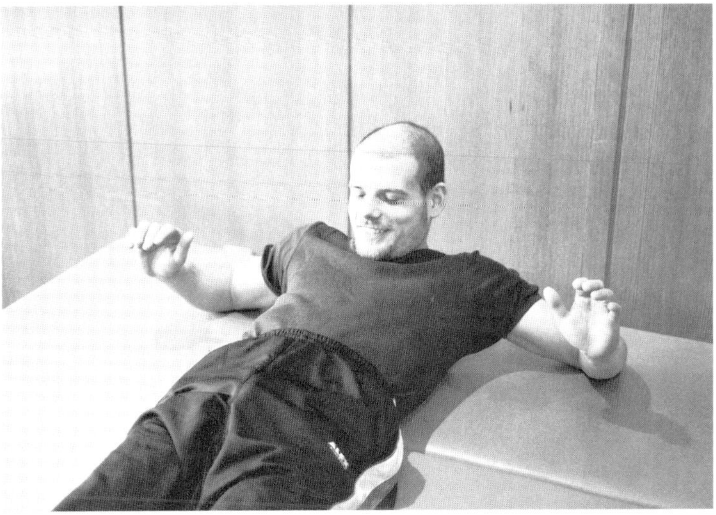

a

Abb. 13.**17 a** u. **b**
a Aufrichten in den Ellenbogenstütz durch Ext/Add/IR.

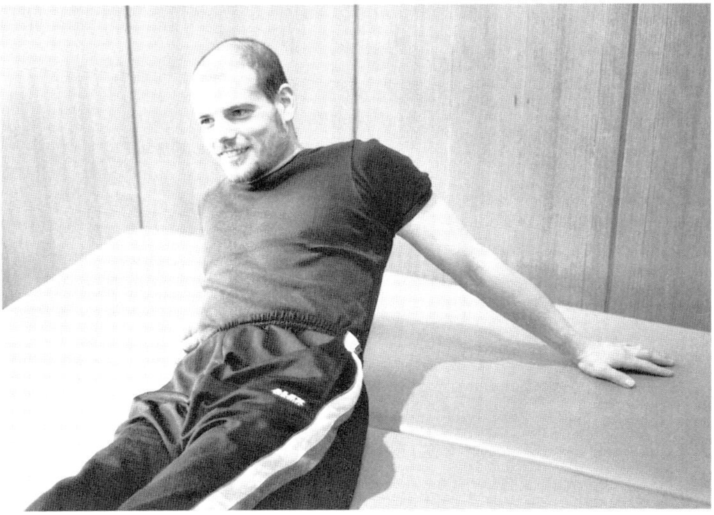

b

b Durchstrecken der Arme in den Handstütz.

Aufsetzen aus der Rückenlage

Das Aufsetzen aus der Rückenlage setzt sich aus einer guten Armfunktion und aus Trickbewegungen zusammen. Auch bei gut innervierter Bauchmuskulatur ist ein Aufsetzen aus der Bauchlage ohne Zuhilfenahme der Arme nicht möglich.

Für das Aufsetzen erforderliche Muskelkette Die Hauptarbeit wird von den *Bauchmuskeln* geleistet, die jedoch insuffizient werden, wenn keine aktive Verbindung zur *Becken- und Beinmuskulatur* besteht. Erst durch diese Verbindung können die Beine und das Becken als aktive Widerlager eingesetzt werden, da sie zum Punctum fixum werden.

Durchführung Der Patient bringt den Oberkörper *rücklings* in den *Ellenbogenstütz*, indem er sich entweder am eigenen Körper hochzieht oder über eine Ext/Add/IR der Arme in vorpositionierter Abduktionsstellung der Arme hochdrückt. Anschließend versucht er, über die Trickbewegung der *Gewichtsverlagerung* die Arme nach hinten durchzustrecken, bis er im *Langsitz mit Stütz nach hinten* sicher ist (Abb. 13.**17 a** u. **b**).

13.5 Stütztraining

▶ Definition: Unter „Stütz" ist der Einsatz beider Arme als Gewicht tragende Extremitäten zu verstehen.

Der Stütz ist die Voraussetzung für die Selbstständigkeit des Patienten. Erst dadurch gelingt es, verschiedene Transfers durchzuführen. Dabei muss das Gesäß so weit wie möglich von der Unterstützungsfläche abgehoben werden. Da die Armlänge alleine für dieses Manöver nicht ausreicht („Latissimusstütz"), muss die Bewegung der Skapula ausgenutzt werden. Dies gelingt nur über den *„Serratusstütz"*.

Die Funktion des M. serratus besteht darin, die Skapula nach außen und vorne (anteriore Elevation) zu bewegen. Im Vergleich dazu werden bei einem „Latissimusstütz" beide Schultern nach hinten-unten in eine posteriore Depression gezogen.

Wie bereits mehrfach erwähnt, ist ein optimales Stützverhalten der oberen Extremität nur durch ausreichende Muskelkraft erreichbar. Zusätzlich ist die Fähigkeit nötig, das Gleichgewicht zu halten, Gleichgewichtsreaktionen zu setzen und die richtigen Ausgangsstellungen für den Stütz einzunehmen.

Vergleich zwischen Latissimusstütz und Serratusstütz (Tab. 13.1)

Tabelle 13.**1** Latissimus- und Serratusstütz

Latissimusstütz (Abb. 13.**18 a**)	**Serratusstütz** (Abb. 13.**18 b**)
1. Die Schulterblätter werden in einer posterioren Depressionsstellung fixiert. 2. Der Oberkörper richtet sich auf. 3. Die Arme stützen sich neben dem Gesäß ab, wodurch sich eine kleine Unterstützungsfläche ergibt. 4. Es herrscht ein labiles Gleichgewicht. 5. Die Stützhöhe hängt von der Armlänge ab. 6. Beim Stütz verlässt der Schwerpunkt sehr leicht die Unterstützungsfläche. 7. Es wir eine Aktivität der Bauchmuskulatur erforderlich. 8. Extensorische Aktivität der oberen Extremität.	1. Die Schulterblätter behalten ihre Bewegungsfreiheit nach vorne-außen. 2. Der Oberkörper kann eine relative Flexionsstellung einnehmen. 3. Die Arme stützen sich vor dem Gesäß ab. Dadurch wird die Unterstützungsfläche größer. 4. Es herrscht ein relativ stabiles Gleichgewicht. 5. Beim Stütz kann die Skapulabewegung ausgenützt werden. 6. Beim Stütz bleibt der Schwerpunkt innerhalb der Unterstützungsfläche. 7. Eine Aktivität der Bauchmuskulatur ist nicht zwingend erforderlich. 8. Flexorische Aktivität der oberen Extremität.

Korrekte Ausgangsstellung

- Die Beine haben Bodenkontakt, dienen dadurch als Drehpunkt und können als Hebel eingesetzt werden.
- Die Arme stützen sich so weit wie möglich vor dem Gesäß auf, sodass die Unterstützungsfläche vergrößert wird.
- Die Ellenbogen werden durchgestreckt und in der Extensionsstellung fixiert.
- Das Kinn kommt zur Brust. Diese Bewegung leitet die Körperbewegung ein und hält sie auch aufrecht.
- Der Oberkörper wird scheinbar flektiert und der Schultergürtel durch den M. serratus in eine anteriore Depression gebracht.

Aufbau des Stützes

Üben im Langsitz

In dieser Ausgangsstellung ist die Gefahr des Nachvornefallens für den Patienten gering, da ihn seine Beine (bei nicht überdehnter ischiokruraler Muskulatur) sichern. Der Therapeut befindet sich hinter dem Übenden und kann durch Unterstützung am Gesäß bei der Bewegung mithelfen. Durch den sehr langen Hebel der Beine ist es notwendig, die Arme relativ nahe beim Gesäß abstützen zu lassen und den Oberkörper weit vorzubeugen. Um jedoch eine Überdehnung der ischiokruralen Muskulatur zu vermeiden, sollten die Beine in eine geringgradige Knieflexion gebracht werden (Abb. 13.**19**).

Üben im Schneidersitz

Durch die veränderte Ausgangsposition vergrößert sich die Gefahr des Vorfallens. Trotzdem sichert der Therapeut noch immer von hinten, um die Bewegung unterstützen zu können. Die Arme müssen mehr in Richtung Oberschenkel abgestützt und der Oberkörper aufrechter gehalten werden. Bei falsch platzierten Händen kommt es zu keiner Stützaktivität, sondern zu einer Rutschbewegung, d. h. der Patient schiebt sich auf der Unterlage nach vorne.

Üben im Kurzsitz

Der Kurzsitz ist die *Sitzposition* für die Durchführung von *Transfers*. Durch die geringe Unterstützungsfläche befindet sich der Patient in einer labilen Gleichgewichtssituation, die durch eine korrekte Ausgangsstellung kompensiert werden muss.

Während der gesamten Stützaktivität muss der Patient das Vorneigen des Oberkörpers der Höhe des Stützes anpassen. Bleibt der Oberkörper zu sehr aufrecht, besteht die Gefahr, nach hinten zu fallen, da der Schwerpunkt und die Beine das Becken nach vorne-unten ziehen. Neigt sich der Patient zu weit vor, wird er vom Oberkörper nach unten gezogen. Die Sicherung des Patienten erfolgt kniend von vorne.

Üben mit Stützbank

Der Einsatz von Stützbänken wird notwendig, um Höhenunterschiede zu überwinden. Dabei wird die Höhe der Stützbänke variiert, zwischen symmetrischen und asymmetrischen Ausgangsstellungen abgewechselt und die Unterstützungsfläche verändert (Abb. 13.**20**).

Üben auf labilen Unterlagen

Das Üben auf dem Schaukelbrett oder Kreisel bringt den Patienten einerseits in schwierige Gleichgewichtssituationen, andererseits kommt es zu einem ständigen Wechsel der Stützanforderungen.

Üben im Rollstuhl

Jeder Patient sollte sich auch im Rollstuhl hochstützen können. Zum einen zur Entlastung des Gesäßes, zum anderen, um auf der Sitzfläche nach vorne zu stützen (Vorbereitung zum Transfer).

Solange der Patient den Stütz noch nicht beherrscht, werden die Transfers mit dem Rutschbrett durchgeführt. Sollte es nicht möglich sein, das Gesäß von der Unterlage wegzuheben, bleibt der Transfer mit dem Rutschbrett das Mittel der Wahl. Erst wenn der Patient sicher transferieren kann, werden größere Niveauunterschiede vorgenommen (Rollstuhl – Toilette, Rollstuhl – Boden).

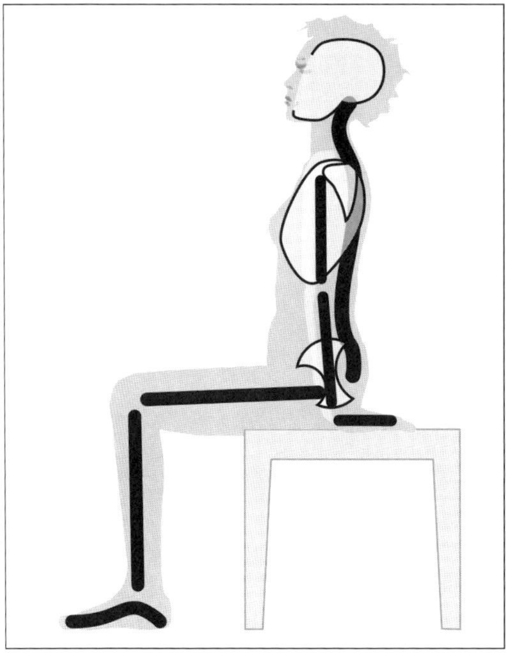

a

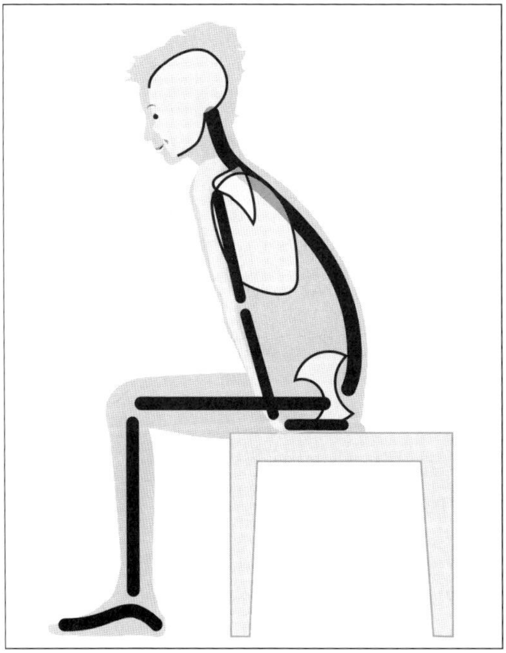

b

Abb. 13.**18 a** u. **b**
a Latissimusstütz.
b Serratusstütz.

Hilfestellungen

- Die Art der Hilfestellung hängt davon ab, wohin der Patient transferieren will bzw. wie gut er den Stütz bereits beherrscht. Solange er sich auf dem Therapiebett befindet, ist eine Sicherung von hinten möglich.
- Im Kurzsitz und bei allen Transfers befindet sich der Therapeut primär *immer kniend vor dem Patienten* und unterstützt durch Kontakt am Gesäß. Da die Gefahr nach vorne zu fallen größer ist als nach hinten zu kippen, wird dem Übenden dadurch die Angst vor dem Sturz genommen.
- Außerdem wurde beim Gleichgewichtstraining der Stütz nach hinten bereits vorgeübt.
- Zum Abbau der Hilfe stellt sich der Therapeut hinter den Patienten, um an der Hose mithelfen oder ihn eventuell auffangen zu können.

13.6 Transfers

▶ Definition: Transfer bezeichnet jede Art des Ortswechsels, der meist mit einem Höhenunterschied der Unterstützungsflächen einhergeht.

Vorbereitung Der Stütz muss vorher trainiert werden. Obwohl die verwendeten Muskelketten und Bewegungsabläufe gleich bleiben, kommt es infolge der anderen Ausgangspositionen zu veränderten Gelenkstellungen und dadurch zu einer Veränderung der Stellung der Muskelursprünge und -ansätze zueinander.

▶ Beachte:
- Das Prinzip stützende Kette der Arme bei mobilem Rumpf bleibt gleich, doch oft entsteht diese stützende Kette und damit das Punctum fixum für den Rumpf erst dynamisch, z. B. durch den Einsatz des M. triceps.
- Das Prinzip geschlossene Kette mit den Beinen bleibt gleich: Beinstellung und Beintransport sind sehr wichtig.
- Beim Stütz vom Rollstuhl auf ein niedrigeres Niveau müssen die Beine vom Fußbrett auf den Boden gestellt werden.
- Beim Stütz vom Rollstuhl auf ein höheres Niveau bleiben die Beine auf dem Fußbrett.
- Den Bewegungsablauf in Teilaspekte zu zerlegen, bringt eine Erleichterung beim Üben.
- Der Kopf und der Oberkörper sollen sich immer in die Gegenrichtung zum Transferziel bewegen.

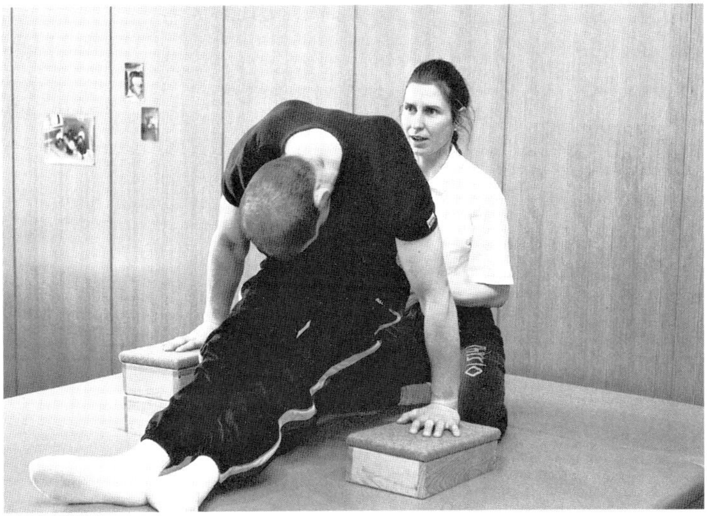

Abb. 13.**19** Stütz im Langsitz mit Stützbank.

Vorübungen

- Im Schneidersitz mit Stützbank unter den Händen das Hochstützen des Körpers sowohl symmetrisch als auch asymmetrisch üben (Erarbeiten der stützenden Kette in der Dynamik).
- Gleiche Ausgangsstellung, Hochstützen des Körpers mit Absetzen des Gesäßes auf die Stützbank (Stütz kombiniert mit Rotation des Rumpfes ist notwendig).

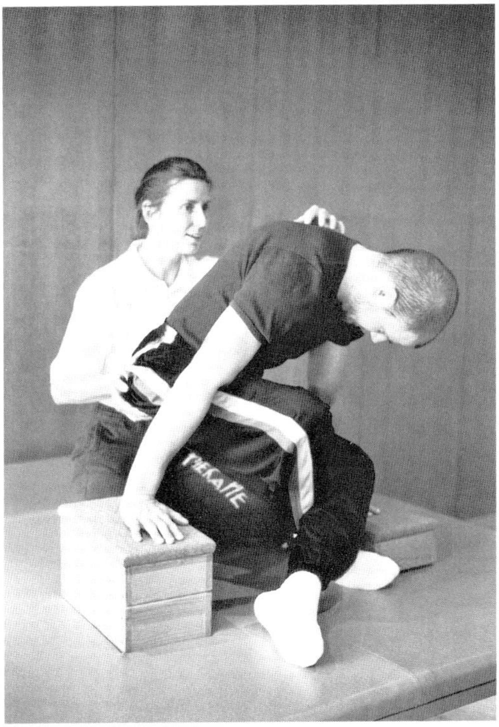

Abb. 13.**20** Stütz mit Stützbank im Schneidersitz.

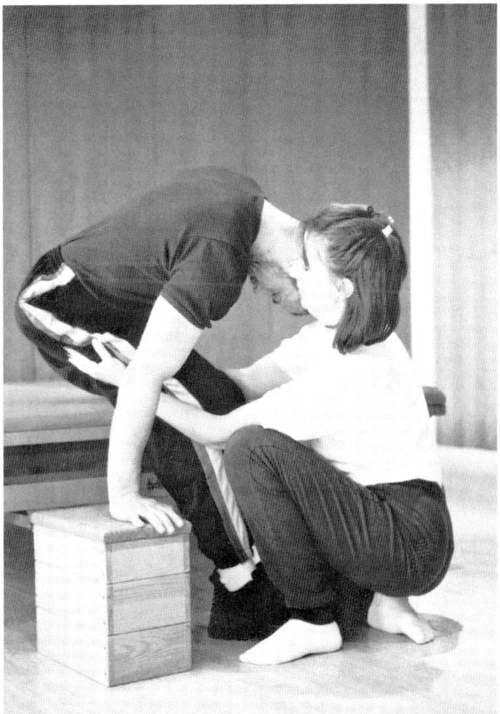

Abb. 13.**21** Vorübung für den Transfer zum Boden.

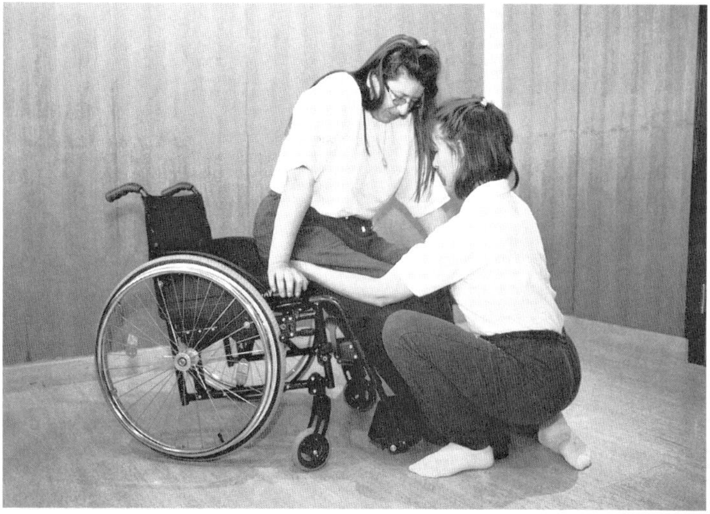
a

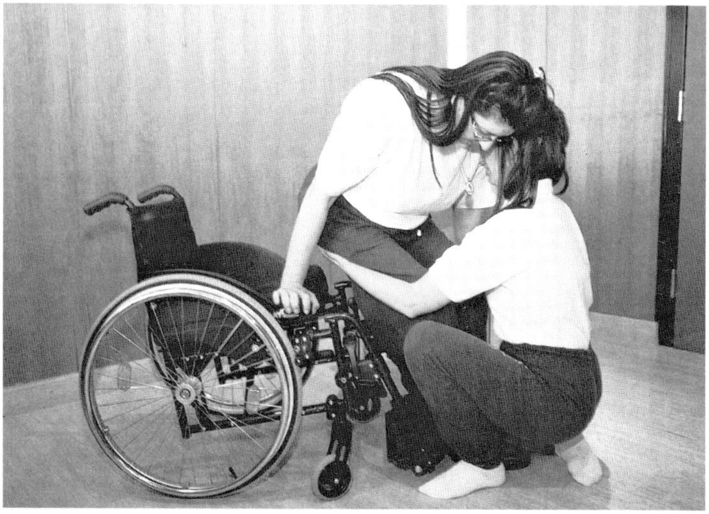
b

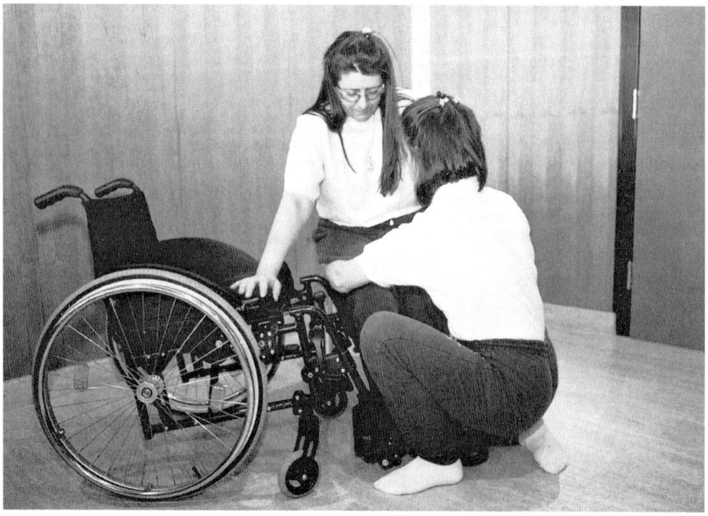
c

Abb. 13.**22 a – c**
Transfer vom Sitz im Rollstuhl zum tiefen Sitz.

- Im Kurzsitz: Arbeit mit den stützenden Armen in Richtung Boden (Gefühl für Vorlage und Tragen des Oberkörpergewichtes wird erarbeitet; Abb. 13.**21**).
- Einzelne Bewegungen zerlegen und üben.

Transfer Rollstuhl – tieferes Sitzmöbel

Ziel Der Patient wird angehalten, auch andere Sitzgelegenheiten als den Rollstuhl zu verwenden, wenn diese nicht zu hart sind.

Ablauf (Abb. 13.**22 a–c**)
- Von vorne auf das Sitzmöbel zufahren, sodass ein stumpfer Winkel zwischen Sitzfläche und Rollstuhl entsteht und den Rollstruhl einbremsen.
- Beide Füße auf den Boden stellen. Dabei sollte die Beinachse bereits an die Drehung, die bei dem Transfer nötig ist, angepasst sein, d. h. die Zehenspitzen zeigen vom Sessel weg.
- Durch einen symmetrischen Stütz im Rollstuhl an die Kante nach vorne stützen.
- Eine Hand mit genügend Abstand (um Platz für das Gesäß zu lassen) am Sitzmöbel positionieren, die andere Hand am Rollstuhl abstützen.
- Den Körper mit asymmetrischem Stütz hochdrücken und das Gesäß in Richtung neuer Sitzfläche drehen.
- Anschließend das Gesäß durch exzentrische Muskelarbeit langsam absetzen.
- *Umgekehrt*: Ausgangsstellung und Bewegungsablauf bleiben gleich, die Füße stehen wieder auf dem Boden.

Hilfestellung des Therapeuten Die Hilfestellung erfolgt von vorne am Boden kniend. Die Knie des Patienten werden gesichert und das Gesäß mit den Händen geführt. Bei exakter Stütztechnik und guter Beinstellung am Boden ist ein Wegrutschen des Rollstuhls beim Transfer nicht gegeben.

Transfer Rollstuhl – Toilette

Ziel Das Entleeren in sitzender Position ist sowohl für den Ablauf als auch für die Psyche des Patienten wichtig. Der Transfer zur Toilette muss auf alle Fälle geübt werden, um mobiler zu sein (Urlaub, Besuch bei Freunden oder im Lokal).

Ablauf (Abb. 13.**23 a** u. **b**)
- Entweder frontal oder in einem Winkel von 90° auf die Toilette zu fahren und den Rollstuhl einbremsen.
- Beide Füße auf den Boden stellen und im Rollstuhl nach vorne stützen.
- Die der Toilette zugewandte Hand auf die weiter entfernte Seite der Toilettenbrille, die andere Hand auf der Sitzfläche des Rollstuhls abstützen.
- Den Körper mit asymmetrischem Stütz hochdrücken und das Gesäß in Richtung Toilette drehen.
- Anschließend das Gesäß durch exzentrische Muskelarbeit langsam absetzen.
- *Umgekehrt:* Der Bewegungsablauf bleibt gleich.

▶ Beachte folgende Fehlerquellen:
  - Das parallele Hinstellen zur Toilette ist falsch! Aus dieser Ausgangsstellung kann kein physiologischer Bewegungsablauf des Transfers erfolgen, der aus einer Hochstütz- und Drehkomponente besteht.
  - Ebenso ist das Verwenden einer Strickleiter oder eines Galgens für den Transfer zur Toilette falsch. Beim Hängen im Hilfsmittel braucht der Patient meist Hilfe, um die Strickleiter in Bewegung zu bringen. Dies entspricht keiner physiologischen Bewegung und ist zudem noch gefährlich (Streifen des Gesäßes am Reifen). Wer über ausreichend große Kraft verfügt, um sich aus dem Rollstuhl hochzuziehen, besitzt auch genügend Kraft zum Erlernen eines Stützes.

Hilfestellung des Therapeuten siehe Transfer Rollstuhl – tieferes Sitzmöbel.

Ist nur noch eine Sicherung nötig, reicht es aus, hinter dem Patienten zu stehen und das Gesäß zu führen. Auch bei Platzmangel kann auf diese Weise Hilfestellung erfolgen (Abb. 13.**24**).

Notwendige Hilfsmittel für die Toilettenausstattung
- Haltegriffe an der Wand;
- Rückenlehne;
- Gepolsterte Sitzauflage, vor allem bei empfindlicher Haut;

▶ Beachte: Bei Intimduschen besteht Verbrennungsgefahr!

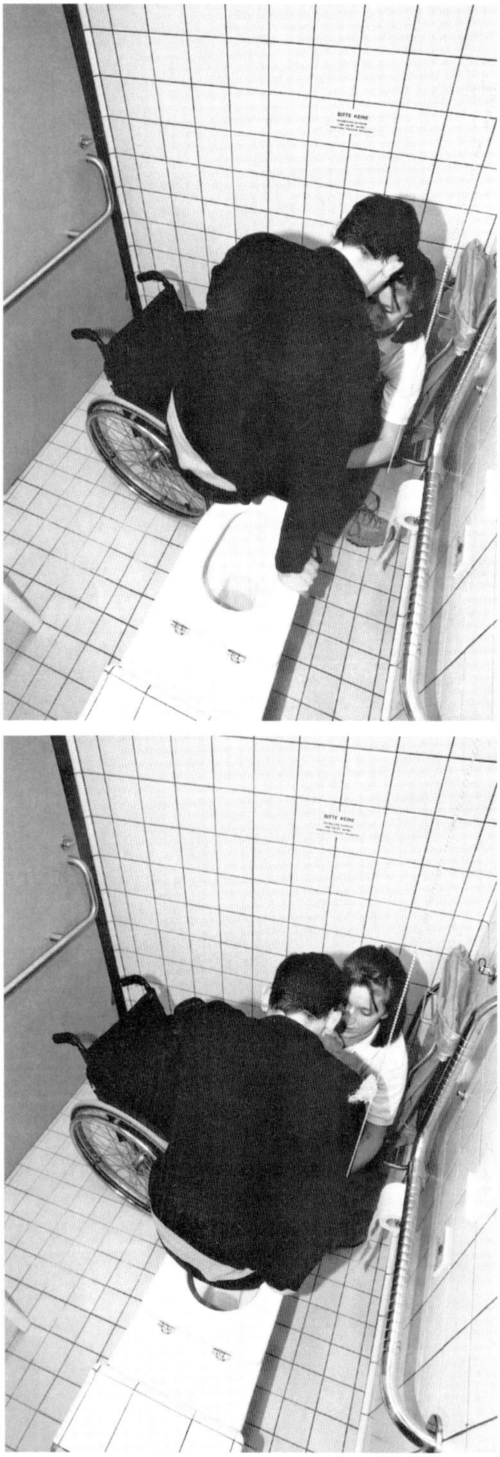

a

b

Abb. 13.**23** **a** u. **b** Transfer von der Toilette zum Rollstuhl.

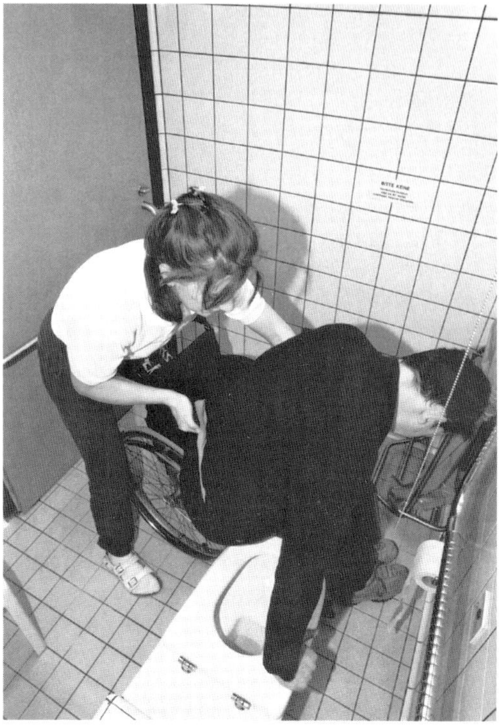

Abb. 13.**24** Sicherung des Patienten durch die Physiotherapeutin.

Transfer Rollstuhl – Auto

Ziel Der selbstständige Transfer auf den Beifahrersitz ermöglicht dem Patienten das Mitfahren, ohne auf Hilfe angewiesen zu sein. Kann der Patient selbst fahren, bedeutet dies einen enormen Freiraum.

Beim Transfer in das Auto gibt es verschiedene Möglichkeiten. Um die optimale Methode herauszufinden, werden mit dem Patienten verschiedene Varianten ausprobiert. Der nachfolgend beschriebene Ablauf ist daher nur ein Vorschlag.

Ablauf (Abb. 13.**25 a–c**)

- Mit dem Rollstuhl leicht schräg auf das Auto zu fahren und den Rollstuhl abbremsen.
- Ein Bein in den Wagen hineinheben, das andere eventuell auf dem Boden abstellen (Fußbrett hochgeklappt).
- Im Rollstuhl so weit wie möglich vorstützen und die Hände platzieren (eine Hand am Autositz, die andere am Rollstuhl abstützen).

- Den Körper mit asymmetrischem Stütz hochdrücken und das Gesäß ins Auto hineindrehen (den Kopf dabei in die Gegenrichtung bewegen).
- Anschließend das andere Bein ins Auto heben, und die Beine in eine spasmushemmende Stellung (Türkensitz) bringen.

Verladen eines faltbaren Rollstuhls

- Die Bremse des Rollstuhls lösen, den Rollstuhl zusammenfalten und mit der Rückenlehne zum Auto drehen.
- Der Patient muss nun auf den Beifahrersitz wechseln und den Fahrersitz nach vorne klappen, um den Rollstuhl an den Rückenlehnengriffen hinter den Fahrersitz zu ziehen.
- Anschließend kann er wieder auf den Fahrersitz zurückkehren.

Verladen eines Rollstuhls mit starrem Rahmen

- Die Hinterräder des Rollstuhls abnehmen (Schnellverschlussräder) und entweder auf den Beifahrer- oder Rücksitz legen.
- Anschließend den Rollstuhlrahmen über den Körper auf den Beifahrersitz ziehen.

Transfer mit dem Rutschbrett Der Ablauf bleibt gleich, wichtig ist nur der Einsatz des Rutschbretts:

- Nach dem Vorrutschen im Rollstuhl das dem Auto nahe Bein auf die Türschwelle stellen und das Rutschbrett unter Bein und Gesäß schieben.
- Anschließend das Bein ins Auto hineinstellen und über das Brett ins Auto rutschen.
- *Umgekehrt:* Zuerst das Rutschbrett positionieren, anschließend die Beine herausheben und wie beim Einsteigen fortfahren.

Hilfestellung des Therapeuten Beim Erlernen des Transfers ist eine Hilfestellung von vorne nicht mehr möglich, daher wird von hinten (Griff am Gesäß) geholfen.

Transfer Rollstuhl – Boden

Ziel Dieser Transfer ist der schwierigste und wird nicht von allen Patienten erreicht. Er sollte jedoch auf jeden Fall mit den Patienten geübt werden, damit zumindest die Ausgangsstellung bekannt ist und Hilfspersonen angeleitet werden können.

Ablauf (Abb. 13.**26 a–c**)

- Den Rollstuhl mit nach vorne gedrehten Vorderrädern platzieren und abbremsen. Im Rollstuhl so weit wie möglich nach vorne rutschen und das Gesäß in die gewünschte Richtung drehen.
- Beide Beine auf den Boden stellen, die Beinachse in den Bewegungsablauf einordnen und mit einer Hand zu Boden greifen.
- Die Bewegung wird durch eine Kopfflexion eingeleitet, das Gesäß mit einer Drehbewegung langsam zu Boden gehoben.
- Die Abwärtsbewegung kann durch den Übergang vom Hand- in den Ellenbogenstütz des oberen Armes abgefangen werden.
- Der Kopf muss während des gesamten Ablaufs in Flexion bleiben.
- *Umgekehrt* (Abb. 13.**27 a–c**):
  - In einem Winkel von 90° zum Rollstuhl setzen und die Beine so weit wie möglich anziehen (Hockposition), damit sie das Körpergewicht übernehmen und als Stütze oder Hebel eingesetzt werden können.
  - Mit einer Hand nahe beim Gesäß am Boden, mit der anderen am Rollstuhlrahmen stützen.
  - Durch die Verlagerung des Körpergewichts beinwärts, kann nun das Gesäß vom Boden gehoben und durch eine Schubbewegung beider Arme – am höchsten Punkt des Stützes – das Gesäß in den Rollstuhl geschoben werden.
  - Erst jetzt löst der Patient die untere Hand und richtet über eine Gewichtsverlagerung zur Seite den Oberkörper auf.

Hilfestellung des Therapeuten Sie ist gleich wie bei den Transfers Rollstuhl – tieferes Sitzmöbel oder Rollstuhl – Toilette.

Eine weitere Ausstiegmöglichkeit besteht darin, sich mit dem Rollstuhl zur Seite fallen zu lassen. Diese Methode ist für viele Paraplegiker die raschere Methode, birgt aber auch einige Verletzungsgefahren: Um den Fall zu bremsen, muss mit einem Arm abgestützt werden und bei zu großem Schwung fällt das Gesäß auf die Unterlage.

Das Einsteigen erfolgt nach der oben beschriebenen Methode.

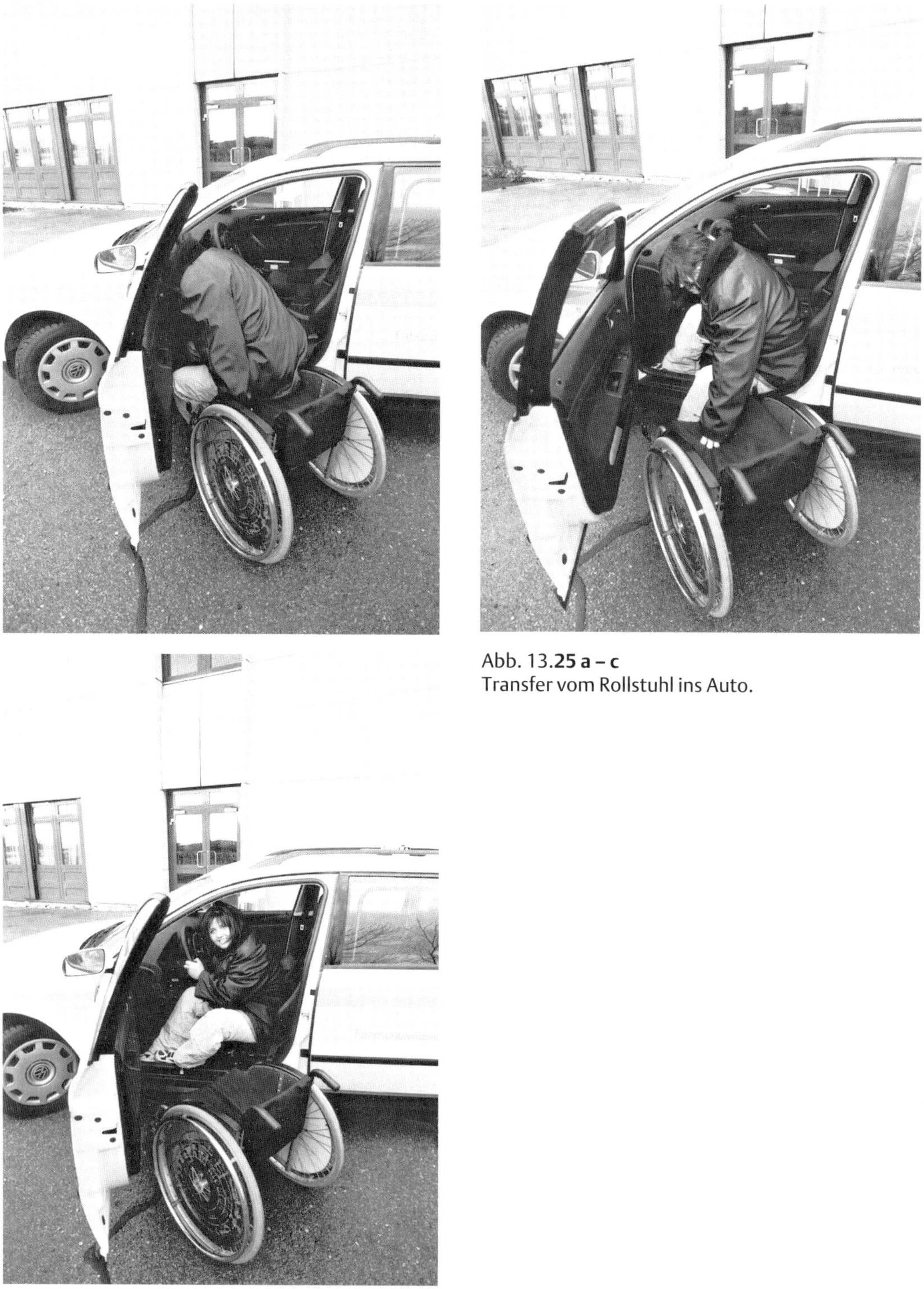

a b c

Abb. 13.**25 a – c**
Transfer vom Rollstuhl ins Auto.

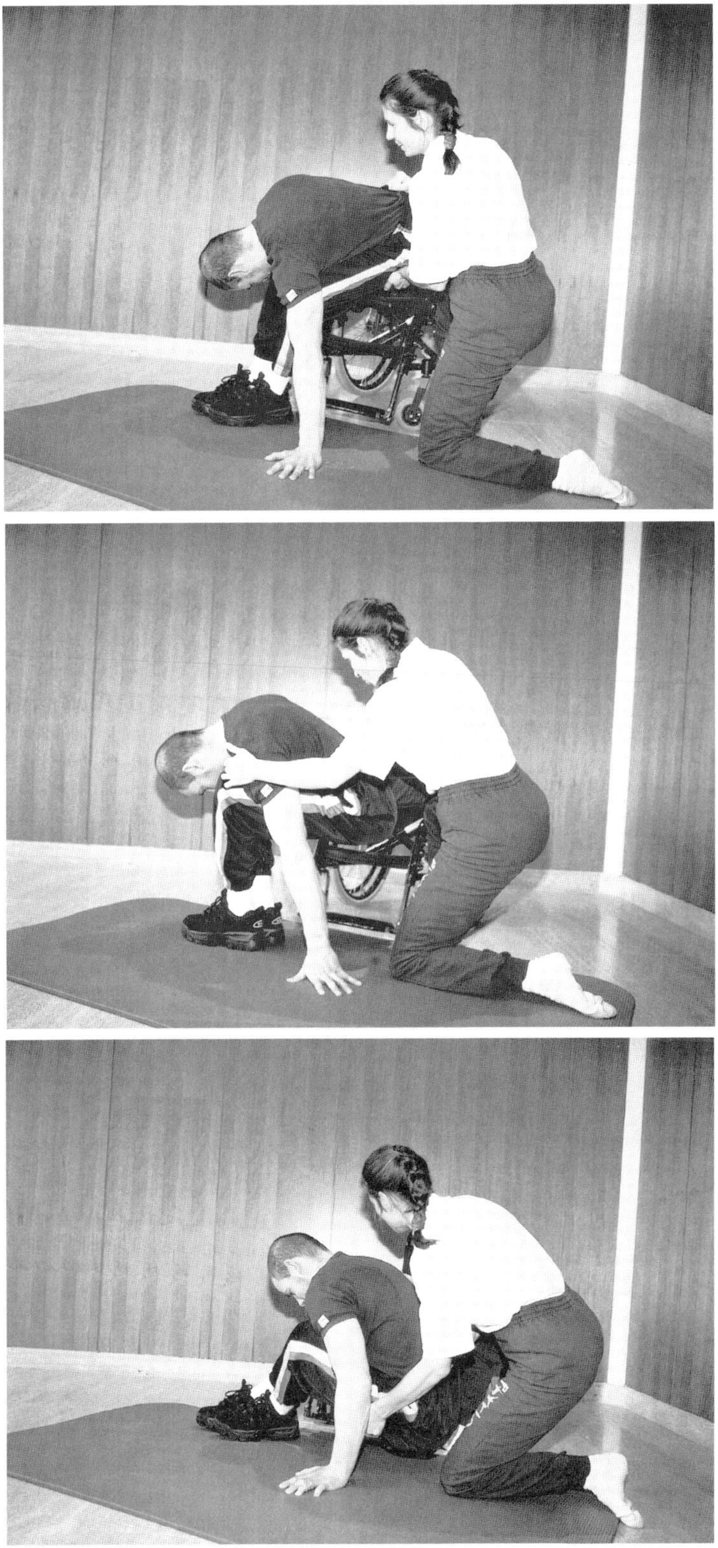

a

b

c

Abb. 13.**26 a – c**
Transfer vom Rollstuhl zum Boden.

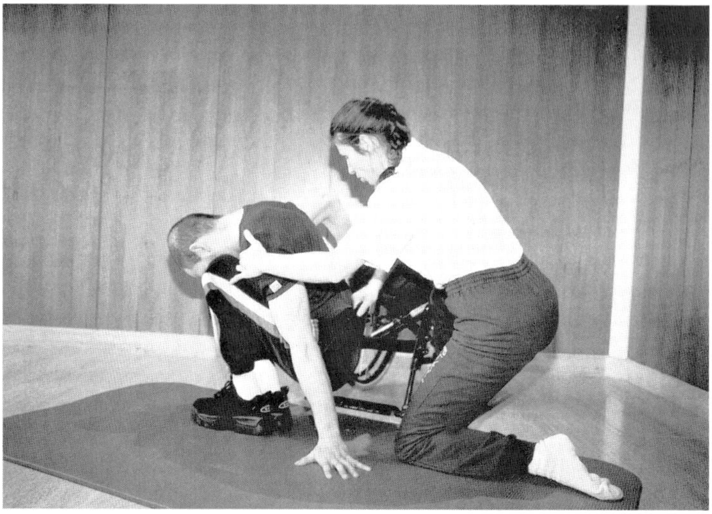

a

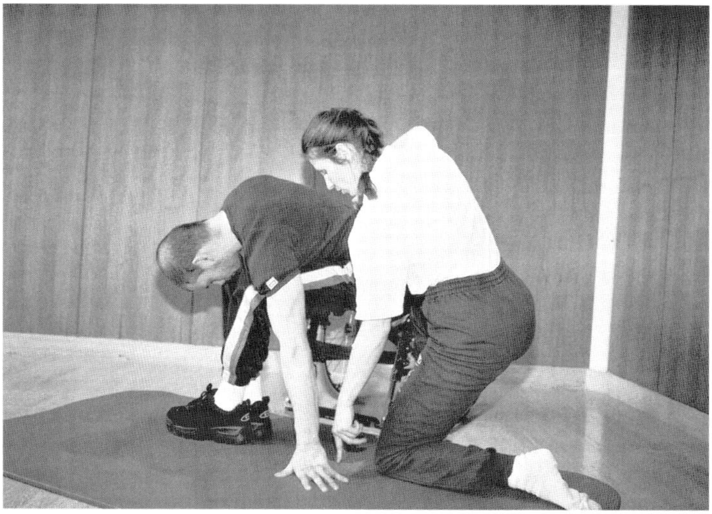

b

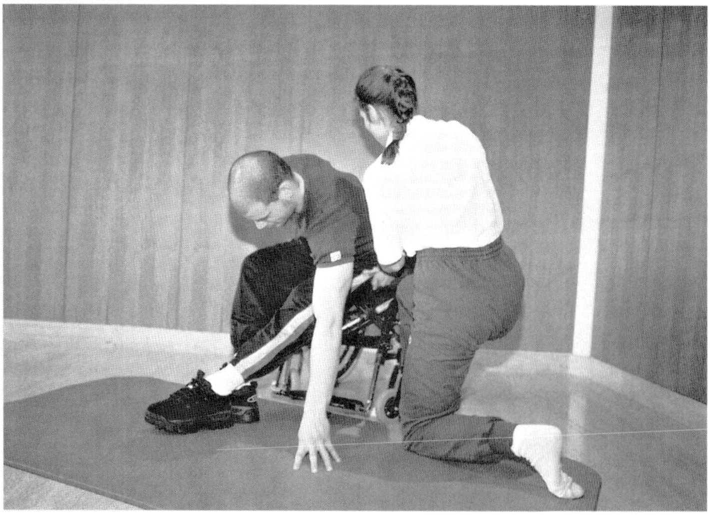

c

Abb. 13.**27 a–c** Transfer vom Boden zum Rollstuhl.

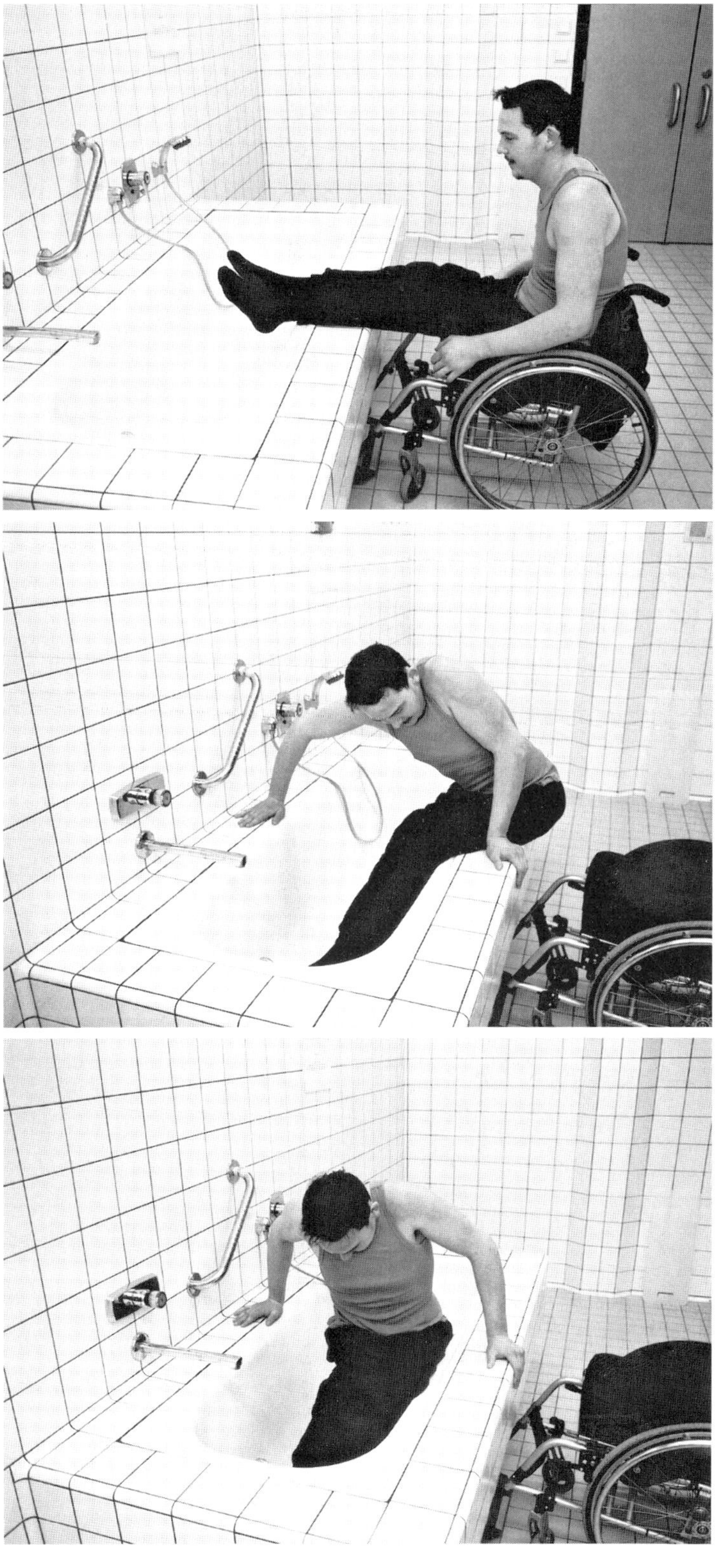

a b c

Abb. 13.**28 a – c**
Transfer vom Rollstuhl in die Badewanne.

Transfer Bett – Duschrollstuhl

Ziel Der Transfer ist für die Selbstständigkeit des Patienten äußerst wichtig, da er Voraussetzung für die tägliche Körperpflege ist. Im Notfall bietet er die Möglichkeit, mit dem Duschrollstuhl über die Toilette zu fahren und den Stuhlgang zu erledigen.

Ablauf

- Duschrollstuhl entweder auf eine Seite des Bettes oder ans Fußende stellen.
- So weit wie möglich an den Bettrand rutschen und beide Beine auf das Fußbrett des gebremsten Duschrollstuhls stellen.
- Eine Hand stützt mit senkrechtem Druck am Rahmen, um das Wegrollen des Rollstuhls zu verhindern, die andere Hand neben dem Gesäß.
- Der weitere Ablauf ist wieder gleich dem Transfer Rollstuhl – tieferes Sitzmöbel.
- *Umgekehrt:* Der Ablauf ist gleich dem Wechsel in den Duschrollstuhl. Da jetzt Rollstuhl und Patient nass sind, ist die Situation jedoch etwas schwieriger.

Hilfestellung des Therapeuten Sie ist gleich wie beim Transfer Rollstuhl – tieferes Sitzmöbel. Zusätzlich sollte das Wegrutschen des Rollstuhls gesichert werden.

Transfer Rollstuhl – Badewanne

Ziel Das Baden ist eine Alternative zum Duschen und stellt eine Möglichkeit zur selbstständigen Körperpflege dar. Auch wenn der Patient zu Hause keine Badewanne besitzt, sollte der Bewegungsvorgang beherrscht werden. Es können immer Situationen eintreten, in denen der Transfer in die Badewanne notwendig wird (z. B. Urlaub).

Ablauf (Abb. 13.**28 a–c**)

- Frontal auf die Wanne zu fahren, beide Beine über den Wannenrand heben und den Rollstuhl abbremsen (Vorsicht: Kippgefahr des Rollstuhls, da die Gewichte verlagert wurden!).
- Im Rollstuhl mit einer leichten Drehung des Gesäßes bis zum Wannenrand vorstützen.
- Mit der einen Hand am gegenüberliegenden, mit der anderen am nahen Wannenrand abstützen.
- Das Gesäß hochdrücken und den Körper langsam in die Wanne absetzen.
- Sollte der Platz nicht ausreichen, um frontal auf die Badewanne zufahren zu können, besteht auch die Möglichkeit bei schräg stehendem Rollstuhl in die Wanne einzusteigen. Auch hier werden zuerst die Beine in die Wanne gehoben, der Patient rutscht anschließend in Richtung Wannenrand und kommt auf dieser zu sitzen. Nachdem er sich auf der gegenüber liegende Seite abgestützt hat, lässt er sich langsam in die Wanne gleiten.
- *Umgekehrt:*
  - Mit beiden Händen an den jeweiligen Wannenrändern hochstützen, bis das Gesäß am Beckenrand abgesetzt werden kann. (Das Hochstützen fällt bei gefüllter Badewanne wegen der Wirkung des Auftriebs leichter.)
  - Das Gesäß rücklings in den Rollstuhl zurückziehen und die Beine aus der Wanne herausnehmen.

Hilfestellung des Therapeuten Von hinten am Gesäß mithelfen.

Hilfsmittel

- Antirutschmatten in der Wanne, die ein Wegrutschen der Füße beim Transfer verhindern;
- Haltegriffe;
- Eventuell Badewannenlift oder Aquatec.

Transfer Rollstuhl – Rollstuhl

Ziel Der Transfer wird beispielsweise beim Sport notwendig, um in das Sportgerät einsteigen zu können und beim direkten Umsteigen vom Rollstuhl in den Dusch- oder Zweitrollstuhl.

Ablauf

- Den Rollstuhl in einem stumpfen oder 90°-Winkel zum Zielrollstuhl stellen, die Fußbretter beider Rollstühle hochklappen und diese abbremsen.
- Entweder beide Füße oder nur ein Bein am Boden, das andere am Zielfußbrett platzieren und im Rollstuhl nach vorne stützen.
- Der weitere Verlauf erfolgt wie beim Transfer auf ein tieferes Möbelstück.
- Der Druck der Arme beim Transfer muss senkrecht erfolgen, um ein Weggleiten des Rollstuhls zu verhindern.

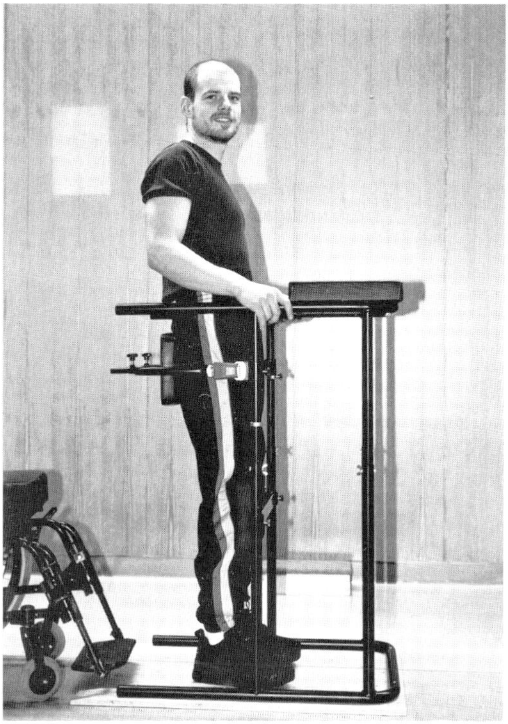

Abb. 13.**29** Stand in einem Stehtisch.

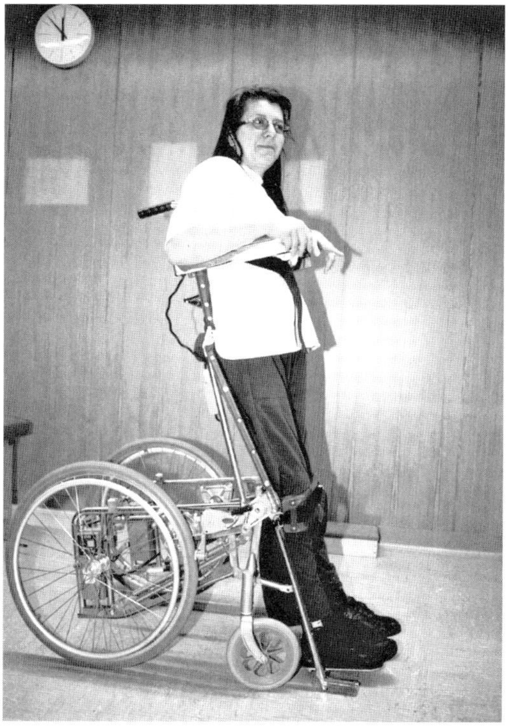

Abb. 13.**30** Elektrohydraulische Aufrichterollstühle.

Hilfestellung des Therapeuten Sie ist gleich wie beim Transfer auf ein tieferes Möbelstück.

13.7 Stehtraining

► Definition: Es bezeichnet in der Spätphase das Stehen im Stehtisch oder mit einem anderen Hilfsmittel (Abb. 13.**29**).

Ziele des Stehtrainings

- Funktionelle Belastung der Knochenstrukturen der langen Röhrenknochen zur Vermeidung von Osteoporose;
- Allgemeines Kreislauftraining und Steigerung des Ausdauervermögens;
- Erhalten der freien Gelenkbeweglichkeit und Dehnung besonders der Hüft-, Knie- und Plantarflexoren der Füße;
- Spasmusreduzierung;
- Gesäßentlastung;
- Psychischer Effekt;
- Positive Beeinflussung der Darmtätigkeit.

Maßnahmen

- Einsatz eines Stehtischs, in dem die Knie und das Becken fixiert werden;
- Mechanische Stehvorrichtungen, die auch zu Hause leicht montiert werden können, z. B. 2 Stangen zwischen den Türrahmen;
- Elektrohydraulische Aufrichterollstühle (Abb. 13.**30**):
  - Vorteile: Der Patient kann jederzeit stehen und ist nicht ortsgebunden. Bei berufstätigen Patienten vergrößert sich die Reichweite.
  - Nachteile: Keine absolute Kontrakturprophylaxe der Hüfte, da keine volle Hüftextension möglich ist. Der Rollstuhl selbst ist in seiner Fahrfunktion sehr eingeschränkt.
- Stützapparate: „*Dorsale Schienen*" (Kap. 18.4, Abb. 18.**8**), in denen die Kniegelenke in einer Extensionsstellung fixiert werden. Voraussetzung für derartige Schienen ist eine kräftige obere Extremität.

Kontraindikationen

Das Stehtraining ist prinzipiell für alle kompletten Querschnittpatienten indiziert. Die einzige Ausnahme bilden ältere Patienten, die bereits mehrere Jahre nicht mehr gestanden sind. Bei diesen ist die Gefahr der fortgeschrittenen Osteoporose derart hoch, dass durch das Stehen und die ungewohnt hohe Belastung der Beine Frakturen verursacht werden können.

Gehtraining

Die Versorgung mit Stützapparaten war vor mehr als 15 Jahren sehr aktuell, kam aber wegen der fehlenden funktionellen Vorteile bald aus der Mode. Neue Untersuchungen (Knochendichtemessung) ergaben, dass ein rein passives Stehen im Stehtisch nicht genügend Reiz für die Knochen bietet, um eine Osteoporose zu verhindern. Dies lässt sich nur durch eine *dynamische Belastung* der knöchernen Strukturen beeinflussen.

Aufgrund dieser Erkenntnisse und dem Wunsch der Patienten, gehen zu können, ist in letzter Zeit wieder eine vermehrte Tendenz zur Schienenversorgung für komplett querschnittgelähmte Patienten zu verzeichnen. Auch hier kommen die *dorsalen Schienen* zum Einsatz.

Das Ziel dabei ist, den Patienten dahin zu bringen, dass er mithilfe eines Barrens oder im besten Fall auch mit 2 Stützkrücken einige Schritte zurücklegen kann. Voraussetzung dafür ist ein Krafttraining für die oberen Extremitäten und ein optimales Ausdauertraining, um der großen Belastung gerecht zu werden. Nur sehr wenige Patienten kommen jedoch für dieses Gehtraining infrage. Durch eine gezielte Elektrostimulation können diese Bemühungen unterstützt werden.

Aufbau des Steh- und Gehtrainings mit Schienen

- Erlernen des selbstständigen Aufstehens aus dem Rollstuhl im Barren;
- Aufbau der Statik im Stand durch Kompensation nicht vorhandener Muskeln (z. B. Schieben des Beckens vor die Körperlängsachse, um das Fehlen des M. glutaeus maximus zu kompensieren, Einsatz des M. latissimus dorsi zur lateralen Stabilisation);
- Üben der Stehbalance;
- Stabilisation des Standes;
- Erlernen des optimalen Einsatzes der Arme und des Schultergürtels;
- Schulung der Dynamik im Barren;
- Aufstehen außerhalb des Barrens;
- Umsetzung der Dynamik außerhalb des Barrens mit 2 Stützkrücken.

▶ Beachte: Das Gehtraining erfüllt rein therapeutische Zwecke und darf nicht als Schritt zum Gehen betrachtet werden!

Ausgenommen sind sehr tiefe Läsionen (L 2/3 und tiefer). Die Betroffenen sind meist aufgrund der vorhanden Muskulatur mithilfe einfacher Hilfsmittel in der Lage, ein mehr oder weniger ökonomisches Gangbild zu erarbeiten. Ihr Training ist dem Training von inkomplett querschnittgelähmten Patienten gleichzusetzen.

▶ Beispiele:
- *L 2:* Das Gehen mit langen Beinorthesen und Unterarmstützkrücken ist möglich. Das Fehlen der dorsalen Muskelkette führt jedoch zu einer schlechten Standbeinphase und zur Hyperlordosierung (ausgelöst durch den M. iliopsoas) der LWS.
- *L 3:* Das Gehen mit Stützapparaten, eventuell ohne Kniegelenksperre, ist möglich. Da die Glutaealmuskulatur fehlt, ist eine Fixation des Beckens und der Hüfte nicht durchführbar. Als Folge der immer noch nicht arbeitenden dorsalen Kette kommt es zu einer Überstreckung im Kniegelenk ohne Kniestabilität.
  Der Vorfuß kann nicht gegen die Schwerkraft gehoben werden, daher ist eine *Peronäusschiene* notwendig.
  Das Gehen ist für den Patienten noch immer ein großer konditioneller Aufwand und als Fortbewegungsmittel unökonomisch. Deshalb ist er im Rollstuhl weniger „behindert" als beim Gehen.
- *L 4:* Der Vorfuß kann zwar gehoben werden, doch ist die Statik wegen der fehlenden dorsalen Muskulatur nach wie vor problematisch. Das Gehen ohne Peronäusschiene ist möglich.
- *L 5:* Die Glutaealmuskulatur ist noch nicht innerviert und daher die Beckenstabilisation nach wie vor problematisch. Die Dorsalextension sowie die Pro- und Supination des Vorfußes können aktiv durchgeführt werden, sodass eine Peronäusschiene nicht mehr notwendig ist. Der Fuß ist in medialer und lateraler, nicht aber in dorsaler Richtung stabilisiert.

Durch das Fehlen des M. triceps surae ist kein Abrollen möglich.
- *S 1/2:* Die Glutaealmuskulatur ist innerviert, sodass auch ein normales Gangbild erreichbar ist.

13.8 Krafttraining

Das Krafttraining bietet eine Grundlage, um vorhandene *Muskelkraft* zu erhalten oder sogar zu steigern. Im Unterschied zum physiotherapeutischen Muskeltraining werden hier sehr wohl einzelne Muskeln oder Muskelgruppen gesondert trainiert, ohne sie unbedingt in eine Muskelkette einzugliedern.

▶ Beachte: Es gelten die allgemein gültigen Regeln der Trainingslehre!

Ziel ist ein Training in den Bereichen *Kraft* und *Kraftausdauer*. Dabei werden folgende Trainingsarten unterschieden:

Kraftausdauertraining

Ziele Verbesserung der Ausdauer, Kraft und Kondition.

Methodik
- Einsatz leichter Gewichte;
- Mehrfache Wiederholung (20–30);
- Viele Serien (10–12);
- Kurze Serienpausen (2–3 min).

Maximalkrafttraining

Ziele Vergrößerung des Muskelumfangs, der Schnell- und der Maximalkraft.

Methodik
- Einsatz schwerer Gewichte;
- Wenige Wiederholungen (6–8);
- Wenige Serien (6);
- Lange Pausen (8–10 min);
- Pyramidentraining

Aufbau eines Krafttrainings

- Aufwärmen durch Rollstuhltraining oder Gymnastik;
- Dehnen der Muskulatur;
- Eigentliches Krafttraining;
- Abkühlen durch Gymnastik oder Rollstuhlfahren;
- Dehnung der Muskulatur.

Verwendet werden dabei alle Geräte, die in einem Fitnessraum zur Verfügung stehen, sofern sie vom Rollstuhl aus bedient werden können. Bei mobilen Paraplegikern ist ein Ortswechsel unter Berücksichtigung der jeweiligen Unterlagen zur Vermeidung von Hautverletzungen durchaus möglich. Der Einsatz von Kleingeräten bereitet keine Probleme.

13.9 Rollstuhltraining

siehe Kap. 15.

13.10 Sporttherapie

Im Rehabilitationszentrum bildet die Sporttherapie die Grundlage für den Behindertensport, den der Patient später eventuell ausübt. Dazu zählen das Rollstuhl-, Konditions- und Krafttraining sowie die Wassertherapie.

Vorteile
- Gruppendynamik;
- Soziale Integration;
- Vorbereitung auf Behinderten- und Wettkampfsport.

Rollstuhltraining

siehe Kap. 15.

Konditionstraining

Ziele
- Verbesserung des Bewegungsumfangs im Rollstuhl: Spiele, Gymnastik, Stretching;
- Kraftverbesserung: z. B. Zirkeltraining;
- Verbesserung der Ausdauer: z. B. Langstreckenfahren, Schwimmen;
- Erhöhung der aeroben Kapazität: z. B. Intervalltraining;
- Verbesserung der Koordination und Reaktion: z. B. verschiedene Spiele;
- Geschicklichkeitstraining: z. B. Spiele.

Kontraindikationen
- Organische Erkrankungen des Herz-Kreislauf-Systems und der Atmungsorgane;
- Mangelnde Motivation;
- Blutdruckschwierigkeiten, besonders in der Frühphase.

Krafttraining

siehe Kap. 13.8.

Wassertherapie

Ziel Das Erlernen eines an die Behinderung angepassten Schwimmstils, der möglichst ohne Hilfsmittel ausgeführt werden kann.

Vorteile
- Spezifische Wirkungen des Wassers: Auftrieb, Trägheit, hydrostatischer Druck, Sogwirkung, Turbulenzen, Temperatur;
- Herz-Kreislauf-Stimulation und Durchblutungsförderung (hydrostatischer Druck);
- Stimulation der Atmung (hydrostatischer Druck);
- Ödembekämpfung (hydrostatischer Druck);
- Spasmusreduktion bei entsprechender Wassertemperatur (ca. 30°);
- Entspannung;
- Vergrößerung des Bewegungsumfangs außerhalb des Rollstuhls;
- Erleichterung von Bewegungen (Auftrieb);
- Kräftigung (Auftrieb);
- Erhöhte Bewegungsstabilität (Trägheit);
- Psychischer Faktor, da der Patient in der Lage ist, sich ohne Rollstuhl fortzubewegen.
- Mehr Möglichkeiten der Freizeitgestaltung;
- Ausdauertraining bei regelmäßigem Schwimmen;
- Hautentlastung.

Indikationen
- Verbesserung der Aufrichtung und Haltung;
- Üben der Kopf- und Rumpfkontrolle;
- Tonusregulation;
- Erlernen eines Schwimmstils;
- Training des Herz-Kreislauf-Systems;
- Psychische Faktoren.

Kontraindikationen
- Dekubitalgeschwüre oder andere offene Wunden;
- Epilepsie;
- Harnwegsinfekte;
- Übergroße Angst des Patienten;
- Herz-Kreislauf-Erkrankungen (eventuell nach Rücksprache mit dem Arzt möglich).

Methode Es bietet sich die Halliwick-Methode an (Wassergymnastik-Prinzipien nach James McMillan).

Die Ursache für einen Gleichgewichtsverlust an Land erfolgt durch das Verlagern des Schwerpunkts außerhalb der Unterstützungsfläche bzw. bei zu kleiner oder bewegter Unterstützungsfläche. Im Wasser ergibt sich ein Gleichgewichtsverlust, wenn sich die Schwerkraft und die Auftriebskraft nicht im Lot befinden bzw. durch asymmetrische Verspannungen, Spasmen oder Muskelverkürzungen des Patienten.

Die Antworten bei Gleichgewichtsverlust an Land sind entweder reflexartige rasche Reaktionen, wie z. B. protektive Extension oder der Sturz. Im Wasser führt der Verlust des Gleichgewichts zu Körperrotationen (vertikale, laterale, kombinierte Rotation).

Die Anpassung der Gleichgewichtsreaktionen vom Land an das Wasser ist ein Lernprozess. Rasche Gleichgewichtsreaktionen, wie z. B. der Schutzschritt, sind im Wasser kein Übungsziel.

McMillan hat die Gleichgewichtsreaktionen im Wasser therapeutisch genutzt. Dabei besteht das Ziel darin, die Reaktionen zu minimieren. Der Patient soll lernen, Asymmetrien zu spüren und bei drohendem Gleichgewichtsverlust mit Rotationen zu antworten. Dies bedeutet ein Üben von Gegenrotationen und Rumpfstabilisation im Sinne einer Gleichgewichtsübung im Wasser.

Es kommt nicht darauf an, wie schnell ein Querschnittpatient schwimmen lernt, sondern darauf, dass er im Wasser Sicherheit erlangt und jeder Situation gewachsen ist. Hilfsmittel kommen nicht zum Einsatz. Viele Körperbehinderte leben in einer Welt von Hilfsmitteln, im Wasser sollen sie die Kräfte dieses Mediums ohne Hilfsmittel kennen lernen. Da der Patient unter Wasser nicht atmen kann, muss er lernen, eine sichere Atemposition einzunehmen. Im Wasser befindet sich der Mensch immer im labilen Gleichgewicht.

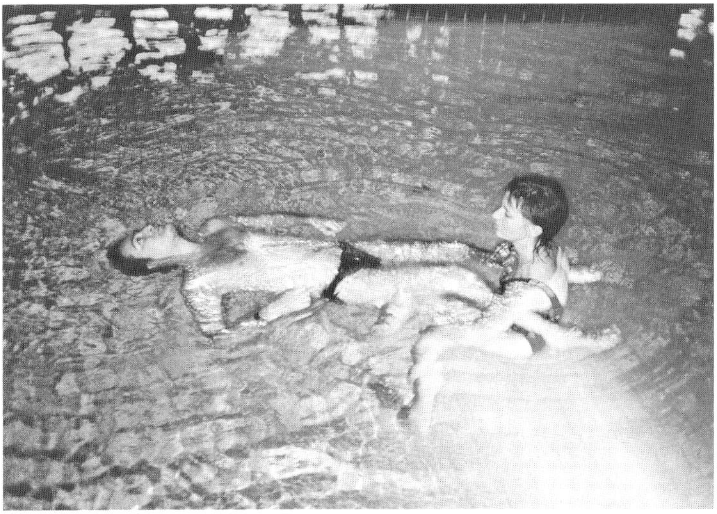

Abb. 13.**31** Der Patient wird von der Physiotherapeutin durch das Wasser gezogen.

Aufbau

- Ziehen des Patienten durchs Wasser: Tonussenkung, Angstabbau, Spüren von Wasserlage und Asymmetrien (Abb. 13.**31**);
- Wassergewöhnung: Ausatmen ins Wasser, Kopf unter Wasser, kurz untertauchen;
- Sitz im Wasser: Aufrichtung, Stabilisation, Kopf-Rumpf-Kontrolle (Abb. 13.**32**);
- Vertikale Rotation: vom Sitz in die Rückenlage und zurück (Abb. 13.**33**);
- Wasserlage in Rückenlage: Erreichen einer stabilisierten ruhigen Rückenlage;
- Laterale Rotation: Stabilisation;
- Kombinierte Rotation: Greifen zum Beckenrand;
- Floating und erste Fortbewegung in Rückenlage: der Schwimmstil „10 vor 2“ (Heben der Arme aus dem Wasser neben dem Körper und Eintauchen der Arme mit ca. 120° Grad Abduktion) ist auch für Tetraplegiker geeignet (Abb. 13.**34**).

Diese Form der Fortbewegung ermöglicht dem Patienten, eine neue Art der Sport- und Freizeitgestaltung. Zusätzlich zum Herz-Kreislauf-Training, zur allgemeinen Muskelkräftigung sowie zur Haltung und Gleichgewichtsschulung ermöglicht das Schwimmen eine soziale Einbindung.

Hippotherapie

Durch ihre spezielle Wirkung fand die Hippotherapie (Reittherapie) den Einzug in die Behandlung querschnittgelähmter Patienten.

Ziele

- Gleichgewichtsschulung, z. B. durch Verkleinerung der Unterstützungsfläche im Sattel gegenüber dem Rollstuhl, da die Rücken- und Armlehnen wegfallen und die 90°-Hüftflexion aufgegeben wird; durch Tempoveränderungen (anreiten, stehen bleiben), Richtungswechsel (umdrehen, zurückgehen) des Pferdes, Bewegungsaufträge,
- Spasmusreduktion: Durch den breiten Rücken des Pferdes und der damit verbundenen starken Abduktionsstellung der Beine in den Hüftgelenken kommt es zu einer Herabsetzung der Adduktorenkrämpfe während und nach der Therapie;
- Stimulation von Herz,- Kreislauf,- Blasen- und Darmtätigkeit;
- Haltungsschulung: Durch entsprechende Richtungswahl und die dadurch entstehenden Fliehkräfte lässt sich bei skoliotischen Patienten eine Aufrichtung der Wirbelsäule erreichen;
- Verbesserung des Gangbildes durch die dreidimensionalen Bewegungen des Pferderückens, die auf das Becken des Reiters übertragen werden und unserem tatsächlichen Gangbild entsprechen;
- Psychische Komponenten.

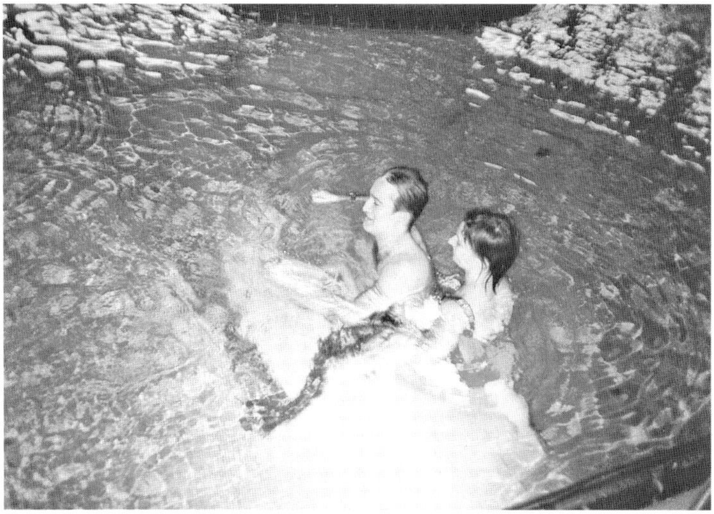

Abb. 13.**32**
Sitz im Wasser.

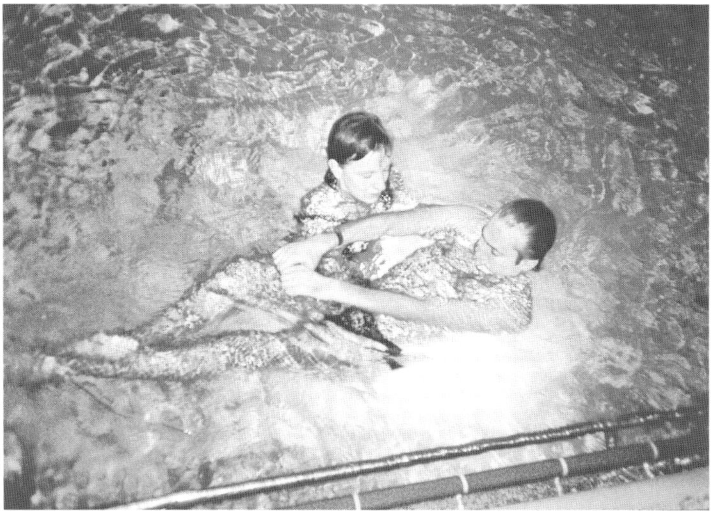

Abb. 13.**33**
Vertikale Rotation.

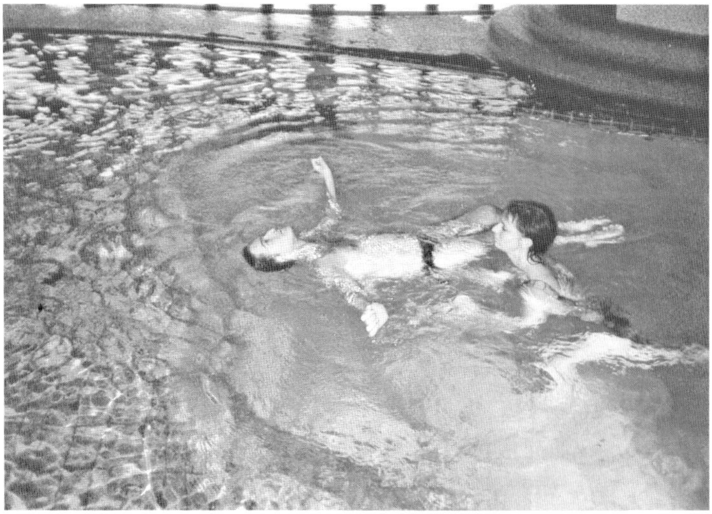

Abb. 13.**34**
Schwimmen in Rückenlage.

Es werden folgende 2 Arten der Hippotherapie unterschieden:

- *Passive Therapie:* Der Patient sitzt passiv auf dem Pferd und lässt sich bewegen. Seine Hauptaktion besteht in der Erhaltung des Gleichgewichts.
- *Aktive Therapie:* Es kommen zusätzlich physiotherapeutische Übungen hinzu.

Aufbau Jede Reitstunde wird mit der passiven Hippotherapie begonnen, damit sich der Patient an das Pferd gewöhnen kann. Anschließend wird versucht, mit der aktiven Hippotherapie am jeweiligen Problem des Patienten zu arbeiten (z.B. Haltungskorrektur, Gleichgewicht).

Durchführung Vorwiegend kommen Islandponys zum Einsatz, da sie relativ klein sind und trotzdem einen breiten Rücken besitzen. Die Ponys beherrschen neben den 3 bekannten Gangarten noch den „*Tölt*" (zwischen Schritt und Trab mit rascher Fußfolge), der eine sehr sanfte, schonende Gangart darstellt. Dabei bleibt der Viertakt des Schrittes erhalten, während sich das Tempo erheblich steigert. Die Bewegungen in der Wirbelsäule eines Pferdes werden beim Tölt schneller widerlagert als beim Schritt. Dadurch wird die Sitzhaltung des Reiters ausgeglichener und schädliche Stöße auf die Wirbelsäule des Patienten vermieden.

Je schneller das Pferd töltet, desto ruhiger werden die Bewegungen sowohl beim Pferd als auch beim Reiter. Da dies beim Trab oder Galopp nicht der Fall ist, kommt in der Therapie der Tölt zum Einsatz.

In der Hippotherapie eingesetzte Pferde benötigen ebenso wie die Therapeuten eine spezielle Ausbildung. Zudem müssen es ruhige Pferde mit gutmütigem Charakter sein, die weder schreckhaft sind noch auf Beindruck reagieren (Spasmen!).

Für die Therapie ist eine Rampe erforderlich, die mit dem Rollstuhl befahren werden kann, um mit dem Pferderücken auf gleicher Höhe abzuschließen. Zur Durchführung eines Transfers auf das Pferd muss der Patient eine Stützaktivität aufweisen (Tetraplegiker benötigen teilweise einen Spezialsattel).

Das Pferd wird vom Besitzer geführt und rechts und links von 2 Therapeuten begleitet, die den Patienten sichern. Je nach Zielsetzung werden nach der passiven Therapie die Gangart und die Fortbewegungsrichtung des Pferdes gewählt. Der Abstieg vom Pferd erfolgt wie der Aufstieg über die Rampe mit Transfer in den Rollstuhl. Die Dauer einer Reitstunde beträgt ca. 20–25 Minuten.

Kontraindikationen

- Dekubitalgeschwüre am Gesäß oder den Beinen;
- Stark Dekubitus gefährdete Patienten;
- Bluthochdruck;
- Anfallsleiden;
- Hüftgelenkprobleme;
- Instabile Wirbelsäulenverletzungen;
- Wirbelsäulenerkrankungen mit knöchernen Veränderungen;
- Durch POA (Weichteil- und Gelenksverknöcherungen; siehe Kap. 6.4) hervorgerufene Kontrakturen;
- Unüberwindbare Angst.

13.11 Zusatztherapien

Elektrotherapie

Die Elektrotherapie wird zur *Schmerzbehandlung* und *Durchblutungssteigerung* eingesetzt. Welche Stromformen (Mittelfrequenz, Ultraschall) verordnet werden, hängt von der Schmerzursache ab und gleicht der Behandlung bei nichtquerschnittgelähmten Patienten.

Schmerzursachen

- Überlastungsschmerz;
- Schmerzen durch Zusatzverletzungen (Sehnenrupturen, Frakturen);
- Muskelverspannungen;
- Hypersensibilitätsschmerz.

Günstig ist die Anwendung der gewählten Stromform in Serien. Diese sollte aus 10 bis maximal 20 Behandlungen bestehen. Tritt keinerlei Verbesserung des Schmerzzustands ein, so ist die *Wahl der Stromart* neu zu überdenken, anstatt die *Behandlungsdauer* zu verlängern. Erfahrungsgemäß tritt bei richtiger Stromwahl ab der 7. Behandlung eine Verbesserung ein.

Durch die Sensibilitätsstörungen in den gelähmten Körperabschnitten ist es ratsam, *niederfrequente Stromformen* nur mit Vorsicht einzusetzen. Durch ihre hohe Hautbelastung besteht die Gefahr von Hautirritationen und -defekten.

Die *Kräftigung* vorhandener Muskeln mittels Elektrotherapie (z. B. Schwellstrom) ist bei Paraplegikern nicht das Ziel und sollte eher durch ein aktives Krafttraining erreicht werden. Die Kräftigung der Muskulatur in gelähmten Körperabschnitten, im Sinne einer Vergrößerung des Muskelumfangs mit den herkömmlichen Stromformen entspricht ebenfalls nicht der Zielsetzung. Dafür werden individuell angepasste Schwellströme benötigt, die von Standardgeräten nicht produziert werden können (Kap. 19).

Balneotherapie

Die Anwendungspalette der Balneotherapie reicht von der klassischen Massage bis hin zu Unterwasser- und Wärmebehandlungen (z. B. Fango).

Ziele
- Durchblutungssteigerung;
- Schmerzbekämpfung;
- Ödembehandlung;
- Lösung von Verspannungen;
- Entspannung.

Durch die Haltungsproblematik treten sehr oft schmerzhafte Verspannungen besonders im Rücken auf, die nur schwer zu beeinflussen sind. Eine gezielte Behandlung zur Schmerzlinderung ermöglicht dem Patienten, das Training fortzuführen.

Ergotherapie

Der Einsatzbereich der Ergotherapie besteht beim Paraplegiker hauptsächlich im *Anziehtraining* und dem Training der *Alltagsfunktionen* (Activities of daily life – ADL). Bei jungen und geschickten Patienten genügt meist ein einmaliges Vorzeigen der Bewegungsabläufe oder Tätigkeiten, um diesbezüglich selbstständig zu werden.

Anders verhält es sich bei älteren oder höher gelähmten Paraplegikern. Hier müssen regelmäßig Alltagssituationen geschaffen werden, um den Patienten die nötige Routine zu geben (z. B. tägliches Ankleiden am Morgen, Duschen, Kochen).

Bei allen Funktionen ist ein Ergotherapeut zugegen, der dem Patienten mit Tipps und Tricks zur Seite steht, bis er den Ablauf selbstständig beherrscht.

Arbeitstherapie

Die Arbeitstherapie kommt vorwiegend ab dem 2. Drittel der Rehabilitation zum Einsatz und bereitet den Patienten auf ein eventuelles Arbeitsleben vor. Dazu gehören Tischler-, Metall- oder Gartenarbeiten, Töpfern und EDV.

Ziele
- Selbstständiges Arbeiten;
- Schulung handwerklicher Fähigkeiten;
- Arbeiten vom Rollstuhl aus;
- Arbeiten über einen bestimmten Zeitraum (2–3 Stunden);
- Einhalten vorgegebener Zeiten;
- Beschäftigung die gemeinsam mit den anderen Therapien tagfüllend ist.

Unterstützende Therapien

Gerade in den letzten Jahren ist die Anwendung von Alternativtherapien in allen Behandlungsbereichen stark gestiegen. Welche Methoden zum Einsatz kommen, hängt vom jeweiligen Therapeuten ab und richtet sich nach der Zielsetzung.

▶ Beispiele:
- *Akupunktur:* Schmerzbekämpfung, Spasmusreduktion;
- *Akupunktmassage (APM):* Spasmusreduktion, allgemeine Entspannung;
- *Fußreflexzonenmassage:* Verbesserung der Darmtätigkeit, Spasmusreduktion;
- *Manuelle Lymphdrainage:* Reduktion von Ödemen, Behandlung von Dekubitalgeschwüren;
- *Shiatsu:* Entspannung, Schmerzbekämpfung;
- *Osteopathie:* Schmerzbekämpfung, Haltungskorrektur.

14 Physiotherapie in der „Spätphase" bei Tetraplegikern

Therapiemaßnahmen

- Passives Bewegen;
- Muskeltraining;
- Gleichgewichtstraining;
- Lagewechsel;
- Stütztraining;
- Training verschiedener Transfers;
- Stehtraining;
- Krafttraining;
- Rollstuhltraining;
- Sporttherapie;
- Zusatztherapien.

Die *Atemtherapie* wird bei Bedarf weitergeführt. Meist ist dies auch bei Tetraplegikern nach der Mobilisation nicht mehr nötig. Lediglich bei sehr hohen Läsionen und bei Komplikationen (z. B. Erkrankungen des Patienten, unerwartete Liegephasen) muss auf die Atemgymnastik zurückgegriffen werden.

Es gilt jedoch zu betonen, dass für alle Tetraplegiker die Atemtherapie als Prophylaxe für Spätschäden und als Sprechtraining zu empfehlen ist. Gerade die Probleme der Kurzatmigkeit und Stimmlautstärke lassen sich durch ein gezieltes Training positiv beeinflussen.

Die Durchführung der *Lagerung* bleibt bei unselbstständigen Patienten gleich. (Kap. 11). Selbstständige Patienten werden zur Selbstlagerung angehalten, wobei ein dreistündiges Umlagern meist nicht mehr zwingend notwendig ist.

14.1 Passives Bewegen

Besonders bei sehr *hohen, unselbstständigen Tetraplegikern* ist das passive Bewegen zeitlebens eine wichtige Therapiemaßnahme. Da der Aktionsradius dieser Patienten durch die fehlende Muskelinnervation massiv eingeschränkt ist, bedeutet das passive Bewegen sehr oft die einzige körperliche Aktivität (Kap. 11.2).

Ziele des passiven Bewegens

- Kontrakturprophylaxe;
- Thromboseprophylaxe;
- Dekubitusprophylaxe;
- Erhaltung der Gelenkbeweglichkeit;
- Schulung der Körperwahrnehmung;
- Selbstmanagement des Beintransports;
- Selbstständigkeitstraining.

Durchführung des passiven Bewegens

Das passive Bewegen soll auch hier so bald wie möglich vom Patienten selbst oder – bei unselbstständig bleibenden Patienten – von Angehörigen oder Hilfspersonen übernommen werden.

► Beachte:
  - Spitzfußprophylaxe;
  - Hüftflexionskontrakturprophylaxe;
  - Vermeidung des Überdehnens der ischiokruralen Muskulatur;
  - Bewegen in tonusregulierenden Richtungen (Abb. 14.**1**);
  - Erhaltung der Funktionshand.

14.2 Muskeltraining

Muskelkräftigung

Ziel der Muskelkräftigung ist es, die innervierte Muskulatur der oberen Extremitäten optimal aufzutrainieren, da dies die einzig aktiv einsetzbaren Muskeln sind. Eine kräftige Muskulatur stellt die Grundvoraussetzung für die Selbstständigkeit eines Patienten dar.

Da aufgrund der fehlenden Finger- und Rumpffunktionen – vor allem zu Beginn der Rehabilitation – ein selbstständiges Üben des Patienten nur sehr eingeschränkt möglich ist, spielt die Muskelkräftigung mit dem Physiotherapeuten eine entscheidende Rolle. Trotzdem soll das Training später durch ein Krafttraining

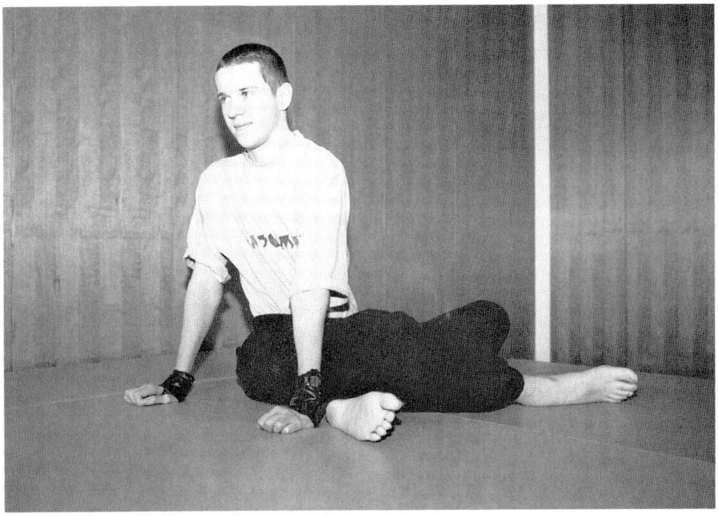

Abb. 14.1 Selbstständiges Bewegen des Tetraplegikers sub C 6.

in der Kraftkammer ersetzt werden, um die erzielte Muskelkraft zu erhalten.

Mögliche Übungen:
- Gezieltes Üben der schwächeren Antagonisten (wegen der unterschiedlichen Innervation wird z. B. der M. biceps immer kräftiger als der M. triceps sein);
- Üben der schwächeren Bewegungsmuster (z. B. Flexion/Adduktion/Außenrotation);
- Üben von Trickbewegungen;
- Üben mit dem Theraband oder Hanteln in den PNF-Diagonalen zur Schulung der Koordination;
- Üben in stütznahen Ausgangsstellungen, wie z. B. Bauchlage;
- Üben in schwierigeren Gleichgewichtssituationen.

Irradiation

Auch hier wird mittels der noch verbliebenen kräftigen Muskeln durch Weiterleiten von Muskelspannungen auf schwächere Muskelgruppen eingewirkt. Diese Art der Irradiation dient den Bewegungsübergängen, indem Muskelketten aktiviert werden, die in den gelähmten Körperabschnitten beispielsweise durch Dehnung eine Tonusänderung initiieren.

Maßnahmen

Einsatz von kräftigen Muskeln der oberen Extremität

Da bei allen Tetraplegikern die Arme mehr oder weniger mitbetroffen sind, ist die Irradiation über die obere Extremität nur begrenzt möglich. Sie beschränkt sich meist darauf, die kräftigsten Muskel einer bestimmten Bewegung mit Trickbewegungen (z. B. Schwung) zu kombinieren, damit daraus eine Bewegung oder ganze Bewegungsabfolgen entstehen. Über die Wahl der anzuwendenden Technik entscheidet der Therapeut.

▶ Beispiel PNF: Muster Extension/Adduktion/Innenrotation: Durch das korrekt ausgeführte Muster, das alle Bewegungskomponenten berücksichtigt, und die entsprechende Kopfbewegung in eine Flexion, wird der kräftige M. pectoralis aktiviert, der in Verbindung mit der Bauchmuskulatur steht. Durch den Kraftaufbau in der oberen Extremität gelangt die Spannung bis in die Muskelkette.

▶ Beachte: Auch hier kommt es bei überhöhtem Widerstand zu einer Umkehr des Punctum fixum und mobile! Wichtig ist daher, den Punkt zwischen ausreichendem Widerstand und genügend Führungskontakt für den Patienten zu finden, um die gewünschte Bewegung zu erreichen.

Wahl bestimmter Ausgangsstellungen

Bestimmte Stellungen bieten von vornherein günstige Ausgangsbedingungen zur Aktivierung des gewünschten Muskels (z. B. Bauchlage).

Muskeltraining mit Patienten der Läsionshöhe sub C 4 und höher

Aufgrund der steigende Anzahl hoch gelähmter Patienten rückt das Problem eines adäquaten Muskeltrainings in den Vordergrund. Da den Tetraplegikern keinerlei Armmuskulatur mehr zur Verfügung steht, spielt die Nacken,- Hals und verbliebene Schulterblattmuskulatur eine entscheidende Rolle. Für ihr optimales Training ist es wichtig, in folgenden verschiedenen Ausgangsstellungen zu üben:

Seitenlage (Abb. 14.2)

- Voraussetzung ist die optimale Lagerung der HWS und des Kopfes, die sich in einer geraden Linie befinden sollen, um nicht zusätzliche Schmerzen oder Verspannungen zu provozieren.
- Durch den Druck des Körpergewichts wird von der unten liegenden Schulter eine Stützaktion gefordert. Durch Bewegungsaufträge des Kopfes (z. B. „leicht machen“ oder gegen Widerstand drücken lassen) lassen sich diese noch verstärken.
- Gezielte Kopf- und manche Schulterbewegungen ermöglichen einen Stellungswechsel. Dadurch können die Patienten sogar lernen, sich alleine in die Rückenlage zurückzudrehen.
- Durch Widerstände an Kopf und Nacken wird an der Aufrichtung gearbeitet.
- Mithilfe des Trainings der Schulterblattmuskulatur und entsprechenden Entspannungsübungen gelingt es, Verspannungen und Fehlhaltungen (Skapula nach kranial/medial gezogen) zu korrigieren.

Bauchlage (Abb. 14.3)

Auch hier ist wieder eine spezielle Lagerung des Patienten Voraussetzung: Unter den Oberkörper kommt ein großer Keil, wodurch die Schultern und die Arme frei gelagert oder in eine Stützstellung gebracht werden können. Wenn nötig, wird der Kopf mit der Stirn auf einem Polster gelagert.

Die Bauchlage ermöglicht folgendes Training:

- Stützfunktion;
- Gewichtsverlagerung;
- Aufrichtung;
- Kräftigung der Nacken,- Hals- und Schultermuskulatur.

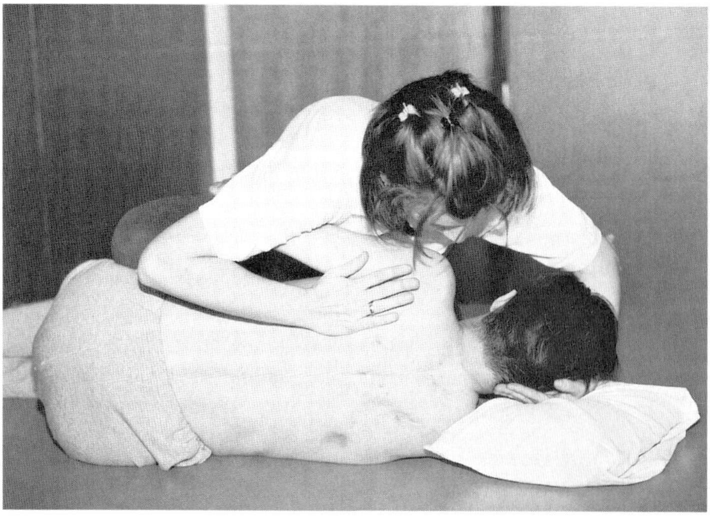

Abb. 14.2 Übung in Seitlage zum Training der Schulterblattmuskulatur.

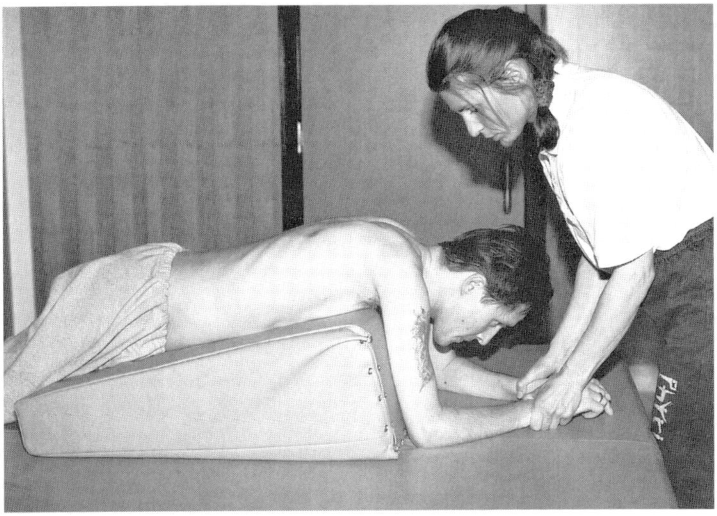

Abb. 14.3 Üben des Stützes in unterstützter Bauchlage.

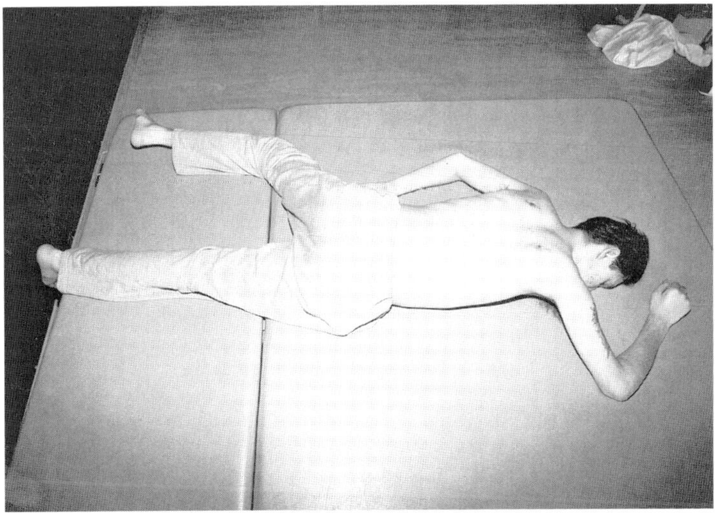

Abb. 14.4 Ausgangsstellung des Reflexkriechens nach Vojta

Asymmetrische Lagerungen (Abb. 14.4)

Um neurophysiologische Gesichtspunkte mit einzubeziehen, ist es ratsam, auch in „funktionsnahen Ausgangsstellungen" zu lagern, wie z. B.:

- *Bauchlage:* ein Bein seitlich abgewinkelt, Kopf zur Gegenseite gedreht. (vergleiche: Reflexkriechen nach Vojta);
- *Seitenlage:* oberes Bein flektiert und abduziert, unteres Bein in einer geschlossenen Kette.

14.3 Gleichgewichtstraining

Haltung

Sitzposition mit einer motorisch kompletten Querschnittläsion in Höhe der HWS (Abb. 14.5)

- Hoch zervikale Hyperextension;
- BWS in Flexion, Sternum fällt nach kaudal;
- LWS in Flexion;
- Becken in Dorsalkippung;
- Keine aktive Beinachse, Beine eher in Adduktion.

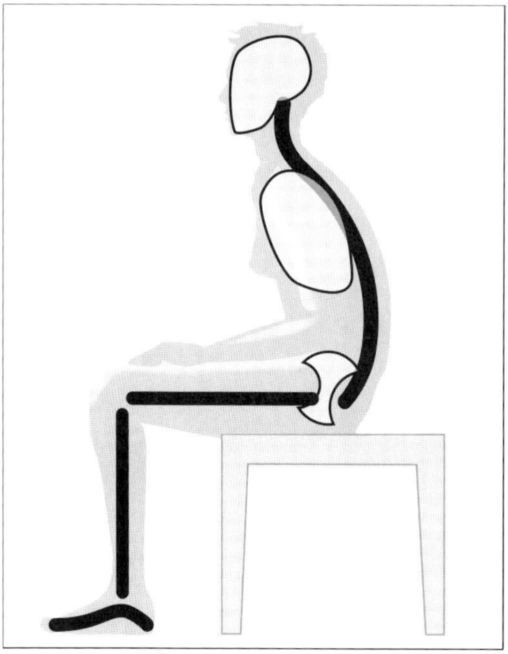

Abb. 14.**5**

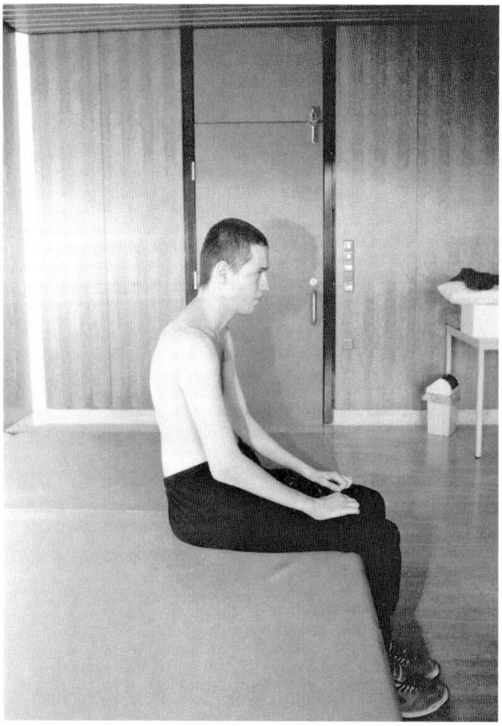

Abb. 14.**6** Haltung des Tetraplegikers sub C 6.

Der Haltungsverfall entspricht dem Bild eines atonen Haltungstypen. Die Aufrichtung gegen die Schwerkraft erfordert die Aktivität von Muskelgruppen, die bei Patienten mit einer Querschnittlähmung im HWS-Bereich nicht innerviert sind (Abb. 14.**6**).

Sitzbalance

Läsionshöhe

Tetraplegiker besitzen keinerlei Innervation der Bauch- und Rückenmuskulatur. Sie können den LWS/Beckenbereich nicht stabilisieren und die Wirbelsäule nicht in ihre physiologischen Krümmungen bringen. Eine aktive Lordose der LWS in einer offenen Kette der Arme ist nicht möglich.

Ebenso kann in der geschlossenen Kette der Arme (Stütz) eine weiterlaufende Extension der Wirbelsäule bis in die LWS kombiniert mit einer Ventralkippung des Beckens nur schwer erreicht werden.

Das Heben der Arme ist durch deren Teillähmung zusätzlich erschwert. Infolge der mangelnden Stabilisation des Schultergürtels und dem fehlenden Punctum fixum der Aufrichtemuskulatur der HWS ist die Kopfhaltung beeinträchtigt und das Bewegungsausmaß bedeutend geringer.

Unterstützungsfläche

- *Langsitz:* Der Patient muss eine *kyphotische Sitzhaltung mit Dorsalkippung des Beckens* einnehmen, um die Gewichte in der Unterstützungsfläche zu halten. Eine Aufrichtung der Wirbelsäule ist nicht möglich. Bei einer Verlagerung von Gewichten nach vorne (z. B. Armbewegung beim Anziehen) fällt der gesamte Rumpf des Patienten nach anterior. Dies stellt eine erhebliche Erschwernis bei der Erlangung der Selbstständigkeit dar.
- *Schneidersitz, einbeiniger Schneider- und Kurzsitz:* siehe Kap. 13.3.
- *Stand:* Ein Tetraplegiker benötigt immer die Arme zur Haltung des Gleichgewichts. Stehen ohne Hilfe der Arme (geschlossene Kette) kann nur in wenigen Fällen und mit extremen Kompensationen in der Wirbelsäule (Hängen im Hohlkreuz mit extremer BWS-Kyphosierung) durchgeführt werden.
- *Sitz am Therapie- und Krankenbett, auf labilen Geräten und im Rollstuhl:* siehe Kap. 13.3.

Einsatz beider Arme als aktive Widerlager

Eine hohe Querschnittlähmung bedeutet einen erschwerten Einsatz der oberen Extremität als aktive Widerlager.

► Beispiele:
- Der M. triceps ist nicht innerviert und somit kann die gesamte Armlänge nach anterior nicht eingesetzt werden, der protektive Stütz ist erschwert.
- Erschwertes Armheben: Infolge der kyphotischen Einstellung der Wirbelsäule und einem ungenügenden Punctum fixum durch den M. serratus am Rumpf ist das Armheben erschwert und die Elevation nur bedingt möglich.

Damit erklärt sich auch, warum das Üben an der Aufrichtung im Sinne der physiologischen Wirbelsäulenkrümmungen zu einer Verbesserung der Gleichgewichtssituation im Sitzen führt.

Ziele des Gleichgewichtstrainings

Kap. 13.3.

- *Protektiver Stütz:* Tetraplegiker mit fehlendem M. triceps müssen den protektiven Stütz mithilfe von Trickbewegungen durchführen.

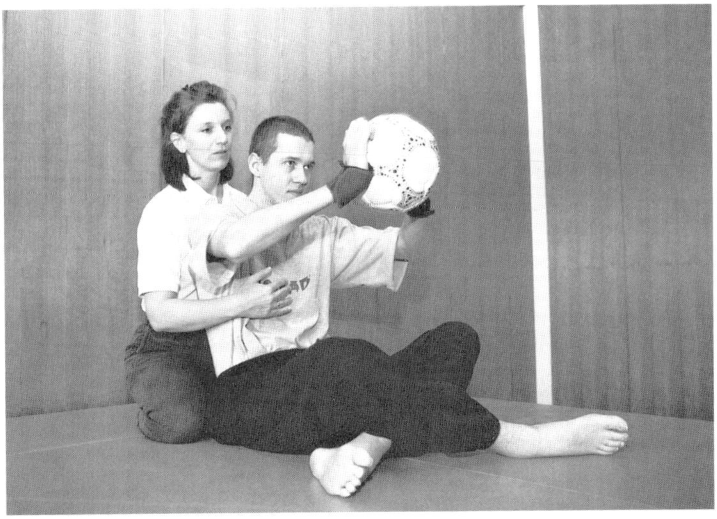
a

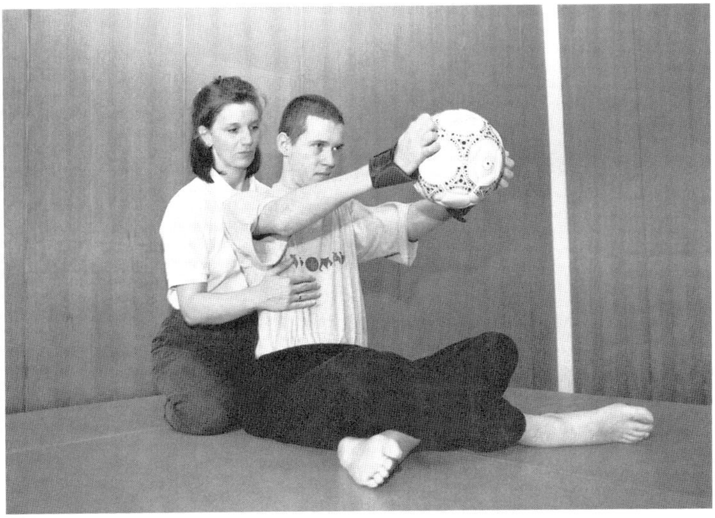
b

Abb. 14.7 **a** u. **b** Übung mit Ball (offene Kette).

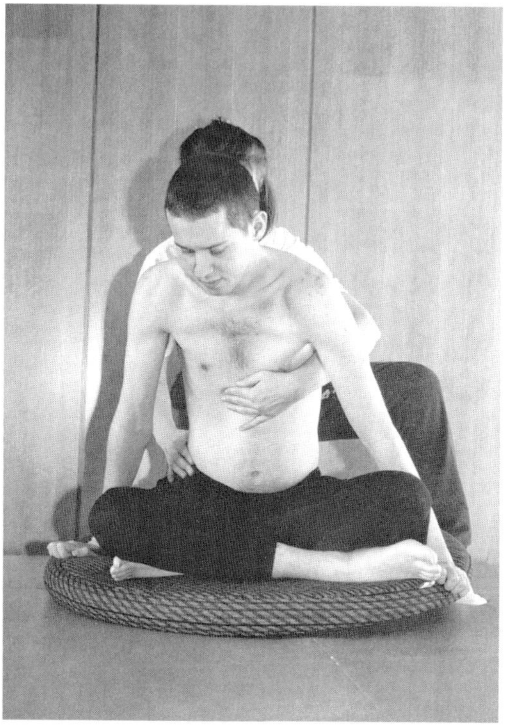

Abb. 14.**8** Üben am Schaukelbrett.

Dabei handelt es sich um eine Kombination aus Schwung und „Trickstreckung“ im Ellenbogen.
- Üben in offenen Ketten (Abb. 14.**7 a** u. **b**).
- Üben in geschlossenen Ketten (Abb. 14.**8**).
- Körperwahrnehmung.
- Üben der Aufrichtung und Haltung.

Aufbau des Gleichgewichtstrainings

Kap. 13.3.

Gleichgewichtstraining mit Patienten der Läsionshöhe sub C 4 und höher

Aufgrund ihrer Läsionshöhe können die Patienten den Schultergürtel und den Kopf nur noch teilweise bewegen. Die Unterstützungsfläche spielt dabei eine wesentliche Rolle und muss genügend Sicherheit bieten, um überhaupt an Kopf- und Schulterbewegungen arbeiten zu können. *Sichere Ausgangsstellungen* wie die Seiten- und Bauchlage oder ein gut unterstützter Sitz sind anzustreben (Abb. 14.**9**).

Auch beim Sitz im Rollstuhl soll der *gesamte Körper optimal unterstützt* sein. Dazu müssen die Unterarme auf Armlehnen gelagert und die Rückenlehne im Sinne der physiologischen Wirbelsäulenkrümmungen bis zum Kopf optimal angepasst werden (z. B. „Recarositz“).

Ziele

- *Hauptziel* ist das Erreichen der *optimalen Kopfkontrolle*. Darunter ist einerseits die korrekte Kopfhaltung beim Sitz im Rollstuhl und andererseits die freie Kopfdrehung zu verstehen. Ständige, kleine ausgleichende Bewegungen von Kopf und Schultergürtel sind funktionell von Bedeutung, um beispielsweise beim Fahren in unebenem Gelände das Gleichgewicht halten zu können.
- Erarbeiten des *passiven protektiven Stützes rücklings* (Abb. 14.**10**): Durch den passiven Stütz der Arme ist es dem Patienten möglich, kurze Zeit ohne Hilfe zu sitzen und dadurch die Hilfsperson zu unterstützen (z. B. Transfervorbereitungen, Beintransport).
- Außerdem ermöglicht der Stütz rücklings das Üben von Schulterblattbewegungen in der geschlossenen Kette und somit auch die Gewichtsverlagerung.
- Der Einsatz der Arme als *aktive Widerlager* in der offenen Kette ist *nicht möglich*!

Durchführung

- Beim Üben verschmelzen die Inhalte des Gleichgewichtstrainings mit denen der Kräftigung und Irradiation. Einerseits wird aktiv über Kräftigung der verbleibenden Muskulatur im Sinne der Aufrichtung und andererseits passiv über Lagerungen und gut ausgewählte Ausgangsstellungen gearbeitet, die die Erhaltung der Wirbelsäulenbeweglichkeit zum Ziel haben.
- Um den Patienten mit der Schwerkraft zu konfrontieren, wird auch im Lang- oder Schneidersitz geübt.

Da sich die Patienten nicht selbst aufsetzen können, werden sie in der Therapie immer wieder in die aufrechte Position gebracht. Gerade in der

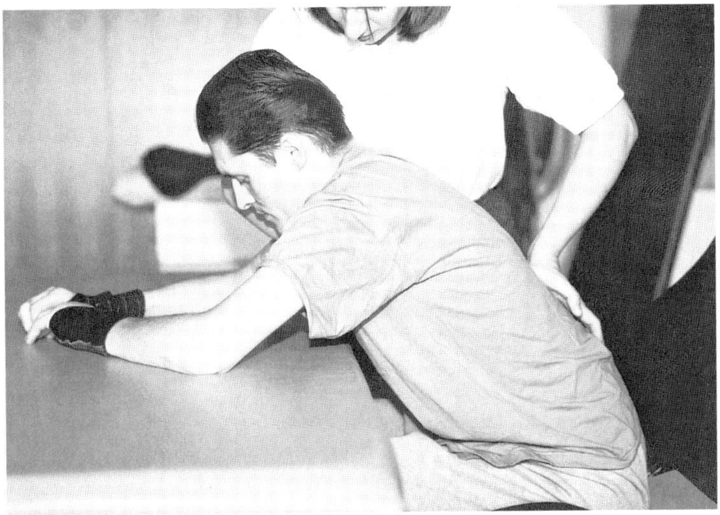

Abb. 14.9 Üben im Sitzen.

Spätphase der Rehabilitation ist ihnen diese „höhere Ausgangsstellung“ (neben dem Sitz im Rollstuhl) zu ermöglichen, da dadurch sowohl die optische und räumliche Wahrnehmung geschult als auch die psychische Situation des Patienten positiv beeinflusst wird.

14.4 Lagewechsel

Durch den Ausfall des größten Teils der Rumpf- und Bauchmuskulatur sowie einiger Muskeln an der oberen Extremität ist der Tetraplegiker bei fast allen Funktionen von *Trickbewegungen* abhängig. Wie bereits bei der Behandlung von Paraplegikern angeführt (Kap. 13.4), handelt es sich um den *Schwung* und die *Gewichtsverlagerung*, um bestimmte Bewegungen zu kompensieren oder einzuleiten. Tetraplegiker müssen das Repertoire der Trickbewegungen noch erweitern.

Exzentrische Muskelarbeit

Durch den Ausfall des M. triceps brachii ist ab einer Läsionshöhe sub C 6 aufwärts die aktive

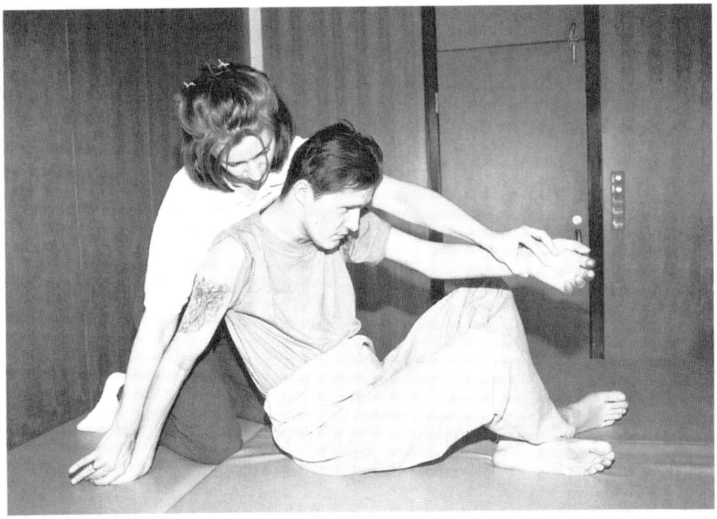

Abb. 14.10 Üben des passiven protektiven Stützes.

Streckung des Ellenbogens nicht mehr möglich. Um den Arm trotzdem in einer Extension fixieren zu können, muss diese Aufgabe vom M. biceps brachii übernommen werden.

Voraussetzungen:
- Exzentrische Muskelarbeit des M. biceps durch dessen bewusste Entspannung;
- Exzentrische Muskelarbeit durch ein Widerlager und in richtigen Muskelketten;
- Exzentrische Muskelarbeit unter Belastung.

Übungen zum Erlernen der reinen Exzentrik
- In Rückenlage eine *geführte Ellenbogenstreckung* durchführen;
- Die *Bewegung* jederzeit abstoppen;
- Eine *Stellung* über einen gewissen Zeitraum halten lassen.

▶ Beachte: Diese Übung funktioniert nur bei einer Ellenbogenflexion unter 90°!

Üben mit Widerlager In diesem Fall soll eine *Ellenbogenstreckung gegen einen Widerstand* durchgeführt und gehalten werden, so wie es später bei einer Stützfunktion notwendig ist. Dabei werden die Fähigkeit des Muskels, exzentrisch arbeiten zu können, und der *Austausch von Punctum fixum* und *mobile* ausgenutzt.

Baut der Patient durch Kontakt (Therapeutenhand, Unterstützungsfläche) ein Widerlager an der Hand auf, und das Punctum fixum befindet sich distal, so ist die *Bewegungsrichtung* des M. biceps brachii nach *ventral-kranial.* Bei einer funktionierenden Muskelkette des Schultergürtels kann so der Stütz eingeleitet werden (Abb. 14.**11 a** u. **b**).

Vorübung in Rückenlage Liegt das Punctum fixum proximal (Schultergürtel), muss der Therapeut den Widerstand so weit reduzieren, dass der Patient den Ellenbogen extendieren kann. Liegt es distal (Hand des Patienten), ist der Widerstand so hoch zu dosieren, dass der Patient den Ellenbogen nur durch Hochziehen der Schulter strecken kann.

Bereits in diesem Stadium muss darauf geachtet werden, die richtigen Muskelketten anzuregen. Da die für den Stütz notwendige Kette aus *Flexion, Adduktion und Außenrotation* besteht, soll diese auch hier durchgeführt werden. Durch den kräftigen M. deltoideus lässt sich dies eventuell verhindern. Es kommt daher sehr oft zu einer Abduktionsbewegung des Armes, die mit einer Innenrotation und Ellenbogenflexion einhergeht.

Obwohl der M. biceps exzentrisch arbeiten soll, ist seine konzentrische Stärke für eine kräftige Bewegung ausschlaggebend. Bei ausreichend Kraft und einer optimalen Muskelkette kann der Arm auch *gegen Widerstand über 90°* gestreckt und gehoben werden.

Üben unter Belastung Hier ist das Ziel, das eigene Körpergewicht von der Unterstützungsfläche zu stemmen. Die in Rückenlage erarbeiteten Muskelketten müssen nun in der Vertikalen koordiniert werden.

Umdrehen (Abb. 14.12)

Kap. 13.4.

Aufsetzen über die Seitenlage

In diesem Fall haben Tetraplegiker die folgenden beiden Möglichkeiten:

Variante 1 (Abb. 14.**13 a** u. **b**) Um eine günstige Ausgangsposition für die Bewegung in den Ellenbogenstütz zu erhalten, ist es für einen Tetraplegiker notwendig, den Oberkörper sehr weit nach *ventral* in Richtung Bauchlage zu rotieren. Reicht seine muskuläre Kraft (M. pectoralis major) dafür nicht aus, muss er zusätzlich mit *Schwung* arbeiten. Je weiter der stützende *Arm im Schultergelenk flektiert* wird, desto leichter wird anschließend das Hochhebeln in den Ellenbogenstütz.

Durch exzentrische Muskelarbeit gelangt der Patient vom Ellenbogenstütz in den Handstütz. Dabei ist wichtig, die *größtmögliche Außenrotation* im Schultergelenk einzunehmen, um wieder günstige Winkel- und Hebelverhältnisse zu schaffen und den Unterarm in eine Pronationsstellung zu bringen. Die zweite Hand dient dabei immer als Sicherung und stützt vor dem Körper. Anschließend verlagert der Patient sein Gewicht so, dass er in den Sitz gelangt.

Variante 2 (Abb. 14.**14 a–c**) Der Weg in den Ellenbogenstütz bleibt gleich. Anschließend wandert der Patient im Ellenbogenstütz zu seinen

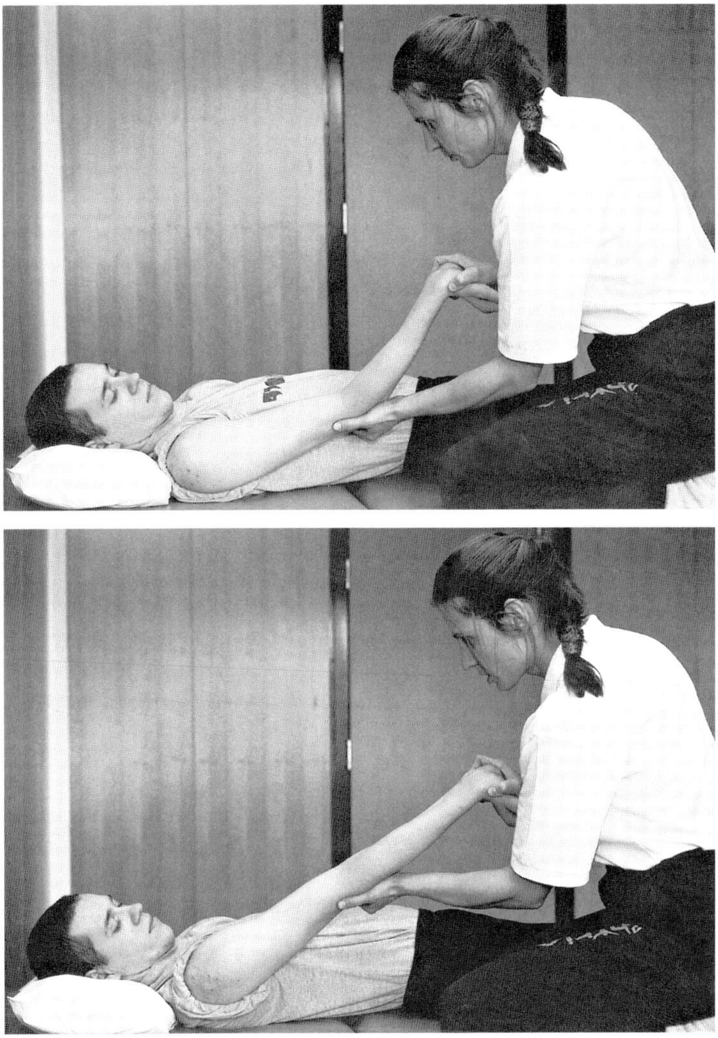

Abb. 14.**11 a** u. **b** Üben der exzentrischen Bizepsaktivität.

Beinen, flektiert den Rumpf und hält sich mit einem Arm an den Beinen fest. Mit dem anderen Arm drückt er sich in den Handstütz und kommt so durch Gewichtsverlagerung in den Sitz.

▶ Beachte: Diese Methode sollte nur angewendet werden, wenn keine Gefahr der Überdehnung der ischiokruralen Muskulatur besteht.

Beide Varianten erfordern die exzentrische Muskelarbeit des M. biceps

- Bei fehlender exzentrischer Muskelaktivität kommt es zu einer Kontraktion des Muskels. Dabei wird entweder das Schultergelenk nach vorne gezogen und es wird daher eine Trizepsaktivität benötigt, um nicht mit dem Oberkörper nach vorne zu kippen oder der Unterarm wird durch die Kontraktion nach oben in Flexion bewegt, wodurch die Skapula nicht mehr über den Humerus gezogen werden kann. Das Resultat ist ein Zurückfallen des Oberkörpers.
- Ein Handstütz bietet zusätzlich den Vorteil, dass die Unterstützungsfläche vergrößert wird, da die Arme weiter entfernt vom Körper platziert werden können.
- Außerdem kann die Hand durch die exzentrische Muskelarbeit jederzeit und in jeder Ausgangsstellung (Bauchlage, Seitstütz) zum Stützpunkt gemacht werden.

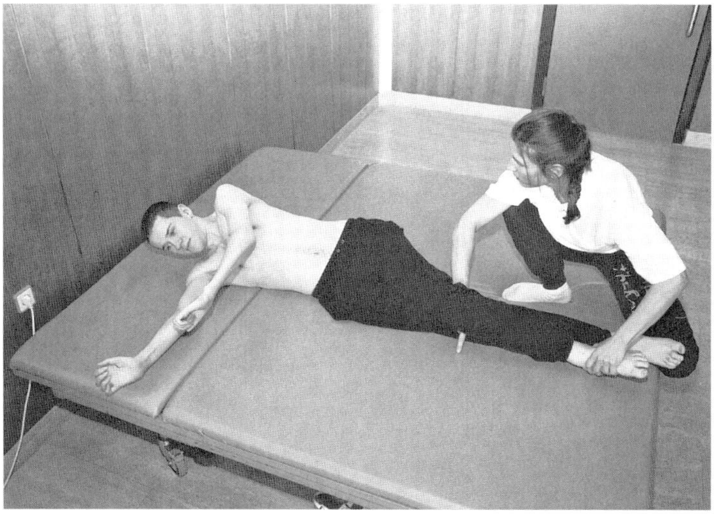

Abb. 14.**12** Umdrehen durch Armschwung und mit überkreuzten Beinen.

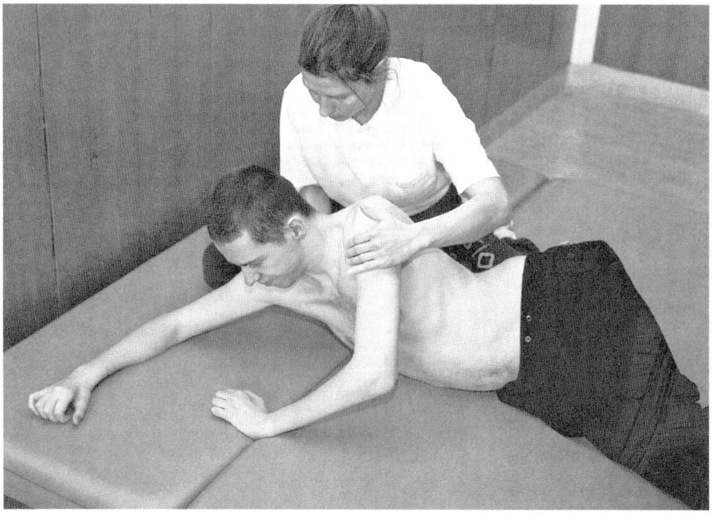

a

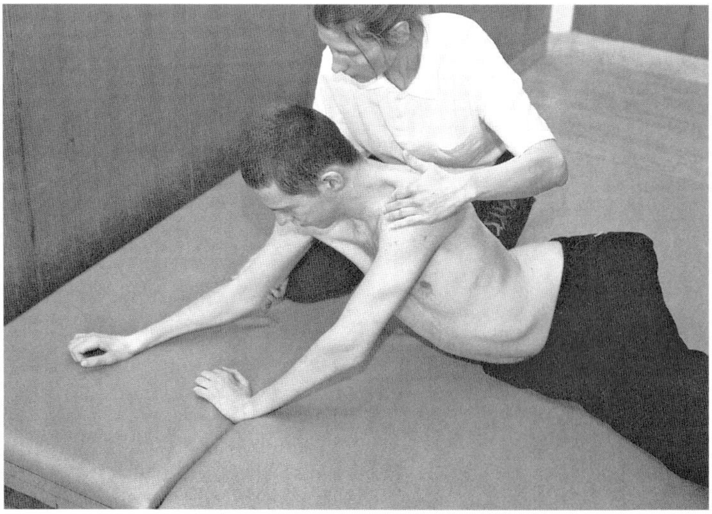

b

Abb. 14.**13 a** u. **b** Bewegen vom Ellenbogen – in den Handstütz.

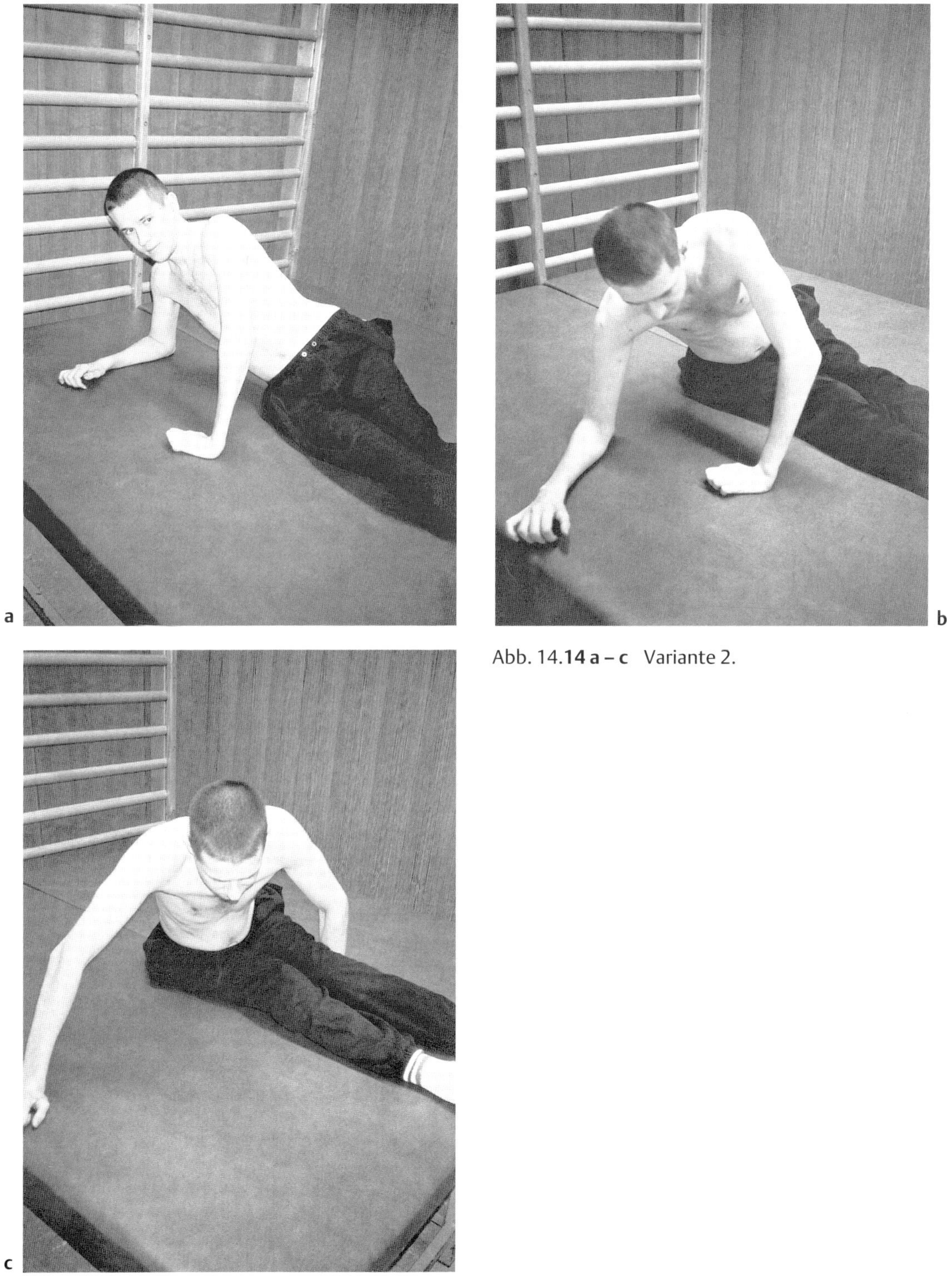

Abb. 14.**14 a – c** Variante 2.

Abb. 14.**15 a – c**
a u. **b** Hochdrücken in den Unterarmstütz.

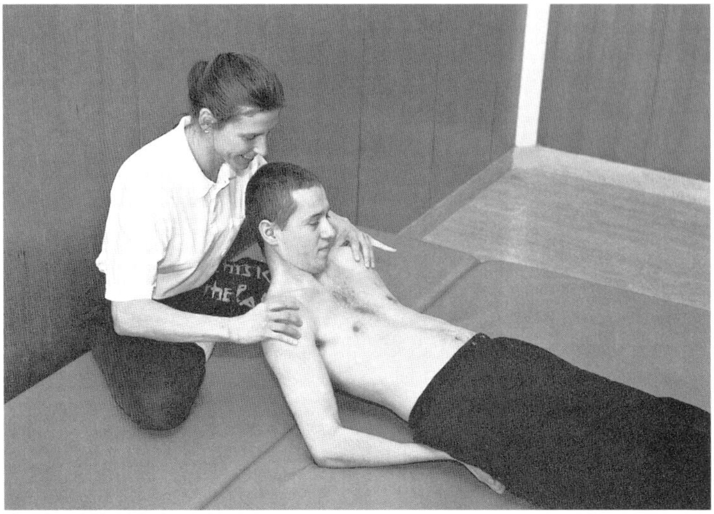

a

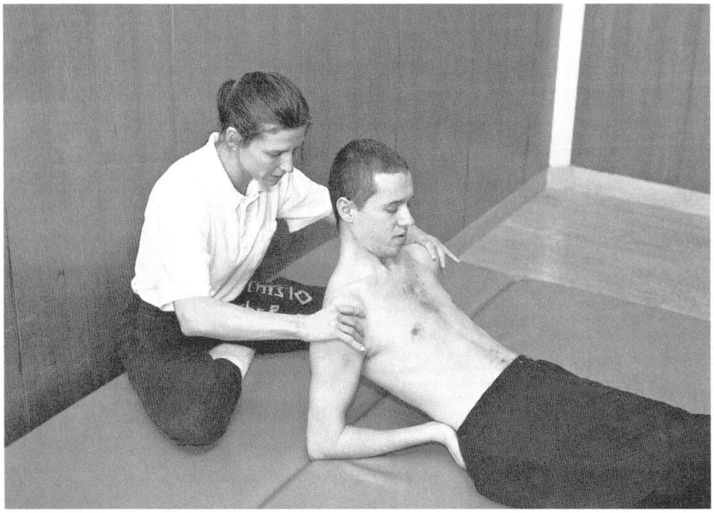

b

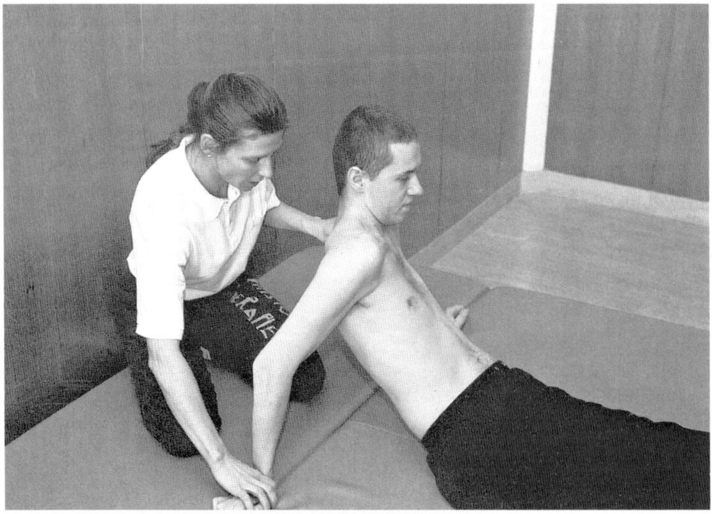

c Durchstrecken der Arme in den Handstütz.

Aufsetzen aus der Rückenlage

Hier gibt es die folgenden Varianten:

Variante 1 (Abb. 14.**15 a–c**) In Rückenlage und mit beiden Armen unter dem Gesäß eingehängt, zieht sich der Patient durch eine *Flex/Add/AR (mit Ellenbogenflexion)* in den Ellenbogenstütz hoch. Mittels *seitlicher Gewichtsverlagerung* wird anschließend ein Arm so entlastet, dass er nach rückwärts durchgestreckt werden kann. Dies erfolgt entweder über einen nach außen rotierten und pronierten Unterarm durch exzentrische Muskelarbeit oder durch ein Schleudern des entlasteten Armes in den rückwärtigen Stütz.

Eine neuerliche Gewichtsverlagerung zur Gegenseite ermöglicht die Streckung des zweiten Armes auf die gleiche Weise. Um einen Arm vollständig entlasten zu können, ist es notwendig, den Körper weit über den stützenden Ellenbogen (oder die stützende Hand) zu bewegen. Dies gelingt nur bei einer freien Beweglichkeit der Schultergelenke.

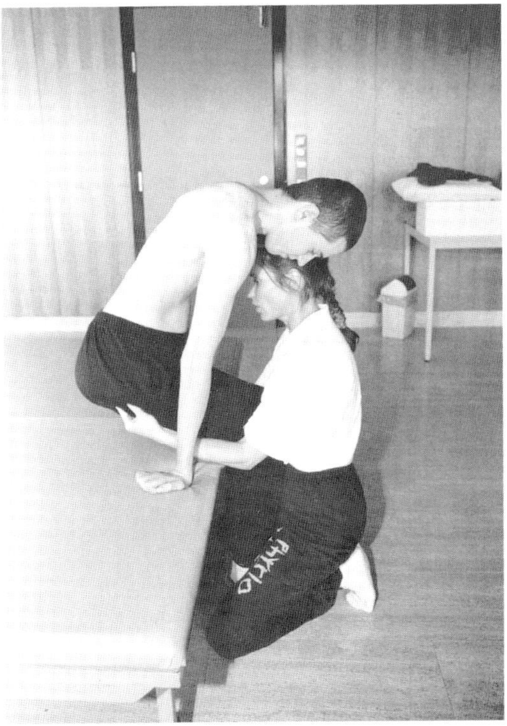

Abb. 14.**16** Stellung der Hand beim Stütz.

Variante 2 In Rückenlage sind beide Arme in 90° abduziert. Durch eine *Ext/Add/IR (mit Ellenbogenextension)* drückt sich der Patient in den Unterarmstütz hoch. Dieser Vorgang entspricht dem Aufsetzen eines Paraplegikers. Befindet sich der Patient im Ellenbogenstütz, erfolgt der weitere Ablauf wie bei Variante 1.

14.5 Stütztraining

Der Stütz ist das Ergebnis des *optimalen Zusammenspiels aller Muskelketten* (Hand bis Schultergürtel), nötiger *Trickbewegungen* (exzentische Bizepsarbeit, Gewichtsverlagerung) und *Gleichgewichtsreaktionen.*

Der Aufbau des Stützes unterscheidet sich nicht vom Aufbau bei Paraplegikern (Kap. 13.5).

Richtige Ausgangsstellung

Im Unterschied zu den Paraplegikern spielt die Stellung der Hand des Tetraplegikers beim Stütz eine bedeutende Rolle. Dies zwar nicht so sehr, um die Stützfunktion selbst ausführen zu können, sondern um andere Funktionen im täglichen Leben zu erfüllen (Abb. 14.**16**).

Funktionshand

▶ Definition: Diese bezeichnet eine Finger- und Daumenflexion in Richtung Faustschluss ohne aktive Kontraktion der Fingerbeuger. Die Funktion wird durch Extension des Handgelenks erreicht (Voraussetzung ist ein innervierter M. externus carpi radialis longus), bei der es gleichzeitig zu einer Beugung der (nichtinnervierten) Finger kommt.

Die Ausgangsstellung beim Stütz sollte daher folgende Funktion berücksichtigen: Die Fingergelenke müssen in mindestens 2 Gelenken flektiert sein, wenn das Gewicht über das dorsalextendierte Handgelenk gebracht wird.

▶ Beachte:
- Der Oberkörper bewegt sich in die entgegen gesetzte Richtung zum Transferziel.
- Rollstuhl nicht parallel hinstellen.
- Einsatz des Rutschbretts, wenn kein optimaler Stütz erreicht werden kann.

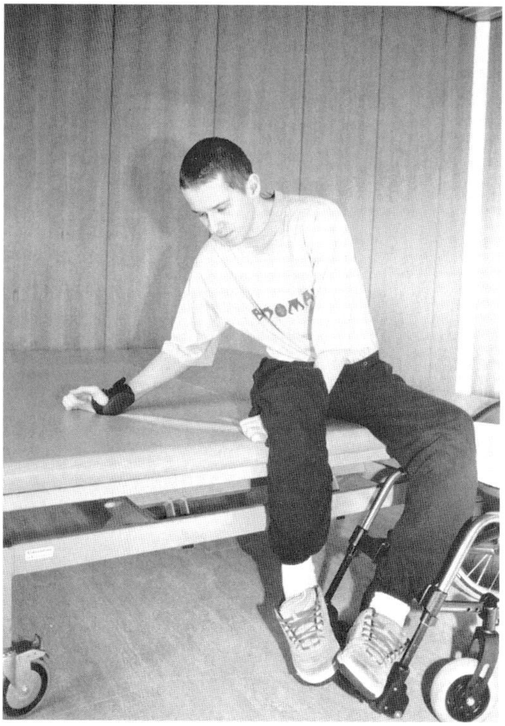

a

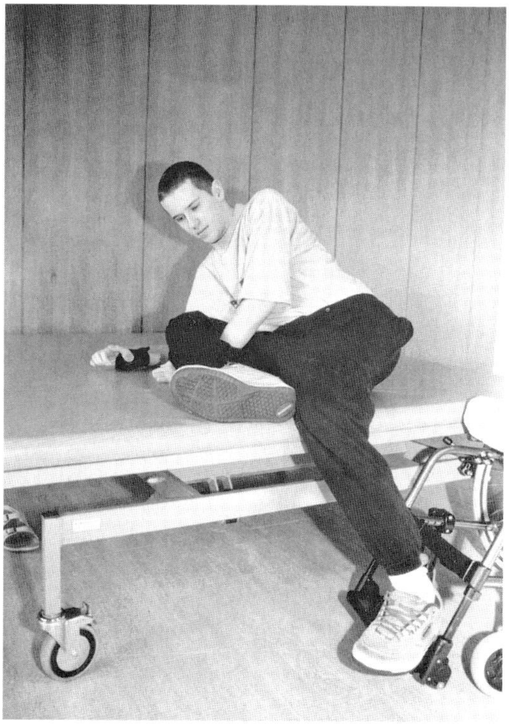

b

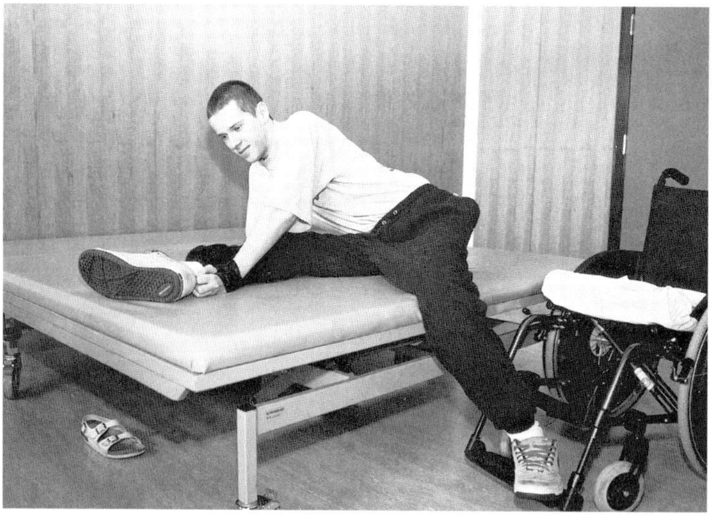

c

Abb. 14.**17 a – c**
a Einhängen in die Kniekehle.
b Ziehen des Beines auf das Bett.
c Strecken des Beines.

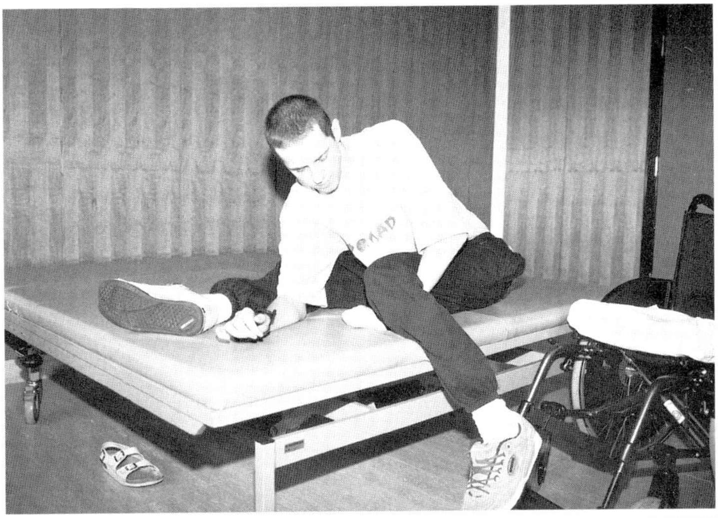

Abb. 14.**17 d – f**
d Einhängen in der Kniekehle des anderen Beines.

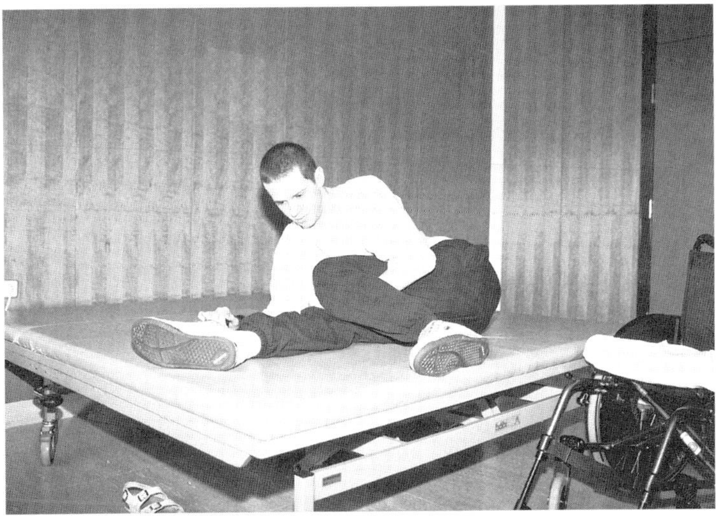

e Ziehen des anderen Beines auf das Bett.

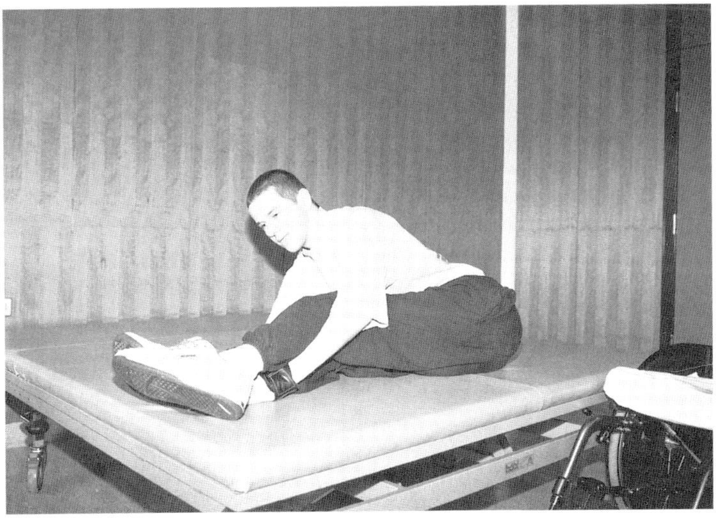

f Strecken beider Beine.

- Verwendung eines Reifenschutzes.
- Keine Kompromisse eingehen, der Patient findet sie für sich früh genug.
- Keinen Transfer im Langsitz durchführen lassen.
- Die Hände sollen auf der Unterstützungsfläche stützen (nicht z. B. auf der Rückenlehne des Rollstuhls).

Beintransport

Das Management mit den Beinen stellt für Tetraplegiker eine große Herausforderung dar. Sie bringen sich durch die Bewegungen eines Armes ständig aus dem Gleichgewicht und müssen dies mit Gewichtsverlagerungen kompensieren, wobei zusätzlich die Unterstützungsfläche wesentlich verkleinert wird.

Beintransport vom Kurzsitz auf das Bett

Variante 1 (Abb. 14.**17 a–f**)
- Ein Arm stützt, der andere arbeitet und hängt sich in der Kniekehle ein.
- Das Einhängen mit dem M. biceps durchführen.
- Das erste Bein muss komplett auf das Bett gezogen werden.
- Das zweite Bein muss auf das Knie des anderen Beines gezogen werden.
- Beide Beine sind durchzustrecken.
- Anschließend nicht hinlegen, sondern zuerst eine korrekte Sitzposition einnehmen.
- Es kann auch auf dem Ellenbogen gestützt werden.

Variante 2 Ein Arm hängt sich in das dem Bett nähere Bein ein, und der Patient lässt sich schwungvoll mit einer Drehung nach hinten fallen. Durch den Schwung wird das zweite Bein mit auf das Bett gezogen.

Rutschen am Bett

Das Rutschen ist eine Kombination aus Beintransport und Stütz. Dabei muss der Patient zuerst immer die Beine in die richtige Position bringen:
- Variante 1 (Abb. 14.**18**): Das jeweilige Bein wird mit einem Arm geschoben.
- Variante 2 (Abb. 14.**19**): Das jeweilige Bein wird gehebelt.

14.6 Transfers

Transfer Rollstuhl – tieferes Sitzmöbel

Durchführung wie beim Paraplegiker (Kap. 13.6).

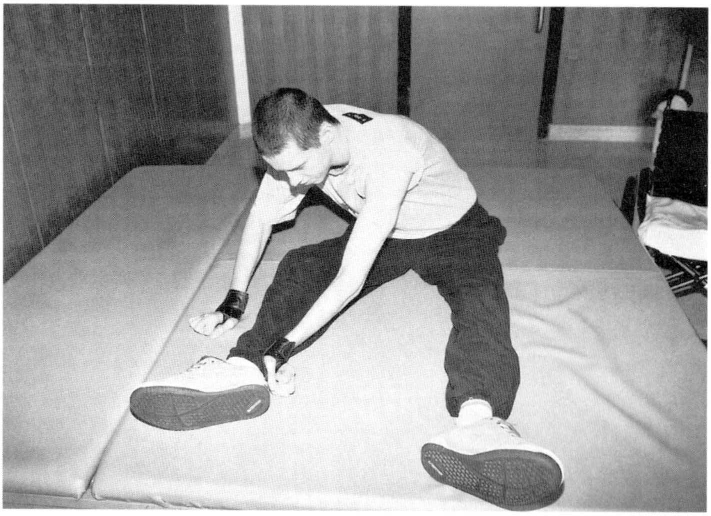

Abb. 14.**18** Variante 1.

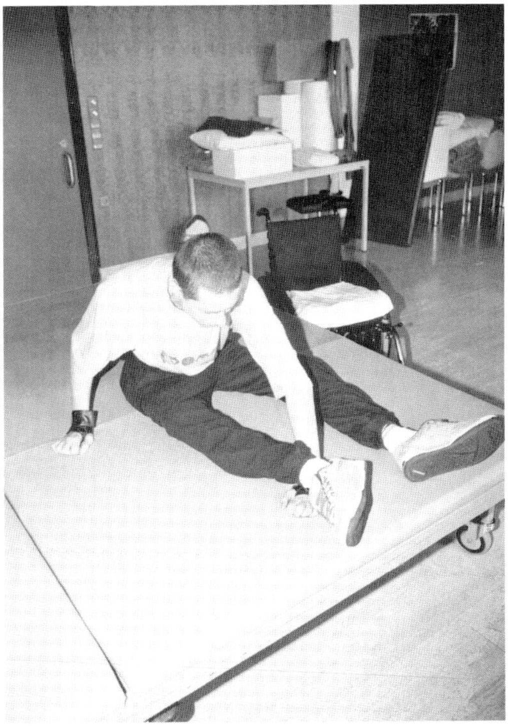

Abb. 14.**19** Variante 2.

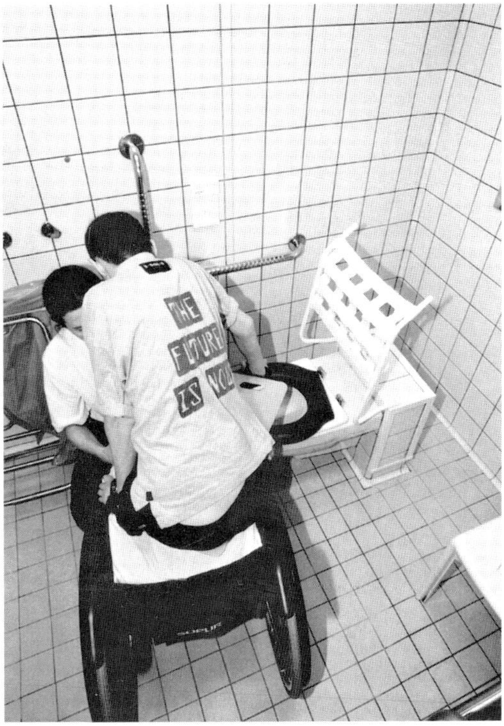

Abb. 14.**20** Transfer mithilfe eines Rutschbretts auf die Toilette.

Transfer Rollstuhl – Toilette

Bei Patienten, die den Stütz und den Transfer in den Rollstuhl erlernt haben, bleibt der Ablauf gleich wie beim Paraplegiker. Die Toilette des Tetraplegikers sollte jedoch unbedingt mit einer Auflage (Vermeidung von Druckstellen), einer Rückenlehne und einem seitlichen Haltegriff ausgestattet sein.

▶ Beachte: Unter *keinen Umständen* sollen Tetraplegiker eine *Strickleiter* für den Transfer verwenden. Einerseits entspricht dieser Ablauf (hochziehen und lineare Bewegung zur Seite) keiner physiologischen Körperbewegung, die immer eine Drehkomponente beinhaltet, und andererseits besitzen die Patienten, die das gesamte Körpergewicht hochziehen können, auch ausreichend Kraft, um den Stütz zu erlernen!

Rutschbretttransfer auf die Toilette

Dieser erfolgt immer von vorne und unterscheidet sich im Aufbau nicht vom passiven Transfer Bett – Rollstuhl (Kap. 12). Um genügend Platz zu haben, wird nicht zu nahe an die Toilette, jedoch wieder von schräg vorne herangefahren. Die Beine werden auf dem Boden abgestellt, da in der Nasszelle die Gefahr des Wegrutschen des Rollstuhls besteht (Abb. 14.**20**).

Erlernt der Patient den Transfer auf die Toilette nicht, so ist das Mittel der Wahl, (auch zur Entlastung der Hilfspersonen) das *Überfahren der Toilette mit dem Duschrollstuhl*. Dazu wechselt er vom Bett in den Duschrollstuhl über und fährt über die Toilette (Abb. 14.**21**).

Transfer Rollstuhl – Auto

Ist der Patient selbstständig, bleibt der Ablauf gleich wie beim Paraplegiker (Kap. 13.6). Ein *passiver Transfer für unselbstständige Patienten* erfolgt mit dem Rutschbrett und Hilfestellung von vorne. Dabei wird der Rollstuhl nicht zu nahe an das Auto gestellt, damit genügend Platz für die Hilfsperson bleibt, die sich zwischen Autotür und Rollstuhl stellt. Wenn möglich, sollte

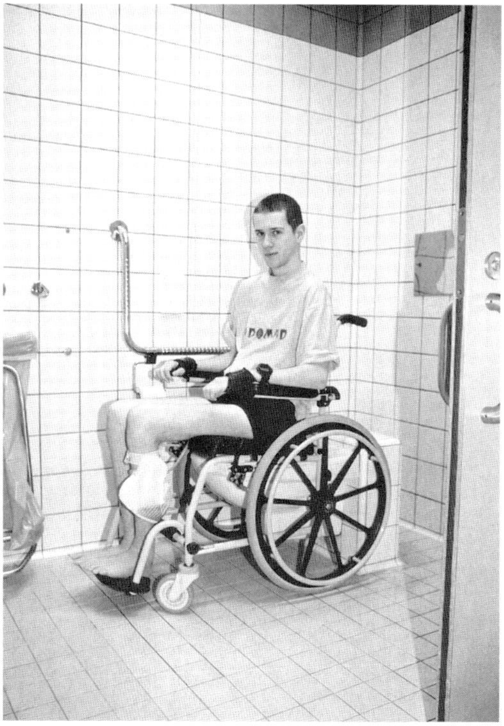

Abb. 14.**21** Mit dem Duschrollstuhl zur Toilette.

ein Patientenbein vorher in das Auto gehoben werden. Die Hilfsperson neigt den Oberkörper des Patienten so weit wie möglich nach vorne, um sein Gesäß zu erreichen, blockiert mit den eigenen Beinen die Knie des Patienten und schiebt ihn so über das Rutschbrett in das Wageninnere. Der Kopf des Patienten bleibt bei der Bewegung draußen, d. h. der Oberkörper wird auf jene Schulter oder Hüfte der Hilfsperson gelegt, die sich weiter weg vom Fahrzeug befindet. Erst im zweiten Schritt werden Kopf, Rumpf und Beine in das Auto gebracht (Abb. 14.**22 a–c**).

Transfer Boden – Rollstuhl

Der Transfer vom Boden in den Rollstuhl stellt für alle Tetraplegiker eine Grenzsituation dar und ist gerade in der Erstrehabilitation oft ein zu hoch gestecktes Ziel (Abb. 14.**23 a–c**).

Passives Heben vom Boden in den Rollstuhl

Um ökonomisch und Wirbelsäulen schonend zu arbeiten, sind 2 Therapeuten erforderlich. Der Patient wird in eine Hockstellung gebracht, eine Person nimmt den Patienten in den Rautekgriff, die zweite umfasst beide Oberschenkel von unten. Zusammen wird der Patient in den Rollstuhl gehoben (Abb. 14.**24**).

► Beachte: Bei einem Patienten, der den Transfer noch nicht vollständig beherrscht, aber z. B. durch einen Sturz am Boden gelandet ist, steht der Therapeut seitlich zum Patienten im Halbkniestand und bietet sein Knie als Stütze. Der Therapeut hilft am Gesäß mit.

Tetraplegiker mit einer guten Stützfunktion der Arme haben (wie Paraplegiker) die Möglichkeit, über ein bewusstes Seitkippen des Rollstuhls aus diesem auszusteigen (Abb. 14.**25**).

Sehr viele – besonders junge – Patienten haben den Ehrgeiz, das Einsteigen in den Rollstuhl zu erlernen. Oft gelingt dies erst bei einem Wiederholungstraining und nach dem Ausprobieren verschiedener Möglichkeiten. Beherrscht der Patient den Stütz, bleibt der Ablauf gleich wie beim Paraplegiker (Kap. 13.6). Für diejenigen, die aufgrund ihrer muskulären Situation und schlechten Hebelverhältnisse keinen optimalen Stütz erreichen, sollten immer Alternativmethoden gefunden werden, auch wenn sie spektakulär erscheinen (z. B. Einsteigen über die Rückenlehne; Abb. 14.**26 a–c**).

Transfer Bett – Duschrollstuhl

Durchführung wie beim Paraplegiker (Kap. 13.6).

Ein *passiver Transfer für unselbstständige Patienten* erfolgt mithilfe eines Handtuchs. Dieses wird unter das Gesäß gelegt und von der Hilfsperson an den jeweiligen Enden hochgenommen, sodass der Patient wie in einer Schlinge sitzt. Anschließend wird der Patient über ein Rutschbrett in den Duschrollstuhl gezogen (Abb. 14.**27**).

Für Patienten, die *mit dem Rutschbrett selbstständig* sind, empfiehlt es sich bei diesem Transfer ebenfalls, ein Handtuch zu verwenden, da die Gefahr besteht, die nackte Haut durch Rei-

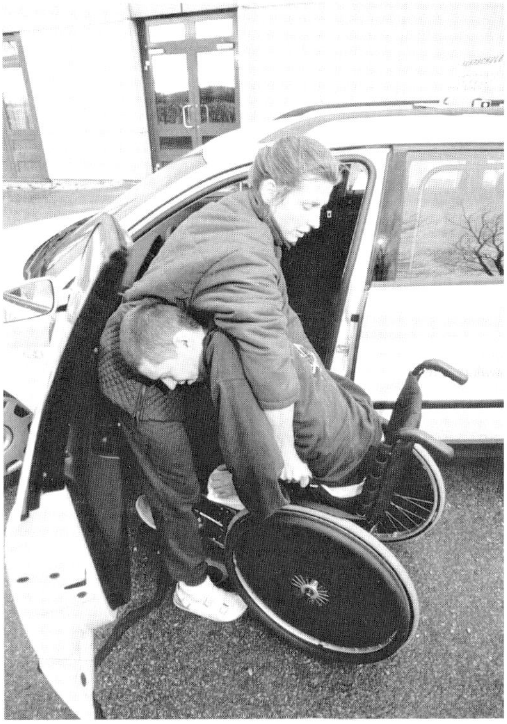
a

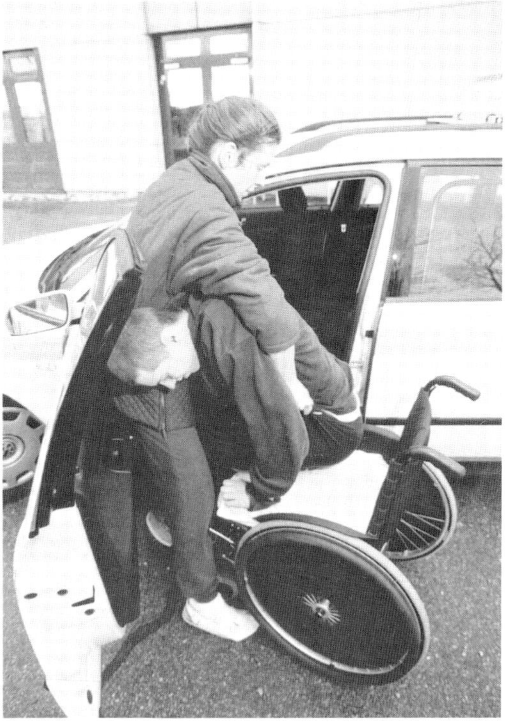
c

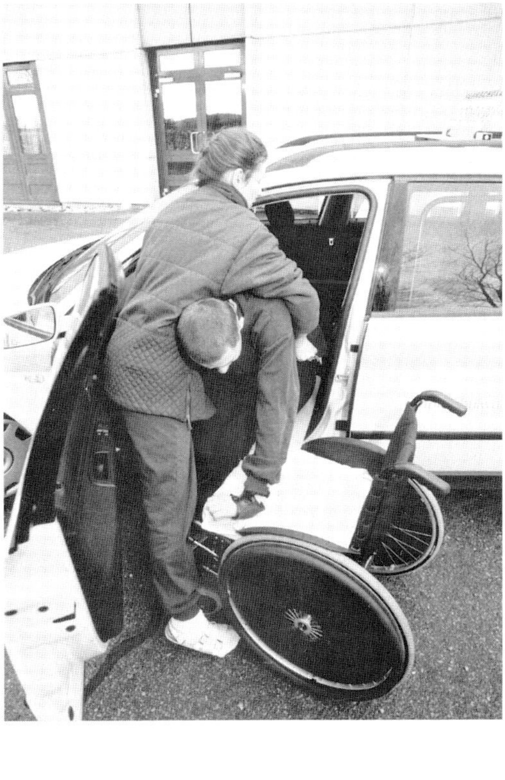
b

Abb. 14.**22 a – c** Passiver Transfer ins Auto.

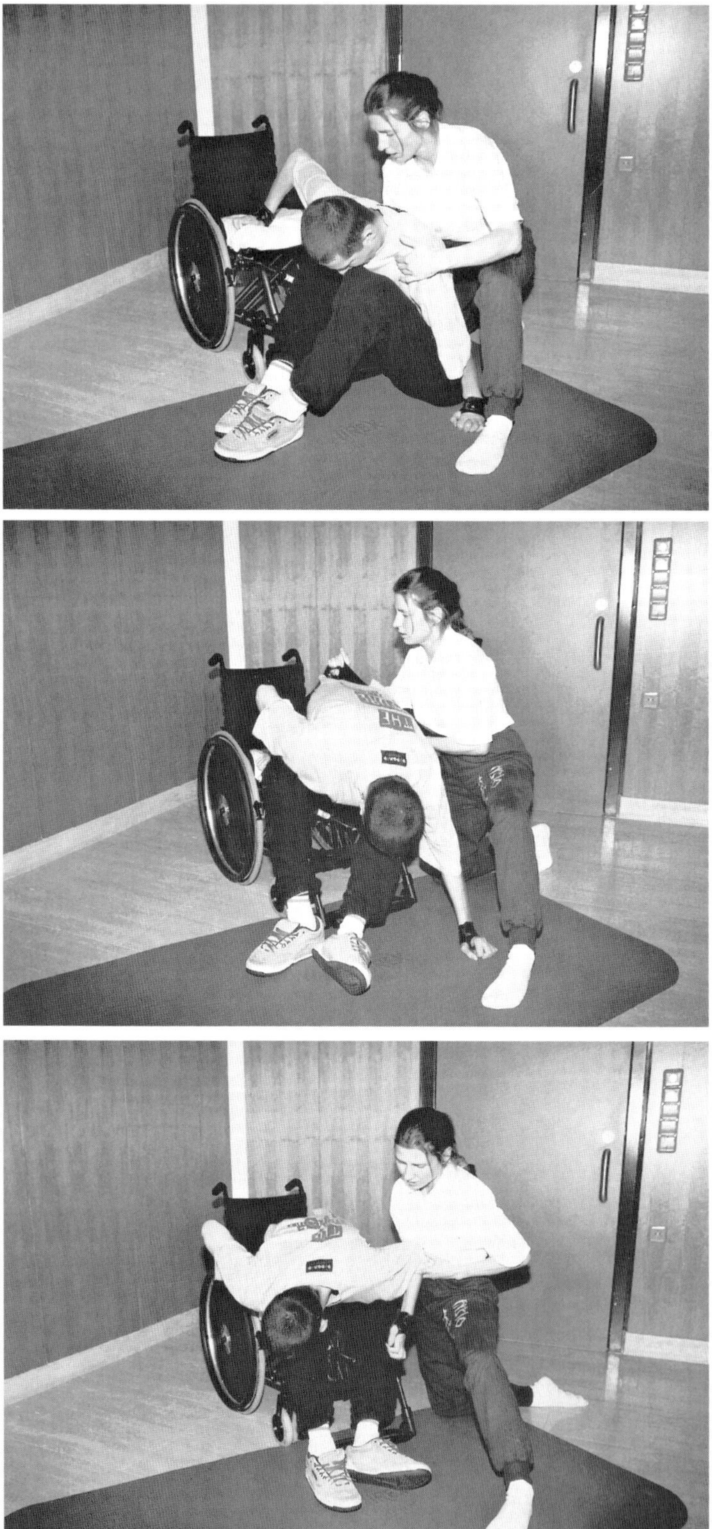

Abb. 14.**23 a – c** Transfer vom Boden in den Rollstuhl.

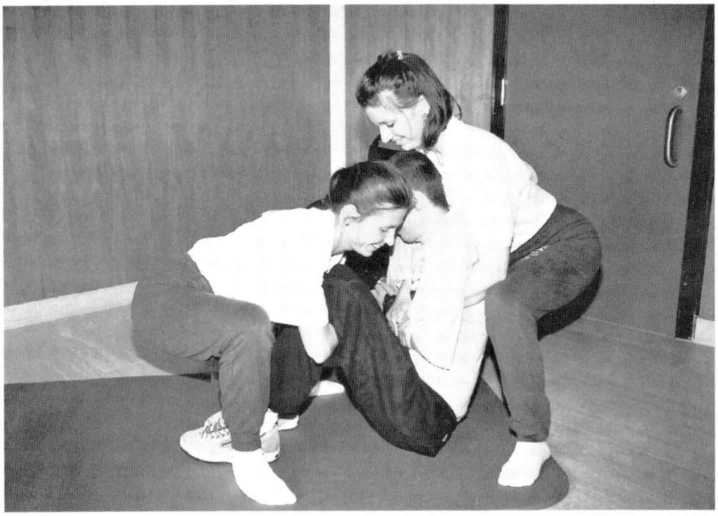

Abb. 14.**24** Transfer vom Boden in den Rollstuhl mit zwei Therapeuten.

bung zu verletzen. Das Handtuch dient dabei als Schutz und wird mit dem Gesäß über das Rutschbrett mitgezogen.

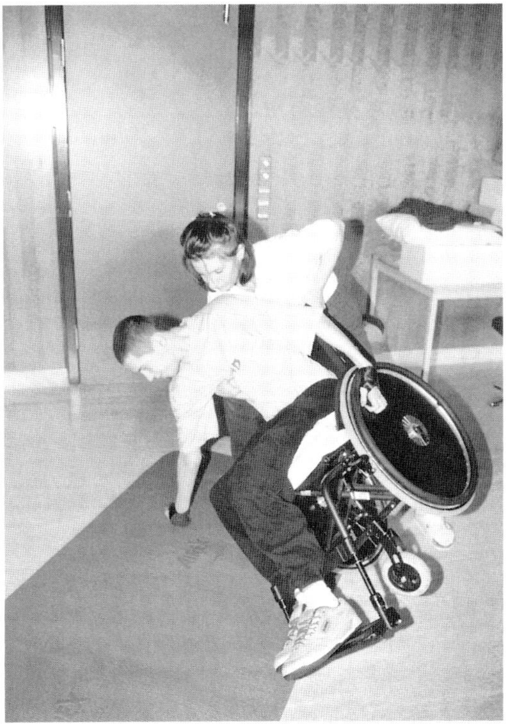

Abb. 14.**25** Seitliches Aussteigen.

Transfer Rollstuhl – Badewanne

Durchführung wie beim Paraplegiker (Kap. 13.6).

Zu empfehlen sind eine Antirutschmatte in der Wanne und ein seitlicher Haltegriff, entweder ein Badewannenbrett oder Aquatec (Abb. 14.**28 a–c**). *Komplett unselbstständige Patienten* benötigen einen Lifter, der sie in die Wanne hinein- und heraushebt. Wesentlich einfacher ist die Kombination mit einer Duschliege.

Transfer Rollstuhl – Rollstuhl

Dieser Transfer ist bei den Tetraplegikern notwendig, die sich sportlich betätigen und selbstständig in einen Sportrollstuhl umsteigen. Die Durchführung ist gleich wie beim Paraplegiker. Patienten, die einen elektrischen Rollstuhl benötigen, werden passiv in den Zweitrollstuhl transferiert.

14.7 Stehtraining

▶ Definition: Darunter ist in der Spätphase das Stehen des Patienten in einem Stehbett oder Stehtisch zu verstehen (Abb. 14.**29**).

Ziele des Stehtrainings

- Belastung der Knochenstrukturen zur eventuellen Vermeidung der Osteoporose;

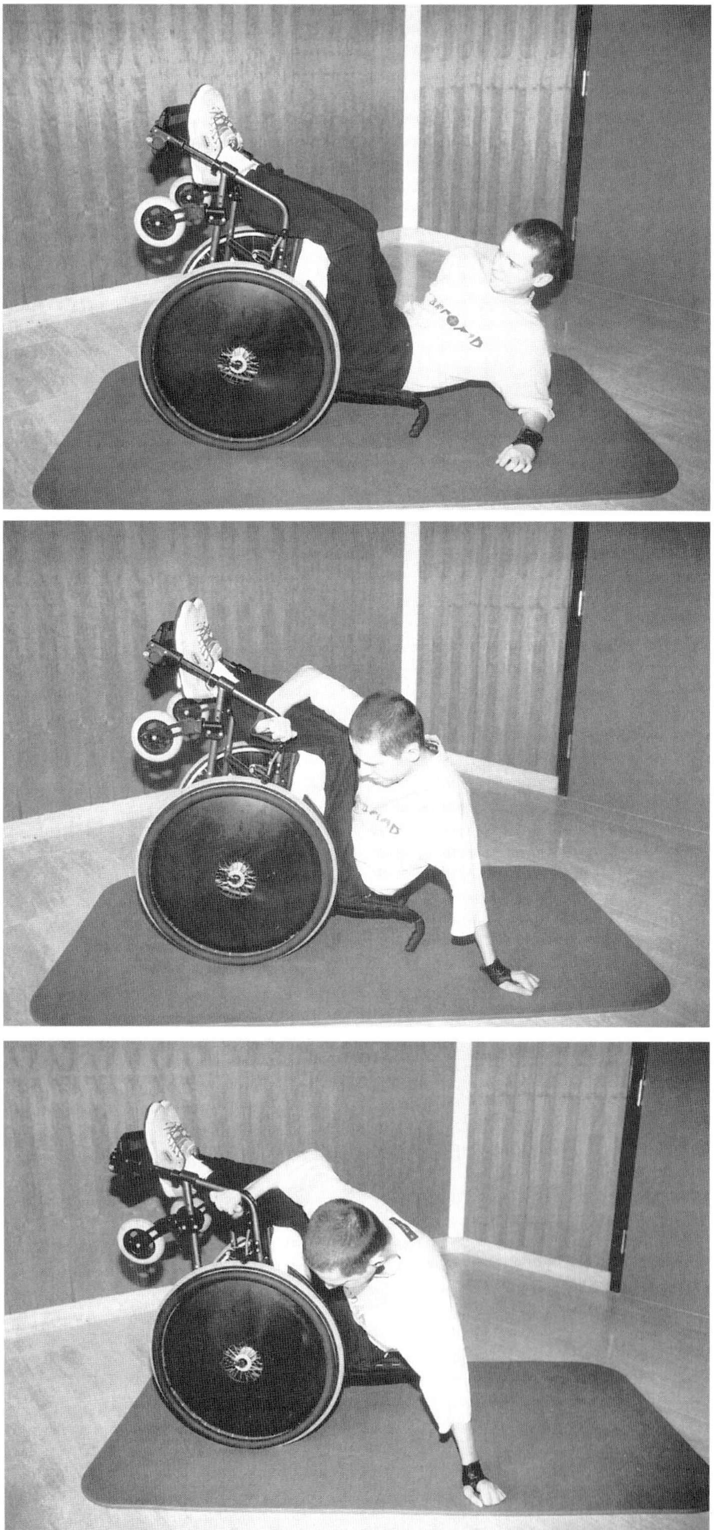

a
b
c

Abb. 14.**26 a – c** Einsteigen in den Rollstuhl über die Rückenlehne.

- Allgemeines Kreislauftraining und Steigerung der Ausdauer;
- Kontrakturprophylaxe,
- Spasmusreduktion;
- Positive Beeinflussung der Darmtätigkeit;
- Entlastung des Gesäßes;
- Positive Beeinflussung der Psyche;
- Gleichgewichtstraining;
- Stütztraining;
- Stabilisationstraining des Rumpfes.

Maßnahmen

- *Elektrohydraulisches Stehbett:* Für sehr hohe Tetraplegiker (C 4/5), die weder Stütz- noch Gleichgewichtsreaktionen aufbauen können.
- *Stehtisch:* Dieser kommt bei allen Tetraplegikern (C 6 und tiefer) zum Einsatz, die einen Stütz über die Arme aufbauen können und zusätzlich eine gute Gleichgewichtsreaktion des Rumpfes zeigen.
- Zu empfehlen wären der Einsatz eines Bauchgurtes, um das Versacken des Blutes zu verhindern sowie Kreislauf anregende Maßnahmen vor der Vertikalisierung des Patienten.

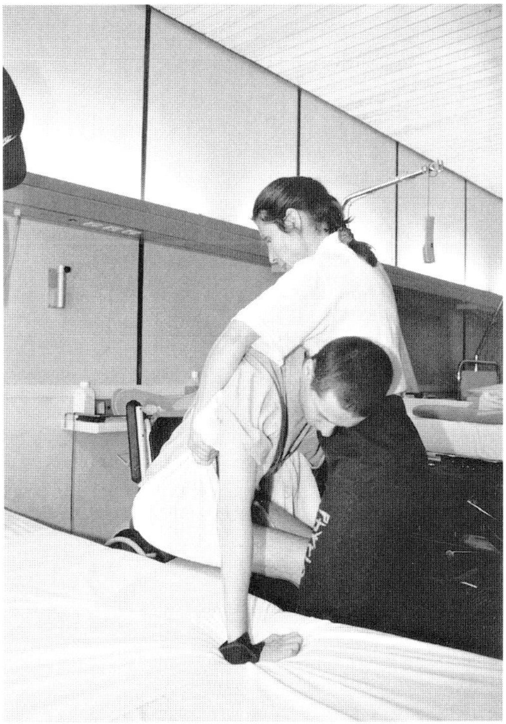

Abb. 14.**27** Transfer in den Duschrollstuhl mithilfe eines Handtuchs.

Kontraindikationen

Kontraindikationen sind nicht bekannt.

14.8 Krafttraining

Kap. 13.8.

Da Tetraplegiker aufgrund der Atemproblematik meist eine schlechtere Sauerstoffversorgung der Muskulatur besitzen und daher schneller ermüden, steht das Kraftausdauertraining im Vordergrund.

▶ Beachte: Um bestimmte Übungen überhaupt durchführen zu können, können folgende Hilfsmittel erforderlich sein:
- Fixationsgurt für den Oberkörper, um nicht aus dem Rollstuhl gezogen zu werden;
- Fixationshandschuhe bei fehlender oder mangelnder Fingerfunktion;
- Gute Fixierung des Rollstuhls.

14.9 Rollstuhltraining

Kap. 15.

14.10 Sporttherapie

Kap. 13.10.

14.11 Zusatztherapien

Elektrotherapie

Bei Tetraplegikern wird die Elektrotherapie gelegentlich auch zur *Kräftigung* einzelner Muskeln eingesetzt. Der Strom leistet beispielsweise bei einem sehr schwachen *M. triceps brachii* jenen Antrieb, um eine aktive Bewegung des Patienten zu unterstützen, sodass eine Bewegung des Ellenbogens gegen die Schwerkraft möglich wird. Somit kann der Patient selbstständig im vollen Bewegungsumfang mit dem Einsatz seiner gesamten Muskelkraft trainieren.

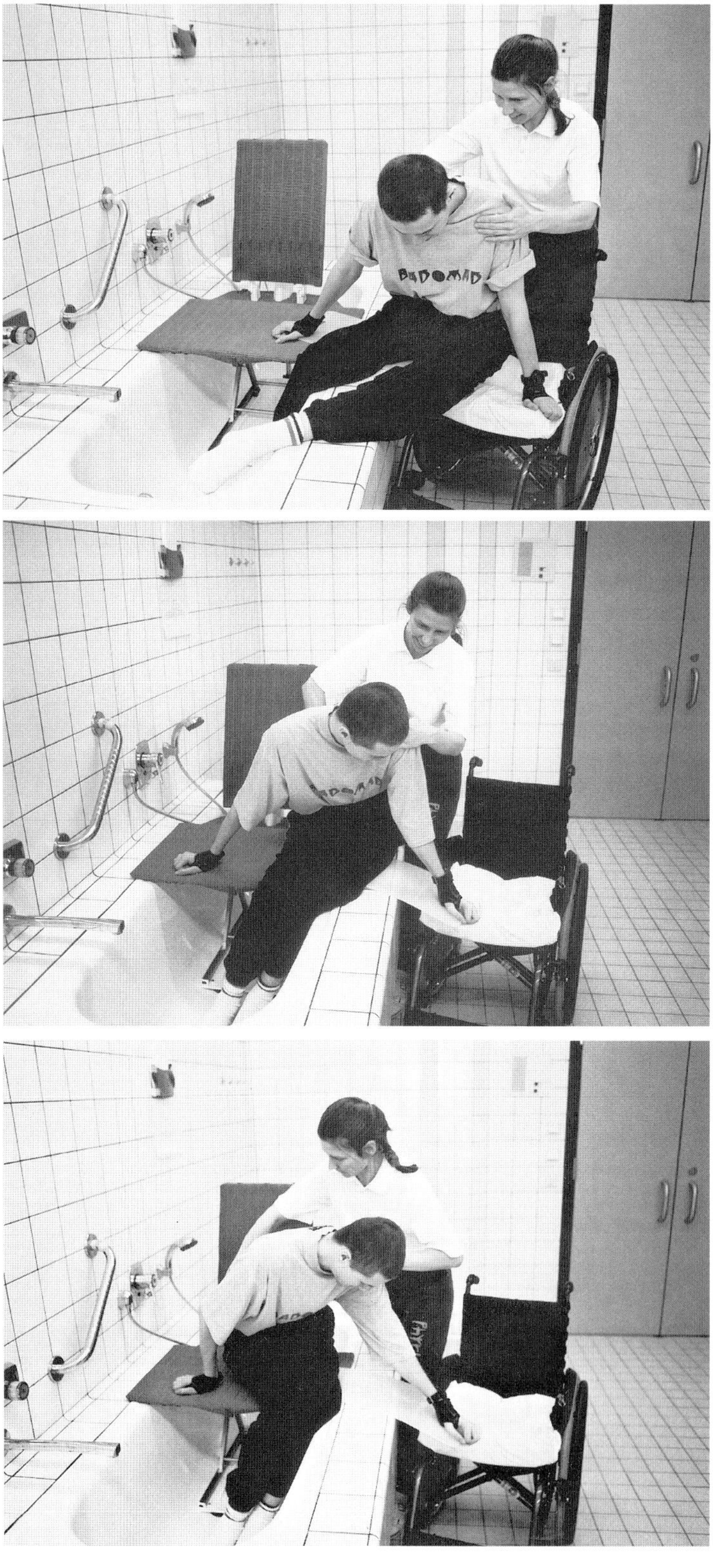

a

b

c

Abb. 14.**28 a – c** Transfer vom Rollstuhl in die Badewanne.

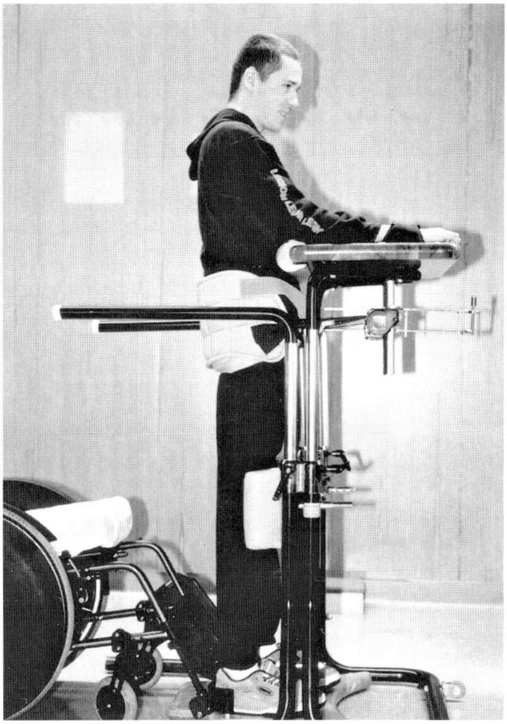

Abb. 14.**29** Stehtraining in einem Stehtisch.

Ist der *M. extensor carpi radialis longus* für ein selbstständiges Üben zur aktiven Funktionshand noch zu schwach, wird der Strom als Bewegungsinitiator für eine Dorsalextension der Hand eingesetzt.

Balneotherapie

Kap. 13.11.

Ergotherapie

Die Aufgaben der Ergotherapie beschränken sich bei Tetraplegikern nicht nur auf das Anziehtraining und die ADL, sondernd beinhalten auch das Ess- und Schreibtraining sowie die Hilfsmittelversorgung.

Hilfsmittel

- Rutschbrett;
- Rutschfreie Handschuhe zum Rollstuhlfahren;
- Spezialgriffe für Zahnbürste, Rasierer etc.;
- Essbehelfe.

Aufgrund der schlechten muskulären Ausgangssituation von Armen und Fingern müssen Tetraplegiker alle Funktionen des täglichen Lebens neu lernen oder umlernen. Beim Anziehtraining muss beispielsweise eine für den Patienten passende Methode gefunden werden, um auch ohne Fingerfunktion selbstständig sein zu können. Sobald sich der Patient alleine umdrehen und aufsetzen kann, steht das tägliche Üben und Ausprobieren dieser Tätigkeiten im Vordergrund.

Arbeitstherapie

Kap. 13.11.

Unterstützende Therapien

Kap. 13.11.

15 Rollstuhltraining

Das Rollstuhltraining ist eine Trainingsform, die sich durch die gesamte Rehabilitationszeit zieht und frühestmöglich begonnen werden sollte, um den Patienten an den Rollstuhl zu gewöhnen. Dabei wird der Patient einerseits mit schwierigen Situationen aus dem täglichen Leben konfrontiert (z. B. Gehwegkanten überwinden, auf unebenem Gelände fahren), andererseits werden sowohl Kondition als auch Ausdauer geschult.

Für viele Querschnittgelähmte – besonders Tetraplegiker – ist das Rollstuhlfahren die einzige Möglichkeit, sich körperlich zu betätigen. Je nach Läsionshöhe sind die Fähigkeiten im und aus dem Rollstuhl heraus unterschiedlich. Die Ziele bleiben im Großen und Ganzen gleich.

Allgemeine Ziele des Rollstuhltrainings

- Erreichen größtmöglicher Mobilität;
- Erlernen einer optimalen Fahrtechnik;
- Sicherheit im Rollstuhl;
- Geschickter Umgang mit dem Rollstuhl;
- Kräftigung der oberen Extremität und der noch vorhandenen Muskulatur;
- Verbesserung des Gleichgewichts und der Gleichgewichtsreaktionen;
- Verbesserung der Schnelligkeit, Wendigkeit, Kondition und Ausdauer;
- Verbesserung aller Funktionen, die später eventuell beim Ausüben einer Sportart benötigt werden (schnell anfahren, bremsen, stoppen, einarmig fahren, kippen).

Endziele des Rollstuhltrainings bei Paraplegikern (Idealfall)

- Sicheres Kippen des Rollstuhls;
- Fahren auf jedem Gelände, auch Unebenheiten oder Wiese;
- Überwinden von Rampen oder Gehwegkanten;
- Überwinden von Treppen oder Stufen;
- Transfer Boden – Rollstuhl und umgekehrt.

Endziele des Rollstuhltrainings bei Tetraplegikern (Idealfall)

- Sicherer Umgang mit dem mechanischen Rollstuhl;
- Durchführung alltäglicher Funktionen aus dem Rollstuhl (essen, Türen öffnen);
- Fahren im Freien auf ebenem Gelände;
- Bei Erhalt des M. triceps: Kippen des Rollstuhls und dadurch Überwinden von Gehwegkanten und Rampen;
- Fahren auf unebenem Gelände;
- Transfer Boden – Rollstuhl.

Aufbau des Rollstuhltrainings

Fahren auf ebenem Gelände

Dabei soll der Patient einen bestimmten Rhythmus beim Fahren erarbeiten und eine ökonomische Haltung und Fahrtechnik erlernen:

- Vorwärts fahren;
- Vorwärts fahren und abbremsen;
- Schnell wegfahren;
- Kurven fahren;
- Drehen;
- Gleichgewichtsübungen beim Fahren (z. B. Ball fangen);
- Rollstuhlbewegungen durch den Oberkörper auslösen;
- Rückwärtsfahren;
- Slalom fahren vor- und rückwärts;
- Türen öffnen;
- Gegenstände vom Boden aufheben;
- Fahren auf verschiedenen Belägen (z. B. Asphalt, Turnhalle).

Erlernen des Kippens

Das Kippen bezeichnet das Balancieren des Rollstuhls auf den beiden Hinterrädern. Es bildet die Basis für das weitere Rollstuhltraining und macht eine Steigerung (Fahren im unebenen Gelände) erst möglich.

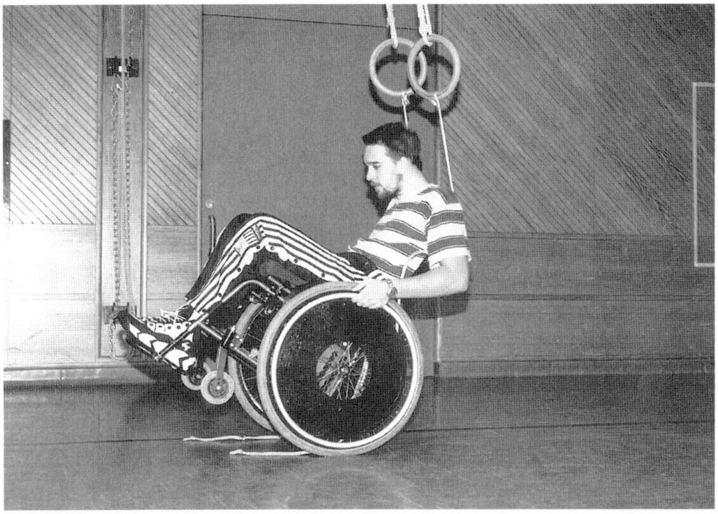

Abb. 15.**1** Selbständig durchgeführtes Kipptraining mit Ringen.

Ziele

- Sicheres Kippen des Rollstuhls;
- Fahren auf zwei Rädern sowohl vor- und rückwärts als auch in der Drehung;
- Aufkippen des Rollstuhls in Fahrt;
- Gekipptes Fahren auf unebenem Gelände.

Für manche Patienten bleibt das Kippen unerreichbar, sei es aus Angst oder wegen fehlender Muskelfunktionen. Die Ziele sind dem jeweiligen Können anzupassen.

Aufbau

- Einhängen in die Ringe und selbstständiges Üben: die Ringe verhindern das Nach-hinten-Umkippen des Patienten. Er muss sich selbst wieder aufrichten (Abb. 15.**1**).
- Üben mit einer Hilfsperson zur Sicherung: Die Hilfsperson ist nur im Notfall zur Stelle, der Übende kann sich bereits im Raum bewegen.
- Richtige Handhabung des Rollstuhls: Der Patient wird mit verschiedenen „Kippsituationen" konfrontiert, die er mit und ohne Hilfe bewältigen soll.

Fahren in unebenem Gelände

- Fahren auf der Wiese, Schotter, Pflastersteinen;
- Überwinden von Rampen oder Gehwegkanten, Treppen, Stufen, Rolltreppen und eines Parcours.

Üben bestimmter Funktionen

- Transfer Boden – Rollstuhl;
- Rollstuhl nach hinten kippen und wieder aufrichten;
- Rollstuhl zerlegen;
- Rückwärts hinunterfahren über Gehwegkanten für Tetraplegiker;
- Überwinden von Treppen mit einer oder mehreren Hilfspersonen.

Selbstständiges Überwinden von Randsteinen

Aufwärts Grundvoraussetzung ist ein exaktes, senkrechtes Anfahren und das Aufkippen des Rollstuhls, sodass die Lenkräder auf dem Gehsteig abgestellt werden können. Mit dem vorhandenen Schwung werden die Antriebsräder über die Kante hochgezogen (Abb. 15.**2 a** u. **b**).

Ist zu wenig Platz vorhanden, um aus der Fahrt den Randstein zu überwinden, besteht die Möglichkeit, aus dem Stand hinaufzufahren. Dazu wird der Rollstuhl vor der Kante aufgekippt und die Lenkräder wieder abgestellt. Durch Schwerpunktverlagerung des Oberkörpers nach vorne wird der Rollstuhl über die Antriebsräder auf die Kante gezogen. Für diese Methode ist entsprechend viel Kraft nötig, da der Schwung der Fahrt nicht ausgenutzt werden kann.

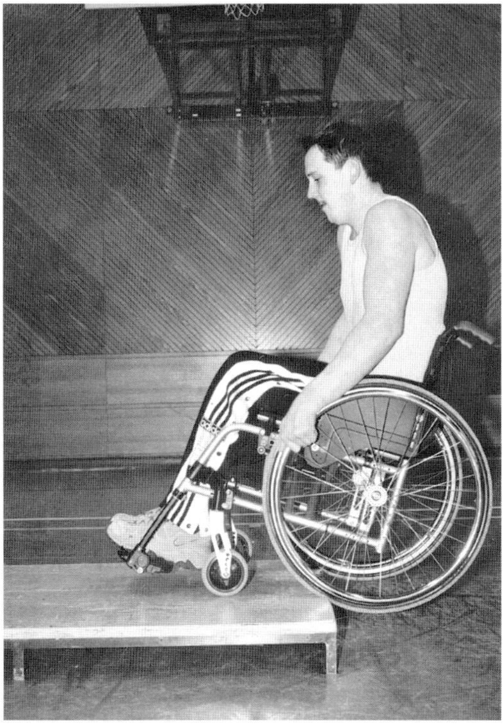

a

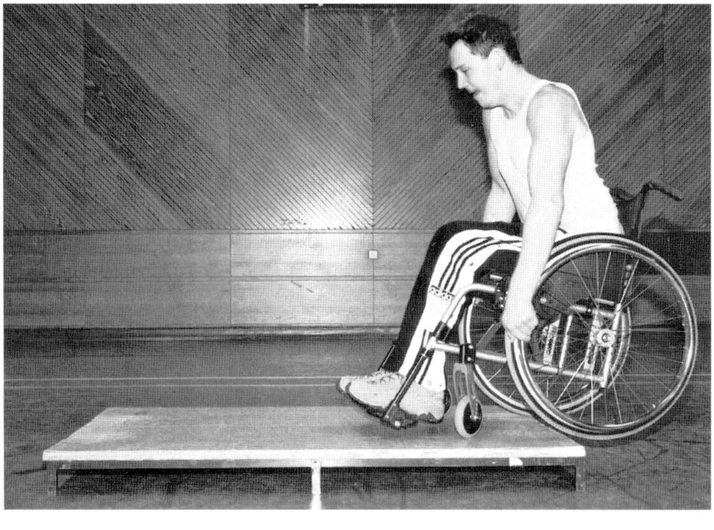

b

Abb. 15.**2 a** u. **b** Hochziehen der Antriebsräder über die Kante.

Abwärts Der Rollstuhl wird wieder aufgekippt und die Kante genau senkrecht angefahren. Nun rutschen im gekippten Zustand die Antriebsräder langsam über die Kante hinunter, indem mit den Greifreifen gebremst wird. Beim Aufsetzen mit den Lenkrädern auf den Boden muss der Oberkörper nach hinten gebracht werden Abb. 15.**3 a** u. **b**).

Tetraplegiker, die nicht kippen können, haben die Möglichkeit, durch rückwärts Hinunterfahren selbstständig die Gehwegkanten zu überwinden. Voraussetzung dafür ist das Vorlegen des Oberkörpers auf die Oberschenkel beim langsamen, gebremsten Hinunterrollen über die Kante und das anschließende selbstständige Aufrichten.

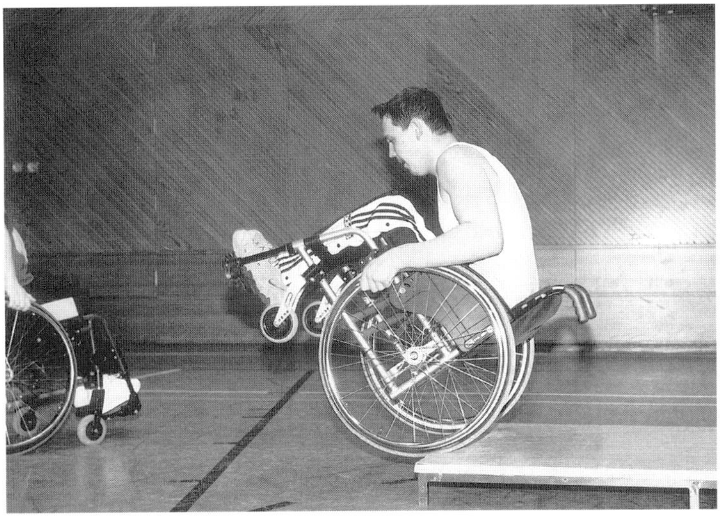
a

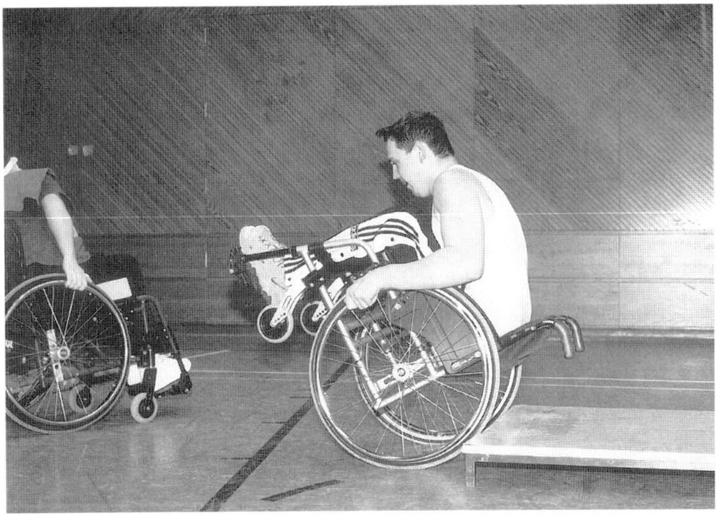
b

Abb. 15.**3 a** u. **b** Die Antriebsräder werden langsam über die Kante gebracht.

Selbstständiges Überwinden von Treppen

Aufwärts

- 1. Variante: Der Rollstuhl wird aufgekippt und die Lenkräder auf der ersten Stufe abgestellt. Dabei soll der Rollstuhl so nah wie möglich am Geländer stehen. Durch Seitneigung des Oberkörpers wird das Gewicht des Rollstuhls so verlagert, dass die dem Geländer nahe Seite durch Zug am Treibreifen hochgezogen und das Lenkrad dieser Seite eine Stufe höher abgestellt werden kann. Durch die folgende Gewichtsverlagerung zur Gegenseite wird dieser Vorgang seitenverkehrt wiederholt, bis beide Lenkräder auf derselben Stufe stehen. Der gesamte Ablauf wird Stufe für Stufe wiederholt (Abb. 15.**4 a** u. **b**).
- 2. Variante: Dabei stellt sich der Patient rückwärts zur Treppe hin und zieht so mithilfe des Geländers den ungebremsten Rollstuhl über die Stufen nach oben.

Beide Methoden benötigen neben großer Geschicklichkeit auch eine Menge Kraft.

Abwärts Entweder mit gekipptem Rollstuhl Stufe für Stufe wie beim Überwinden von Gehwegkanten langsam über die Kanten rutschen oder aber rückwärts mit einer Hand am Geländer

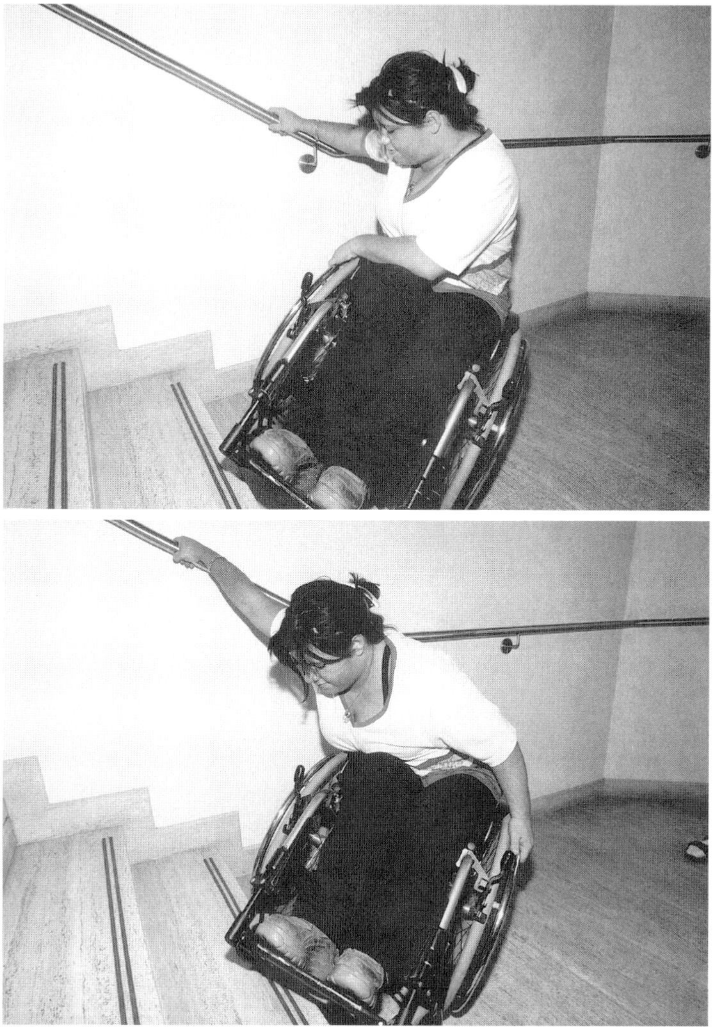

a

b

Abb. 15.**4 a** u. **b** Treppe aufwärts.

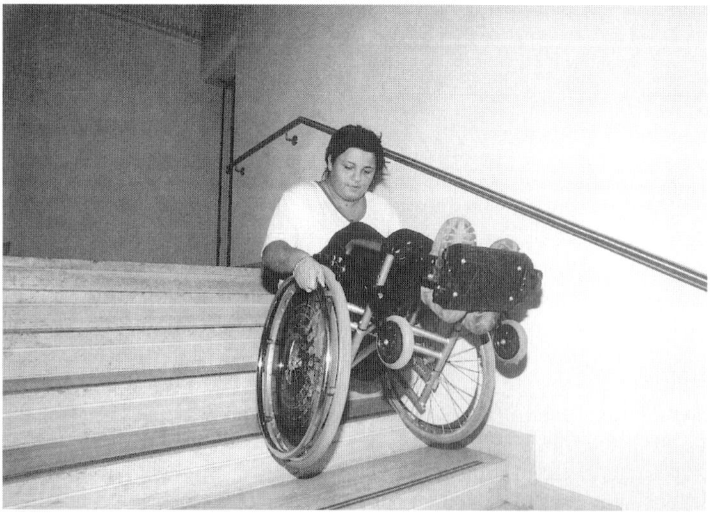

Abb. 15.**5** Treppenabwärtsfahren mit gekipptem Rollstuhl.

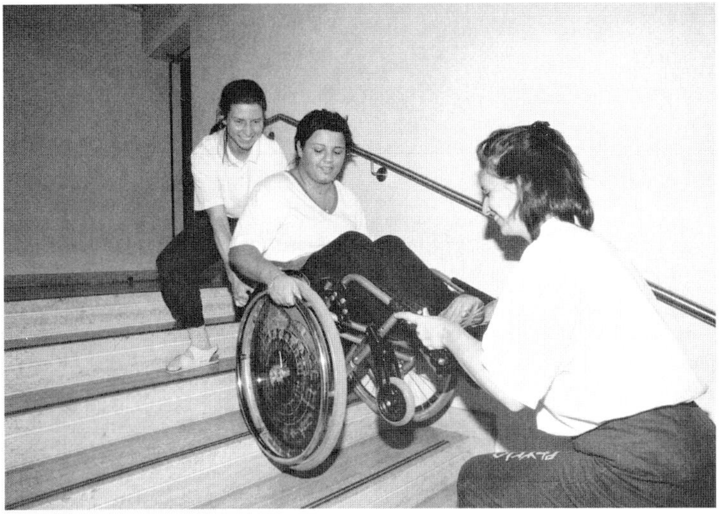

Abb. 15.**6** Überwinden der Treppe mit 2 Hilfspersonen.

und mit der zweiten bremsend am Greifreifen (Abb. 15.**5**).

▶ Beachte: Die erste Methode birgt eine große Gefahr des Sturzes. Daher wird in der Regel eine Hilfsperson empfohlen.

Überwinden von Treppen mit einer Hilfsperson

Aufwärts Der Rollstuhl wird aufgekippt und von der Hilfsperson Stufe für Stufe hochgezogen. Je weiter der Rollstuhl gekippt wird, desto leichter gelingt das Hochziehen. Ist der Patient kräftig genug, kann er an den Greifreifen mithelfen.

Steht eine zweite Hilfsperson zur Verfügung, unterstützt diese den Rollstuhl von unten am Fußbrett durch Schub nach oben (Abb. 15.**6**).

Grundsätzlich soll der Rollstuhl nie gehoben werden, da dies eine enorme Belastung für die Wirbelsäule der Hilfspersonen bedeutet und eine Paniksituation des Patienten auslösen kann.

Abwärts Der Rollstuhl wird von der Hilfsperson aufgekippt und senkrecht zur ersten Stufe gefahren. Der Rollstuhl wird Stufe für Stufe langsam über die jeweilige Kante nach unten gelassen, wobei ein kräftiger Patient bremsend am Greifreifen mithelfen kann.

Bei zwei Hilfspersonen hilft diese wieder von unten, den Rollstuhl zu bremsen.

16 Rollstuhlversorgung

Allgemeines

Die adäquate Auswahl und Anpassung des Rollstuhls ist für den Querschnittgelähmten von großer Bedeutung. Gerade bei komplett gelähmten Patienten stellt der Rollstuhl nicht nur die einzige Fortbewegungsmöglichkeit dar, sondern wird als „Körperteil" in seinen Alltag und seine Bewegungen integriert.

Die Auswahl kann nur durch ein gut eingespieltes Team aus Arzt, Physiotherapeut, Sportlehrer, Rollstuhltechniker – beim Tetraplegiker zusätzlich auch Ergotherapeut – und dem Betroffenen selbst erfolgen. Vor der endgültigen Auswahl sollten verschiedene Modelle ausprobiert werden.

Die individuelle Anpassung hängt von folgenden Faktoren ab:
- Läsionshöhe;
- Funktionelle Fähigkeiten des Patienten;
- Individuelle Körpermaße, Längen- und Hebelverhältnisse des Patienten;
- Einsatzbereich des Rollstuhls.

Auswahlkriterien eines Rollstuhls

Antriebsart

Mechanischer Rollstuhl Das Bestreben geht dahin, Patienten mit ausreichender oder vollständiger Funktion der oberen Extremität mit einem mechanischen Rollstuhl zu versorgen, den sie mit eigener Muskelkraft antreiben müssen. Diese Rollstühle können unterschiedliche Bedienungsmechanismen aufweisen

- *Zweiarmantrieb:* über Greifreifen (häufigste Anwendungsform);
- *Einarmantrieb:* Entweder über 2 unterschiedlich große Greifreifen auf nur einer Seite oder über einen Hebelantrieb. Diese Rollstühle kommen bei Querschnittpatienten mit einem Zusatzproblem (z. B. Plexusläsion) eines Armes zum Einsatz.
- *Beinantrieb*: Durch eine etwas tiefer gesetzte Sitzfläche hat der Patient die Möglichkeit, den Rollstuhl mithilfe der Beine zu bewegen. Sie werden von inkomplett Gelähmten oder Patienten anderer Erkrankungsbilder (z. B. Hemiplegiker) verwendet.

Elektrorollstuhl Ist ein Patient aufgrund seiner Läsionshöhe (über C 5) nicht in der Lage, den Rollstuhl mit den Armen anzutreiben, wird er mit einem Elektrorollstuhl versorgt.

Einsatzbereich

- *Im Haus:* Hier spielt die Wahl der Bereifung eine große Rolle; je kleiner und härter die Lenkräder (Vorderräder), umso wendiger ist der Rollstuhl.
- *Im Freien:* Je größer und weicher die Lenkräder, umso leichter lassen sich Unebenheiten (Steine, Äste) überwinden.

Rehabilitationsniveau

Medizinische Faktoren (Spastizität, Hautprobleme), individuelle körperliche Voraussetzungen (Kontrakturen, Asymmetrien) sowie der zu erwartende funktionelle Stand spielen eine entscheidende Rolle.

Lebensumstände des Benutzers

Die Umgebung sowie familiäre und berufliche Situation haben ebenfalls Auswirkungen auf die Wahl des Rollstuhls.

Anpassung eines mechanischen Rollstuhls (Abb. 16.1)

Sitzbreite

Sie richtet sich nach der Beckenbreite des Patienten plus 2 cm.

Bei zu *geringer* Sitzbreite besteht wegen der fehlenden Sensibilität akute Dekubitusgefahr, während zu *große* Sitzbreite zu einer unökonomischen Haltung beim Antreiben der Greifreifen führt.

Außerdem sind das Tragen von beispielsweise Winterbekleidung und eventuelles Übergewicht zu berücksichtigen.

Sitztiefe

Sie hängt von der Oberschenkellänge des Patienten ab. Es sollen zumindest drei Viertel des Oberschenkels auf der Sitzfläche aufliegen.

▶ Beachte: Oberschenkellänge (im Sitzen vom Gesäß bis zum größten Umfang der Wade bei 90° gebeugtem Knie gemessen) minus 3 cm.

Ist die Sitztiefe zu *gering*, kommt es zu einer ungleichmäßigen Druckverteilung auf das Gesäß und zu verstärktem Druck auf den Steißbeinbereich. Neben Dekubitusgefahr in diesen Regionen sinkt die Stabilität des Patienten, die Beinachsenführung ist schlechter und die Kniebeugestellung wird erhöht. Als Folge davon können sowohl Tonuserhöhungen als auch Kontrakturen auftreten.

Ist die Sitztiefe zu *lang* und die Sitzfläche reicht bis in die Kniekehlen, kann es an diesen Stellen zu Hautirritationen kommen. Meist rutscht der Patient im Rollstuhl nach vorne und verschlechtert dadurch seine Sitzposition.

Sitzhöhe

Die individuelle Sitzhöhe wird durch die Unterschenkellänge (im Sitzen vom Kniegelenkspalt bis zur Fußsohle gemessen) des Patienten bestimmt.

▶ Beachte: Standardmäßig beträgt sie 50 cm.

Bei zu *geringer* Sitzhöhe hat der Patient eine geringe Reichweite nach oben, eine schlechte Po-

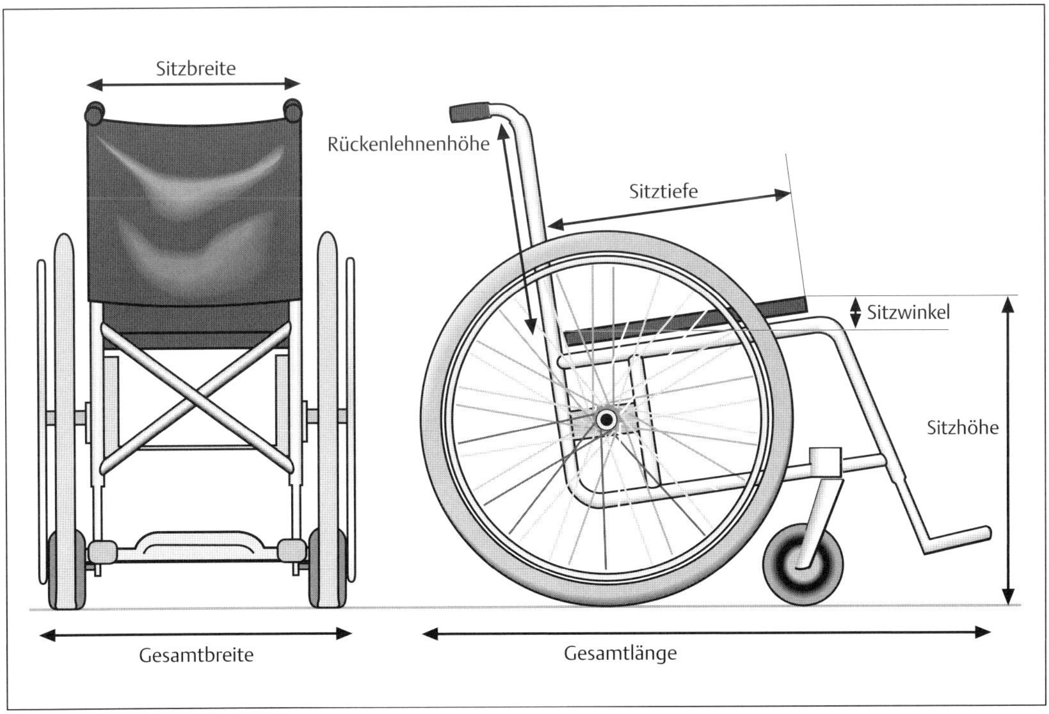

Abb. 16.1 Maße für die Rollstuhlversorgung.

sition beim Tisch und eine Erschwernis beim Aufkippen des Rollstuhls. Es ist daher ratsam, auch bei kleinen Patienten oder Kindern eine Sitztiefe zwischen 45 und 50 cm zu wählen.

Bei zu *großer* Sitzhöhe können z. B. Tische und Waschbecken nicht mehr unterfahren werden.

Rückenlehnenhöhe

Sie hängt von folgenden Kriterien ab:
- Läsionshöhe;
- Trainingszustand;
- Oberkörperlänge;
- Sitzkissenhöhe.

▶ Beachte: So niedrig wie möglich, so hoch wie nötig!

Sie sollte jedoch immer unterhalb des Angulus inferior scapulae enden, um die Bewegungsfreiheit der Arme beim Antreiben zu gewährleisten. Ist die Rückenlehne zu *niedrig*, kommt es zu einer schlechteren Sitzbalance mit eingeschränkter Mobilität, Verspannungen und eventuell sogar Haltungsdeformitäten.

Ist sie zu *hoch*, wird die Bewegungsfreiheit der Arme eingeschränkt, was zu einer schlechteren Sitzhaltung in verstärkter Kyphose sowie zu einer Verkümmerung der Restfunktionen der Rumpfmuskulatur führt.

Die Form der Rückenlehne sollte ebenfalls individuell gewählt werden. Es gibt die Möglichkeit eines Knicks der Lehne im Lumbalbereich nach vorne um 5° (*Lumbalknick*). Dadurch wird die physiologische Lendenlordose unterstützt und die aufrechte Haltung positiv beeinflusst. Auch durch ein Klettverschlusssystem (*Anpassrücken*) lässt sich die individuelle Form des Patientenrückens berücksichtigen.

Armlehnen

Sie dienen einer besseren Stabilität und Entlastung des Schultergürtels. Um Alltagsfunktionen (Transfers, Unterfahren von Tischen) durchführen zu können, müssen sie abnehmbar oder schwenkbar sein.

Bei *Tetraplegikern* kommen sie oft in Kombination mit einem Rollstuhltisch zur Ablage der Arme zum Einsatz.

Bei *Paraplegikern* sind Seitenteile nur in Ausnahmefällen indiziert (Alter, fehlende Sitzbalance). Sie werden durch einen *Kleiderschutz* ersetzt, der vor Verschmutzung schützen soll und auch über den Antriebsreifen gezogen werden kann.

Bein- und Fußstützen

Je nach Anwendungsbereich kommen geteilte Fußstützen oder ein Fußbrett zum Einsatz.

- *Geteilte Fußteile* werden vorwiegend von inkompletten Querschnittpatienten verwendet, die aufstehen können und die Fußteile rasch seitlich hochklappen wollen.
- *Fußbretter* werden vorwiegend von kompletten Querschnittpatienten eingesetzt, da die Füße in die Mitte des Brettes abgestellt werden können. Dadurch wird in den meisten Fällen ein Auseinanderfallen der Beine durch fehlende Muskulatur verhindert und dient der besseren Stabilität und Optik.

Die Fußstützen müssen für eine individuelle Anpassung in der Höhe verstellbar sein. Sind sie zu *hoch* eingestellt, kommt es zu einer schlechten Druckverteilung auf das Gesäß und vermehrtem Druck am Steißbein. Neben der Dekubitus steigt auch die Kontrakturgefahr, da die Beine in eine vermehrte Flexionsstellung gelangen.

Sind die Fußteile zu *niedrig*, baumeln die Beine in der Luft, und es erfolgt keine Gewichtabnahme. Dadurch entstehen erhöhte Druck- und Scherkräfte im Gesäßbereich, wodurch die Dekcubitusgefahr steigt. Da die Füße nicht aufliegen, findet einerseits keine Spitzfußprophylaxe statt, und andererseits kommt es zu einer Verschlechterung der Sitzposition, da der Patient wegen des fehlenden Gegenhalts an den Beinen im Rollstuhl nach vorne rutscht. Für manche Patienten müssen die Fußstützen zum Hochlagern der Beine geeignet sein.

Kippmoment

Das Kippmoment eines Rollstuhls ergibt sich aus der Position des Schwerpunkts zur Auflagefläche des Rollstuhls. Eine Veränderung des Kippmoments ist durch ein Ändern der Hinterradposition in horizontaler oder vertikaler Richtung möglich. Gleichzeitig ändert sich auch die Sitzposition und die Aufrichtung des Patienten durch einen veränderten Sitzwinkel. Der rechte Winkel zwischen Rückenlehne und Sitzfläche bleibt aber immer unverändert.

▶ Beachte: Das Kippmoment muss an die motorische Fähigkeit und die individuellen körperlichen Maße des Patienten angepasst werden. Durch eine Veränderung der Hinterradposition kommt es zu gravierenden Änderungen des Kippmoments und der Fahreigenschaften des Rollstuhls.

▶ Beispiele:
- Ein geschickter Patient, der das Aufkippen des Rollstuhls beherrscht, kann mit einem größeren Kippmoment versorgt werden. Ein größerer Kippmoment hat den Vorteil des leichteren Überwindens von Gehwegkanten, leichteres Fahren über unebenes Gelände und eine meist bessere Sitzposition.
- Bei älteren oder ängstlichen Patienten wird ein geringeres Kippmoment gewählt.
- Fehlende Gewichte nach einer Amputation an der unteren Extremität können durch Verwendung eines Rollstuhls mit erschwertem Kippmoment kompensiert werden.

Antriebsräder

Die Hinterräder haben eine *Raddimension von 24 Zoll*. Die Antriebsräder sollten über Schnellverschluss-Steckachsen am Rahmen befestigt und für selbstständige Tetraplegiker mit so genannten *Tetraclip* ausgestattet sein. Das Reifenprofil hängt vom Einsatz des Rollstuhls ab. Standardmäßig werden Hartgummireifen mit Profil verwendet.

Greifreifen

An den beiden Greifreifen erfolgt das Antreiben des Rollstuhls. Standardmäßig bestehen sie aus Metall. Damit wird eine zu große Reibungswärme beim Bergabfahren und Bremsen mit den Händen verhindert. Bei Paraplegikern ist dies unbedingt zu empfehlen.

Für Tetraplegiker, die über fehlende Greiffunktion der Finger verfügen, kommen *Greifreifenüberzüge* zur Verwendung. Diese gummierten Überzüge führen gemeinsam mit *Rollstuhlhandschuhen* zu einer etwas größeren Auflagefläche und einem erhöhten Reibungswiderstand beim Antreiben des Rollstuhls. Der Patient haftet dadurch besser am Treibreifen und rutscht nicht so leicht davon ab.

Eine weitere Möglichkeit für Tetraplegiker besteht in der Verwendung von Greifreifen mit Noppen oder Zapfen. Diese Ausstattung wird aber immer mehr von den praktischeren Gummiüberzügen abgelöst.

Lenkräder

Es gibt unterschiedliche Größen und Materialien:

- *Große, luftbereifte Vorderräder* eignen sich eher für Fahrten in unebenem Gelände und für Patienten, die das Kippen nicht beherrschen.
- *Kleinere, harte Vollgummireifen* sind für die Verwendung im Haus besser geeignet, da der kleinere Radius eine größere Drehfreudigkeit bedeutet.

Adaptierung und Zubehör

Die Sonderadaptierung erfolgt in Zusammenarbeit mit der Ergotherapie, da es sich meist um Rollstühle von Tetraplegikern oder um Patienten mit einer Zusatzproblematik handelt.

Möglich sind z. B. Bremshebelverlängerungen, Bremsbetätigung für Begleitpersonen, Antikippräder, Kopfstütze, Gurte, Pelotten und Speichenschutz.

Sitzkissen

Das Sitzkissen gehört für alle querschnittgelähmten Patienten zur Rollstuhlversorgung dazu. Die Auswahl erfolgt aufgrund der Hautsituation, des Gewichts, der Läsionshöhe, der Selbstständigkeit sowie unter Berücksichtigung der Gewohnheiten des Patienten in Beruf und Freizeit. Die Normalversorgung besteht aus einem Latexkissen mit den Höhen 10, 8 oder 5 cm.

Bei hautempfindlichen Patienten oder Problemfällen kommen Spezialkissen zum Einsatz (Jay-Kissen mit Gel, Roho-Kissen mit Luft). Jeder Patient sollte zusätzlich mit einem Ersatzkissen ausgestattet werden.

Ist das Sitzkissen zu *hoch*, kann kein Gewicht über die Beine abgenommen werden, und das Gesäß wird übermäßig belastet. Außerdem neigt der Patient dazu, im Rollstuhl nach vorne zu rutschen.

Ist das Sitzkissen zu *niedrig*, kommt es zu einer schlechten Druckverteilung auf das Gesäß, sodass die Dekubitusgefahr steigt.

► Beachte:
- Jeder Betroffene sollte 2 Rollstühle besitzen, um bei einem Defekt einen Ersatz zu haben.
- Der Rollstuhl ist dem Patienten anzupassen und nicht umgekehrt.
- Der Rollstuhl wird von Fachleuten ausgesucht, angepasst und eingestellt.
- Erst wenn die funktionellen Fähigkeiten des Patienten (Rehabilitationsniveau) klar sind, wird der Rollstuhl ausgesucht.
- Bei der Rollstuhlversorgung darf nicht gespart werden. Durch eine möglicherweise billigere und schlechtere Versorgung sind die Folgeschäden meist kostspieliger als ein primär teurerer Rollstuhl.
- Besonders wichtig ist die Auswahl des optimalen Sitzkissens.
- Zwar ist auch die Optik zu berücksichtigen. Generell gilt jedoch, dass Funktionalität vor der Optik zählt.

Anpassung eines elektrischen Rollstuhls

Dabei ist die enge Zusammenarbeit mit einer Rollstuhlfirma sehr wichtig, da es sich meist um technisch hoch entwickelte Geräte handelt. Die Versorgung mit einem Elektrorollstuhl betrifft meist nur sehr hohe Tetraplegiker, die keinen mechanischen Rollstuhl bedienen können und daher über keinerlei Fortbewegung verfügen.

Bedienung mit Handsteuerung

Sie gilt für Patienten, die zumindest eine Deltoideus- und eine geringe Bizepsfunktion aufweisen (Tetralegiker sub C 4/C 5) und den Arm vor- und zurückbewegen können. Der Unterarm muss eine Auflagefläche zur Führung und gelegentlich eine Fixation haben. Die bedienende Hand ruht in einer Gabel. Zum Betreiben dieses Geräts muss die Hand zur Steuerung aus der Gabel gehoben und ein Ein- bzw. Ausschalter bedient werden können.

Bedienung mit Kinnsteuerung und Computersystem

Für Tetraplegiker (höher C 4), die keine Schulterbewegungen durchführen können erfolgt die komplette Steuerung über das Kinn.

Diese Rollstühle müssen viel aufwändiger gestaltet werden, da der Patient völlig unselbstständig ist. Ideal ist ein Recarositzsystem, das eine optimale Sitzposition gewährleistet. Durch spezielle Räder lassen sich auch kleine Gehwegkanten und Unebenheiten überwinden.

Die moderne Technik ermöglicht bereits viele Adaptierungsmöglichkeiten, große Wendigkeit, ansprechendes Design und damit eine Vergrößerung des Aktionsradius. Dies bedeutet auch für hoch gelähmte Menschen eine größere Selbstständigkeit.

Auch bei diesen Patienten ist ein zweiter Ersatzrollstuhl indiziert, um sie bei Pannen nicht ans Bett zu fesseln. Meist ist dieser ein mechanischer Rollstuhl mit Schiebefunktion, der bei eventuellen Ausflügen leichter zu transportieren ist.

17 Behindertensport

Dazu zählen alle Sportarten, die im Rahmen der Rehabilitation mit den Patienten durchgeführt werden und auf denen später eventuell eine aktive Sportlaufbahn aufgebaut werden kann. Daher sollte der Behindertensport noch keinen Leistungsdruck in der Art des Wettkampfsports aufweisen, sondern als Freude an der Bewegung und sportlichen Betätigung gesehen werden.

17.1 Geeignete Sportarten für Paraplegiker und Paraparetiker

Basketball

Dabei handelt es sich um den Mannschaftssport für Paraplegiker schlechthin. Bewegungsabläufe des täglichen Lebens sind auch im Spiel enthalten.

Ziele
- Gleichgewichtstraining;
- Koordination;
- Kondition;
- Geschicklichkeit und Wendigkeit;
- Reaktion;
- Schnelligkeit;
- Kraft und Ausdauer;
- Beweglichkeit;
- Stehvermögen;
- Wettkampfsport;
- Soziale Aspekte und Vereinsintegration.

Tischtennis

Ziele
- Gleichgewichtsschulung;
- Sitzbalancetraining;
- Verbesserung von Reaktion, Koordination und Konzentration;
- Soziale Kontakte und Integration in Vereinen;
- Wettkampfsportart.

Bogenschießen

Ziele
- Kräftigung;
- Gleichgewichtsschulung;
- Konzentration;
- Wettkampfsportart.

Weitere Sportarten

Dazu gehören Leichtathletik, Schwimmen, Fünfkampf, Fechten, Tennis, Snooker, Marathon, Luftgewehr, Schießen, Gewichtheben, Wintersport (alpin und nordisch), Segeln und Reiten.

17.2 Geeignete Sportarten für Tetraplegiker und Tetraparetiker

Tischtennis

Dies ist ab einer Läsionshöhe sub C 5/6 möglich.

Ziele
- Gleichgewichtsschulung;
- Sitzbalancetraining;
- Verbesserung von Reaktion, Koordination und Konzentration;
- Soziale Kontakte und Integration in Vereinen;
- Wettkampfsportart;
- Entwicklung und Gebrauch von Trickbewegungen.

Liegt keine Fingerfunktion vor, ist als Hilfsmittel ein Spezialhandschuh erlaubt, der den Schläger in der Hand fixiert.

Bogenschießen

Ab einer Höhe sub C 6 möglich. (Die Bogenhaltung erfolgt mittels passiver Armstreckung).

Voraussetzung sind eine relativ kräftige Schulterblattmuskulatur, vor allem der Mm. rhomboidei und des M. deltoideus sowie ein gutes Gleichgewicht.

Auch hier sind eigene Hilfsmittel erlaubt, wie z. B. ein Fixationsgurt für den Oberkörper an die Rückenlehne und eigene Sehnenhandschuhe mit Haken, um die fehlende Fingerfunktion zu ersetzen.

Weitere Sportarten

Leichtathletik, Schwimmen, Marathon, Wintersport und Rugby.

17.3 Klassifikation

▶ Definition: Sie bezeichnet die Einteilung der Querschnittpatienten gemäß ihrer verschiedenen Läsionshöhen in bestimmte Klassen, um in einer Sportart möglichst gleichwertige Bedingungen für alle Teilnehmer zu schaffen.

Während die Einteilung früher prinzipiell nach der Läsionshöhe stattfand, wurde in den letzten Jahren das *funktionelle Klassifikationssystem* eingeführt. Dabei werden die Sportler nicht mehr nur nach der Läsionshöhe, sondern auf Grund gleicher funktioneller Fähigkeiten in einer Klasse zusammengefasst.

▶ Beispiele:
- *Leichtathletik:* Field-8-Klassen bestehend aus 3 Tetra-, 4 Para- und einer stehenden Klasse;
- *Tischtennis:* 5 Klassen bestehend aus 2 Tetra- und 3 Paraklasssen.

Das Bestreben der funktionellen Klassifikation geht dahin, auch andere Behindertengruppen (Amputierte oder Spastiker) in einem *integrativen Klassifizierungssystem* mit einzugliedern. Die Einteilung erfolgt über Muskel-, Gelenk-, Funktions- und sportartspezifische Tests sowie Wettkampfbeobachtung.

Bereits Sir Ludwig Guttman hat den Wert der Sporttherapie im Rahmen einer Behinderung erkannt und in die Rehabilitation einfließen lassen (siehe Einleitung). Sport treibende Querschnittpatienten kommen meist besser mit der Behinderung zurecht, sind sozial integriert, haben wieder einen Lebenssinn entdeckt, sind selbstständiger und haben einen besseren Zugang zu ihren Körper.

18 Physiotherapie in der „Spätphase" bei Para- und Tetraparesen

Das Ziel der Behandlung inkomplett querschnittgelähmter Patienten ist das Erreichen eines möglichst *physiologischen Gangbildes*. Dabei spielt das Ausmaß der Schädigung eine entscheidende Rolle: Je mehr Bahnen des Rückenmarks betroffen sind, desto schwieriger ist das Ziel zu erreichen.

Aus diesem Grund sind die Maßnahmen der Spätphase auf das Gehen ausgerichtet und orientieren sich immer an den aktuellen Fähigkeiten des Patienten.

Therapiemaßnahmen

- Muskeltraining;
- Arbeiten an der korrekten Haltung;
- Funktionelles Training;
- Gangschulung;
- Zusatztherapien.

Die *Atemtherapie* ist nach der Mobilisation des Patienten nur noch in den seltensten Fällen erforderlich. Ist dies der Fall, werden die Atemübungen in Eigenregie und als „Hausübungsprogramm" durchgeführt.

Auch *Lagerungen* werden nur bei unselbstständigen Patienten weiter durchgeführt und sollen mit der Zeit vom Patienten übernommen werden.

Eine besondere Bedeutung kommt der *Dehnung* der Muskulatur zu. Hier soll der Patient – ausgehend von seiner jeweiligen Problematik (Spasmen, Kontrakturen) lernen, Eigenübungen außerhalb der Therapiezeiten durchzuführen. Alle Dehnstellungen werden dem Problem angepasst und vorher mit dem Therapeuten besprochen. Besonders zu beachten sind gestörte Muskel- und Sehnenspindelfunktionen sowie Sensibilitätsstörungen. Durch Dysfunktionen kann es bei unsachgemäßer Handhabung zu Muskeleinrissen kommen!

Bei sehr schwachen Patienten bleibt das *aktiv assistive Bewegen* der Frühphase im Vordergrund. Es dient als Kontrakturprophylaxe, Durchblutungssteigerung, Bahnung und Sensibilitätstraining. Da davon auszugehen ist, dass sich das Rückenmark bei inkompletten Patienten in Remission befindet, sind alle Übungen ständig den Fähigkeiten des Patienten anzupassen, um so bald wie möglich ein rein *aktives Bewegen* zu erreichen.

18.1 Muskeltraining

Um später beim Gehen wieder das gesamte Körpergewicht tragen zu können, ist optimale Kraft notwendig. Bei inkomplett gelähmten Patienten steht daher der Aufbau von *physiologischen Muskelketten* und *Muskelschlingen* im Vordergrund, die funktionell dem Gehen entsprechen.

Wie die Muskelketten richten sich die Muskelschlingen nach anatomischen Gegebenheiten (Knochen, Gelenke, Sehnen- und Muskelansätze) und muskulären Funktionen. Da bei inkompletten Patienten die Muskelkette – durch Ausfall oder Schwäche bestimmter Muskeln oder ganzer Muskelgruppen – unterbrochen ist, kommt es zwangsläufig zu einer Fehlbelastung anatomischer Strukturen.

18.1.1 Bedeutung der Muskelschlingen

Schlüsselstelle beim Stehen ist das Becken und die Lage des Körperschwerpunkts zu ihm. Bei der „Normalstellung" befindet sich der Schwerpunkt senkrecht über der Querachse der beiden Hüftgelenke, das vom Schwerpunkt gefällte Lot geht durch die Drehachse des oberen Sprunggelenks, des Knies, der Hüfte und des Oberarms bis zum Kopf. Die einzelnen Körperteile sind so übereinander gelagert, dass sie sich im labilen Gleichgewicht befinden.

Je nach Verlagerung des Schwerpunkts müssen verschiedene Muskelzüge arbeiten, um das Gleichgewicht zu halten. Befindet sich der gesamte Schwerpunkt des Körpers vor der Körperlängsachse, müssen beispielsweise die dorsalen Muskelkette arbeiten, um ein Nach-vorne-Fallen zu verhindern. Kommt es zu Beckenbewegungen, muss ein Zusammenspiel von agonistischen und antagonistischen Muskeln stattfinden, um eine physiologische Stellung des Rumpfes zu gewährleisten.

Beckenkippung nach ventral

Dabei kommt es zu einer Aktivität der Hüftbeuger (M. iliopsoas, rectus femoris) als abwärts gerichtete Muskelzüge und der Rückenstrecker im LWS-Bereich als aufwärts gerichtete Muskelzüge. Das bedeutet, die Lendenlordose wird verstärkt.

Beckenkippung nach dorsal

Dabei werden die *Bauchmuskeln* als nach kranial gerichtete Muskelgruppe aktiv und gleichen die Lendenlordose bei gleichzeitiger Aktivierung der nach kaudal gerichteten Muskelzüge der *Hüftstrecker* (Glutaeal- und ischiokrurale Muskulatur) aus.

Dieses agonistisch-antagonistische Zusammenspiel der einzelnen Muskelgruppen setzt sich nach kranial in den Rumpf und nach kaudal in die Beine als Muskelketten fort und ist so für die Aufrichtung verantwortlich.

Besonders zahlreich sind diese Muskelschlingen in den *abwärts laufenden Muskelzügen*. So bilden die ventralen und dorsalen Strahlen des M. glutaeus medius et minimus die kürzeste Schlinge zur Sicherung des Beckens. Der M. tensor fasciae latae und der M. glutaeus maximus bilden mit dem Tractus iliotibialis eine Schlinge, die bis zum Unterschenkel gelangt; ebenso die dorsalen und ventralen Anteile der Adduktoren. Die längste Schlinge bildet der ventrale M. rectus femoris mit der dorsalen ischiokruralen Muskulatur, die bis über das Knie reicht. Durch diese Schlingen kann das Becken in jeder Stellung stabilisiert werden.

18.1.2 Gang

Der physiologische Gang ist ein komplexes Geschehen, an dem immer der ganze Körper beteiligt ist (Armschwung, Verschraubung des Rumpfes, Schritte). Obwohl jede Person ihr typisches Gangbild besitzt, gibt es gewisse Gangkriterien, die bei allen Menschen gleich sind.

Der Gang setzt sich aus 3 Schwung- und 5 Standbeinphasen (nach Jaqueline Perry) zusammen. Die einzelnen Phasen während des Gehens sind nicht statisch, sondern gehen ineinander über und besitzen immer ein dazugehöriges Armmuster. Entscheidend ist die Verlagerung des Schwerpunkts in Richtung Punctum fixum und der damit verbundenen *Umkehr* der *Muskelfunktion*.

▶ Definition Muskelfunktion: Sie wird in der Anatomie als eine Bewegung vom Muskelansatz (distal liegend) zum Muskelursprung (proximal liegend) hin definiert (offene Bewegungskette). Werden jedoch Punctum fixum und mobile ausgetauscht, sodass die Extremitäten zum Punctum fixum und der Rumpf zum Punctum mobile werden, wie es beim Gehen der Fall ist (geschlossene Bewegungskette), bewegt sich der Muskelursprung zum Ansatz hin. Diese Fähigkeit wird als *funktionelle Umkehr* bezeichnet.

Standbeinphasen

Initial Contact (Anfangskontakt)

▶ Definition: Der Moment, in dem der Fuß (der Erstkontakt erfolgt mit der Ferse) den Boden berührt und die Standbeinphase beginnt.

Loading Response (Belastungsantwort)

▶ Definition: Die Übernahme des Körpergewichts auf das Bein. Der Körper und das Bein bremsen den Impact (Stoß) ab, der beim Aufkommen entsteht.

Midstance (mittlere Standbeinphase)

▶ Definition: Phase des Einbeinstands, während sich Körper und Schwerpunkt über das stationäre Bein innerhalb der Unterstützungsfläche vorwärts bewegen. Das andere Bein wird nach vorne gebracht.

Terminal Stance (Endstandbeinphase)

▶ Definition: Schwerpunktbeschleunigung nach vorne und Körpertransport in Richtung Schwungbein (Abrollphase).

Preswing (Vorschwung)

▶ Definition: Beinentlastung und Vorbereitung zur Schwungbeinphase.

Schwungbeinphasen

Initial Swing (Anfangsschwung)

▶ Definition: Loslösung des Beines vom Boden.

Midswing (Mittelschwung)

▶ Definition: Vorwärtsbewegung des Beines.

Terminal Swing (Abschlussschwungphase)

▶ Definition: Vorwärtsbewegung des Unterschenkels zur vollen Kniestreckung, um die maximale Schrittlänge zu erlangen; Abbremsen der Beinbeschleunigung nach vorne.

Phasenübergänge und ihre Bewegungsabläufe (Bewegungsbeschreibung bezogen auf ein Bein und den kontralateralen Arm)

Initial Contact – Loading Response

- *Untere Extremität:* Zu Beginn der Phase befindet sich der Körperschwerpunkt noch hinter der Unterstützungsfläche und der Fuß in einer Dorsalextension mit Supination. Bei Bodenkontakt kommt es zu einer exzentrischen Muskelaktivität des M. tibialis anterior und des M. extensor digitorum longus mit gleichzeitiger Aktivierung der Plantarflexoren. Das Knie wird für Loading Response in Flexion aktiviert, die durch den M. quadriceps, den M. gastrognemius und die ischiokrurale Muskulatur (exzentrische Muskelarbeit) gehemmt wird. Charakteristisch für den Impact ist das Abbremsen (Exzentrik der aufrichtenden Kette). Es entsteht dadurch eine Verspannung für die Aufrichtung und den späteren Lasttransport.
  Für den Transport des Schwerpunkts in Richtung Standbein sind unter anderen die Adduktoren verantwortlich, die das Becken nach vorne ziehen. Der M. glutaeus maximus (gemeinsam mit den Hamstrings) bremst die Innenrotation und Flexion, sodass eine Aktivierung in Extension und Außenrotation erfolgt.
- *Rumpf:* Die tiefen dorsalen Rumpfextensoren gewährleisten die Aufrichtung und bremsen eine weiterlaufende Flexionsbewegung des Rumpfes. Die LWS befindet sich bei Fersenkontakt in kontralateraler Seitneigung, die bei der Belastungsübernahme auf das Bein in eine homolaterale Seitneigung (durch das Absinken des kontralateralen Beckens hervorgerufen) übergeht.
- *Obere Extremität:* Das dazugehörige kontralaterale Armmuster geht von einer Flexion in eine Extension über, wobei jedoch der Arm vorübergehend zum Punctum fixum und der Körper später am Arm vorbei nach ventral transportiert wird. Relativ gesehen, bewegt sich der Arm nach dorsal, von einer Flexion/Adduktion (über Extension/Adduktion) in Richtung Extension/Abduktion. Das Punctum fixum des Armes befindet sich im Ellenbogenbereich und liegt ventral/lateral/kranial vom Körperschwerpunkt. Schulterblattfixatoren und Schultermuskulatur werden in Richtung Ellenbogen aktiviert.

Loading Response – Midstance

- *Untere Extremität:* Der Schwerpunkt muss über die Unterstützungsfläche nach ventral und lateral gebracht werden. Dies erfolgt über eine kontrollierte Vorwärtsbewegung der Tibia durch den M. tibialis anterior (Muskelumkehr!), während die Mm. peronei den Unterschenkel außenrotieren. Der M. quadrizeps und die ischiokrurale Muskulatur ermöglichen durch ihre Fähigkeit, gleichzeitig ex- und konzentrisch zu arbeiten, eine gehaltene Kniestreckung ohne Hyperextension. Das Zusammenspiel der Adduktoren und Abduktoren hält das Becken in der richtigen Position und erlaubt dem M. quadratus lumborum, aktiv zu werden.
- *Rumpf:* Durch Funktionsumkehr des M. iliopsoas wird die LWS nach anterior und der Schwerpunkt durch Aktivität des M. quadratus lumborum nach anterior-lateral transportiert.

▶ Beachte: Bei der Verlagerung des Rumpfes nach anterior-lateral über das Standbein spielt der M. quadratus lumborum der homolateralen Seite eine entscheidende Rolle. Bei einseitiger Kontraktion besteht seine Funktion in einer Seitneigung des Rumpfes oder Elevation der Crista iliaca, bei beidseitiger Aktivierung in einer Rumpfstabilisierung. Befindet sich jedoch ein Punctum fixum am Becken und gleichzeitig an den Rippen, können die transversal laufenden Muskelfaseranteile die LWS aus der Konkavität in eine Nullstellung bringen.
Dies gelingt nur, wenn die längs verlaufenden Faseranteile des M. quadratus lumborum in Vorspannung gebracht werden. Diese Aufgabe übernimmt der M. latissimus dorsi der Gegenseite mit Zugrichtung medial/kranial. Gleichzeitig werden der M. serratus anterior und die schräge Bauchmuskulatur aktiviert, über die die Aktionskette zurück zum Standbein kommt.

Im Einbeinstand bewegt sich die kontralaterale Beckenseite mit dem Schwungbein nach ventral. Dadurch entsteht eine Innenrotation in der Standbeinhüfte bei gleichzeitiger Bewegung des Femurs in eine Außenrotation. Obwohl die Summe der Bewegungen dadurch gleich null ist, spielen diese gegenläufigen Rotationen für die Sensorik des Gelenks und die Muskelaktivität eine entscheidende Rolle. Die Adduktoren des Standbeins bremsen die kontralaterale Beckenbewegung nach anterior.

- *Obere Extremität:* Das Punctum fixum wandert in Richtung Hand. Die Skapula und in weiterer Folge der Rumpf werden über den Humerus nach ventral gezogen. Das Punctum fixum der Hand liegt dorsal/lateral/kaudal des Körperschwerpunkts. Daher wird der Rumpf durch die Armmuskulatur nach ventral/medial/kranial (in Richtung neues Punctum fixum des gegenüber liegenden Armes) gestoßen.

Midstance – Terminal Stance

- *Untere Extremität:* Die Ferse wird durch den M. gastrocnemius und den M. soleus vom Boden weggedrückt. Gleichzeitig sichern diese Muskel durch exzentrische Arbeit das Vorfallen der Tibia und fixieren das Sprunggelenk. Die ischiokrurale Muskulatur und der M. glutaeus maximus führen eine Hüft- und Beckenextension durch. Damit das Schwungbein Bodenkontakt erlangt, müssen die Adduktoren das Becken langsam absenken.
- *Rumpf:* Durch das Absinken des Beckens entsteht eine homolaterale Seitneigung der LWS.
- *Obere Extremität:* Das Punktum fixum befindet sich noch immer im Handbereich. Durch den M. serratus anterior und den M. latissimus dorsi wird der Schwerpunkt nach kranial/medial gestoßen.

Terminal Stance – Preswing

- *Untere Extremität:* In der Hüfte entsteht durch das Absenken des Beckens eine Abduktion. Die Hüftextension und die Knieflexion werden durch den M. glutaeus und den M. quadrizeps exzentrisch aufgelöst. Der M. gastrocnemius bringt den Fuß in eine Plantarflexion mit Supination (Abrollphase).
- *Rumpf:* In der LWS kommt es zu einer kontralateralen Seitneigung.
- *Obere Extremität:* Das Punctum fixum an der Hand wird aufgehoben.

Preswing – Initial Swing

- *Untere Extremität:* Der Fuß wird dorsalflektiert und proniert, Knie und Hüfte werden konzentrisch gebeugt.
- *Rumpf:* Das Becken wird durch den M. quadratus lumborum und die Bauchmuskulatur bis in die Horizontale angehoben. Die Adduktoren der Standbeinseite bremsen diese Bewegung.
- *Obere Extremität:* Der Arm wird über die Außenrotation im Schultergelenk in eine Flexion vorgeschwungen (Punctum fixum am anderen Arm).

Initial Swing – Midswing

- *Untere Extremität:* Die Hüftflexion durch den M. iliopsoas wird durch die Mm. glutaei gebremst.
- *Rumpf:* Die schräge Bauchmuskulatur sichert das Becken, damit es nicht absinkt.
- *Obere Extremität:* Der Arm schwingt weiter in Flexion.

Midswing – Terminal Swing

- *Untere Extremität:* Der M. iliopsoas sichert die Hüftflexion. Der M. quadriceps bringt das Knie in maximale Extension, um die volle Schrittlänge zu erlangen, und die ischiokrurale Muskulatur bremst diese Bewegung.
- *Rumpf:* Nach wie vor Aktivität der Bauchmuskulatur.
- *Obere Extremität:* Der Arm wird für eine Stützaktivität vorbereitet.

Terminal Swing – Initial Contact

- *Untere Extremität:* Der M. quadriceps beginnt exzentrisch zu arbeiten, um das Bein in leichter Knieflexion aufsetzen zu können.
- *Rumpf:* Die Rumpfextensoren werden aktiv, um die Vorwärtsbewegung zu bremsen.
- *Obere Extremität:* Der Arm geht in eine Ext/Add/IR-Aktivität mit leichter Ellenbogenflexion, um ein neues Punctum fixum aufbauen zu können.

18.1.3 Pathologie bei gestörten Muskelschlingen und -ketten

Aufgrund des engen Zusammenspiels der einzelnen Muskelgruppen kann eine einseitige Muskelschwäche oder ein Muskelverlust nicht nur gravierende Folgen für Haltung und Aufrichtung, sondern für das gesamte Gangbild haben. Da jedoch jeder inkomplett Querschnittgelähmte hinsichtlich der Muskelinnervation ein anderes Erscheinungsbild aufweist, ist ein generelles Krankheitsbild schwer zu beschreiben. Es gibt aber gewisse Muskeln, die bei einer Schwäche oder einem Ausfall besonders stark die physiologischen Abläufe verhindern und zu typischen Fehlbelastungen führen.

▶ Beispiele:

- *Schwäche des M. glutaeus maximus:* Durch seine tiefe Innervation (S1) und seine Neigung zur Erschlaffung ist er bei fast allen Patienten – ob Para- oder Tetraparese – mitbetroffen. Bei einem Ausfall des M. glutaeus wird die Beckenkippung nach dorsal über die Bauchmuskulatur durchgeführt. Da jedoch der abwärts gerichtete Gegenzug an der dorsalen Seite der Schlinge fehlt, verkürzen sich gleichzeitig auch die Hüftbeuger (M. iliopsoas) und werden aktiv. Durch die Neigung der Bauchmuskulatur zur Erschlaffung und der Lendenmuskulatur zur Verkürzung, entsteht eine klassische Fehlhaltung. Es kommt zu einer *Hüftflexion* (Annäherung von Becken und Oberschenkel ventral) *mit aktiver Lendenmuskulatur*. Diese Hüftgelenkflexion wird durch einen kräftigen M. quadriceps zusätzlich stabilisiert und zieht eine *leichte Knieflexion* nach sich.
  Sind die Bauchmuskulatur und die freie Beweglichkeit der Hüftgelenke in Extension (Frühstadium der Rehabilitation) noch vorhanden, kann der Ausfall des M. glutaeus maximus mit einer Achsenverschiebung nach ventral kompensiert werden. Dies hat eine *Kniehyperextension* zur Folge.
- *Schwäche der ischiokruralen Muskulatur:* Dabei kommt es zu einem Überhandnehmen des M. quadriceps femoris. Die Funktion der Knieextension kann durch die fehlende dorsale Kette nicht gebremst werden, und bei jedem Schritt wird das Knie in eine *Hyperextension* gezwungen. Zusätzlich kommt es wieder zu einer vermehrten *Aktivität der Hüftbeuger*, die eine Aufrichtung über das Becken verhindern.
- *Schwäche der Rückenmuskulatur:* Die Rückenmuskulatur ist für die Streckung der Wirbelsäule verantwortlich und hat die Bauch- und vordere Halsmuskulatur als Antagonisten. Da sie paravertebral angelegt ist, treten bereits durch einseitige Innervationschwächen Haltungsprobleme im Sinne einer Seitneigung und Rotation des Rumpfes auf, was eine *Skolioseneigung* nach sich zieht.
  Ist die gesamte Rückenmuskulatur betroffen, lässt sich die Haltung im Sinne der Aufrichtung nicht mehr durchführen. Bei vorgeneigtem Rumpf übernimmt die autochthone Rückenmuskulatur die Haltearbeit. Bei einer Lähmung ist sie nicht mehr in der Lage, die BWS und die LWS zu halten oder aufzurichten. Um ein Nach-vorne-Kippen des Oberkörpers zu verhindern, müssen die Betroffenen den Oberkörper, kombiniert mit einer *extremen Lendenlordose*, zurückneigen und den Schwerpunkt hinter die Körperlängsachse verlegen. Ausgleichend dazu wird der *Kopf mit einer Translation nach vorne geschoben*.
- *Schwäche der gesamten Rumpfmuskulatur:* Da sowohl die ventrale als auch die dorsale Rumpfmuskulatur betroffen ist, ist eine Ausweichbewegung im Sinne einer Schwerpunkt-

verlagerung nicht mehr möglich. Der Patient befindet sich im aufrechten Stand permanent in einer *labilen Gleichgewichtssituation*, die er muskulär nicht oder zu wenig beeinflussen kann. Die Stabilisation des Rumpfes gelingt ihm nur über ein Punctum fixum der Arme. Auch hier besteht bei einseitiger Innervation die Gefahr der *Skoliosenbildung*.

18.2 Haltung

18.2.1 Aufrichtung

▶ Definition: Darunter ist eine automatische Steuerung der physiologischen Körperhaltung zu verstehen.

Korrekte Haltung im Stehen (Abb. 18.1)

- Elongation der gesamten Wirbelsäule;
- Hochzervikale Flexion,
- Physiologische Lordose der HWS;
- Physiologische Kyphose der BWS, aber Sternum in Richtung kranial;
- Physiologische Lordose der LWS;
- Beckenaufrichtung (individuelle Ventralkippung);
- Knie in gehaltener Extension;
- Sprunggelenke, Knie und Hüfte im Lot.

Eine physiologische Haltung ist Voraussetzung für die Fortbewegung und notwendig, um Sekundärschäden zu vermeiden. Außerdem spielen die Schwerpunktverlagerung, Gleichgewichtssteuerung und Koordination eine entscheidende Rolle.

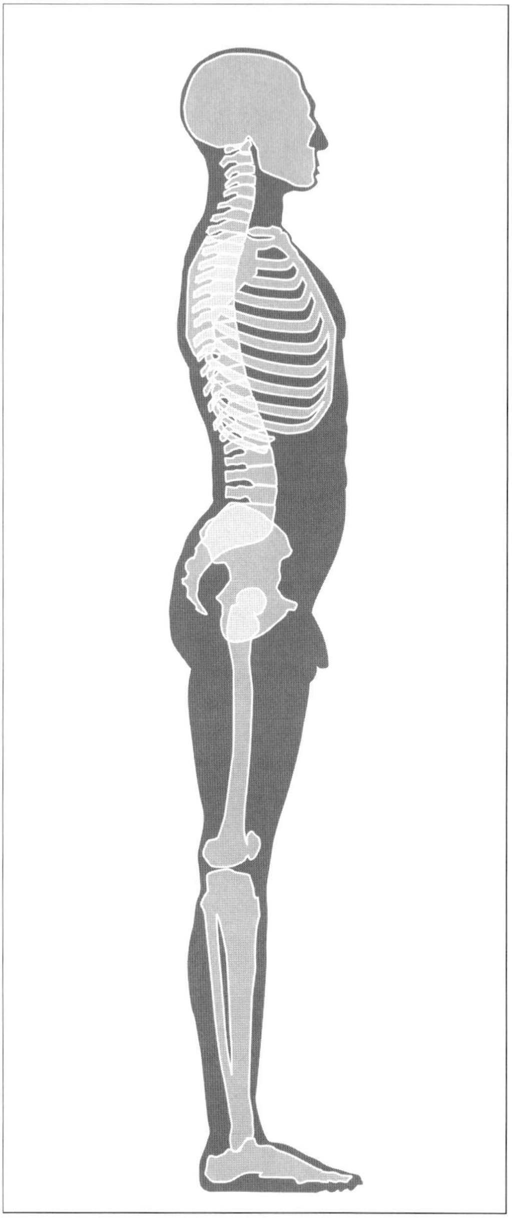

Abb. 18.1 Korrekte Haltung im Stand.

Abweichung von der korrekten Haltung

Die Abweichung von der korrekten Haltung ist neben individuellen Voraussetzungen abhängig von der Läsionshöhe und vom Ausmaß der Schädigung.

Läsionshöhe

Paraparetiker Obwohl aufgrund der vorhandenen Innervation bei den Paraparetikern eine optimale Aufrichtung bis zur Läsionsstelle zu erwarten wäre, finden sich auch bei ihnen sehr oft *Aufrichtemängel*. Die Ursachen liegen in Veränderungen der Wirbelsäule nach Operationen oder den jeweiligen Verletzungen. Die Schlüsselstelle der Aufrichtung gegen die Schwerkraft stellt beim Paraparetiker allerdings das Becken dar. Ebenso sind veränderte *Tonusverhältnisse* in

Betracht zu ziehen. Besonders bei schlaff gelähmten Patienten ist oft eine große Abweichung von der Normstatik zu beobachten.

Tetraparetiker Beim Tetraparetiker ist eine *erschwerte Aufrichtung der gesamten Wirbelsäule* zu erwarten. Eine Schlüsselstelle ist dabei der Bereich *Kopf – HWS – Schultergürtel.* Die Kopfhaltung, die HWS-Extension und die Stützfunktion des Schultergürtels spielen für die Rumpfsteuerung und die Beckenstellung eine entscheidende Rolle. Eine gute Stützfunktion des Schultergürtels ist Voraussetzung für die Nackenstreckung. Diese ermöglicht eine freie Kopfbeweglichkeit und Kopfkontrolle (durch Operationen in diesem Bereich ist die Nackenextension sehr oft vermindert!). Gerade bei Patienten mit zentralem Halsmarksyndrom wird das Problem dieser Bewegungseinschränkung in der oberen Extremität bzw. im Kopf-Nacken-Bereich besonders deutlich.

Ausmaß der Schädigung

Je größer die Schädigung im Rückenmark, desto stärker treten Aufrichtemängel und Haltungsprobleme auf. Ziel ist daher besonders bei Tetra- und hohen Paraparetikern, die Rumpfmuskulatur so schnell wie möglich aufzutrainieren, um Folgeschäden zu verhindern.

Durch den Ausfall der Aufrichtemuskulatur im Becken kommt es zu einer Beckenbeugehaltung (Flexionsstellung der Hüften). Individuelle Längen- und Gewichtsverteilung sowie unterschiedliche Beweglichkeit der LWS können zu verschiedenen Abweichungen von der Normalstatik führen.

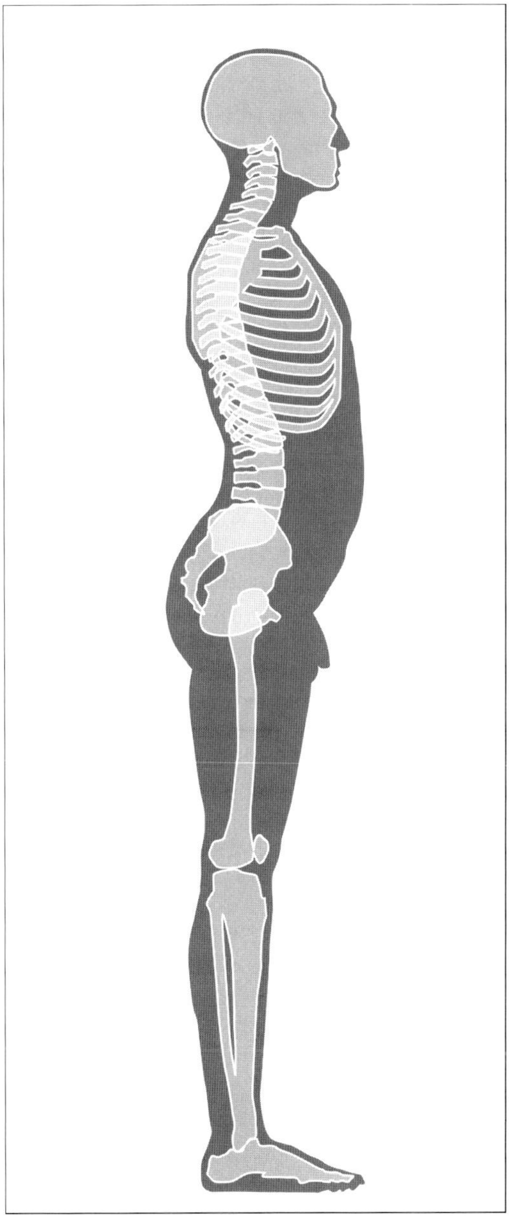

Abb. 18.**2** Beispiel 1.

- Beispiel 1 (Abb. 18.**2**):
  - Hochzervikale Extension;
  - Vermehrte HWS-Lordose;
  - Verstärkte BWS-Kyphose;
  - Vermehrte LWS-Lordose mit Beckenventralkippung und Hüftgelenkflexion (von proximal hervorgerufen);
  - Kniehyperextension;
  - Sprunggelenke in vermehrter Plantarflexion;
- Beispiel 2 (Abb. 18.**3**):
  - Translation des Kopfes nach ventral;
  - Verringerte BWS-Kyphose;
  - Stark verminderte oder aufgehobene LWS-Lordose mit Beckendorsalkippung, Hüftgelenke in Flexionsstellung (von distal durch die Femurstellung hervorgerufen);
  - Knie in Flexion;
  - Sprunggelenke in vermehrter Dorsalextension.

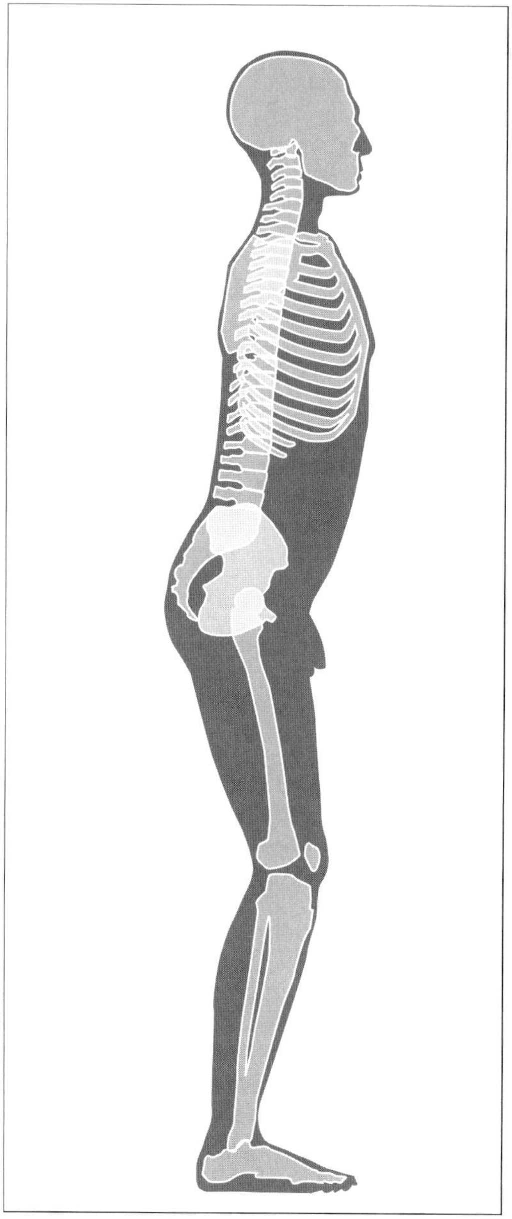

Abb. 18.3 Beispiel 2.

18.2.2 Bedeutung der oberen Extremitäten

Armpendel

Das Armpendel ist für die Gegenrotation in der Fortbewegung verantwortlich. Die Schwungbeinseite braucht das reaktive Armpendel der gleichen Seite nach dorsal sowie auf der gegenüber liegenden Seite nach ventral als Gegenhalt für die Standbeinfunktion (Muskelketten!). Voraussetzung für das Pendel ist eine Rumpfaufrichtung. Beim Tetraparetiker findet sich sehr oft ein Ansatz zum Passgang.

Stützfunktion der oberen Extremität in Muskelschlingen

Die Muskelschlingen des Becken–Bein-Bereichs kreuzen im Rumpfbereich und führen über den Schultergürtel in den Rumpf zurück. Voraussetzung ist eine gute „Anbindung“ des Schultergürtels an den Rumpf und damit verbunden eine gute Stützfunktion. Ist dies nicht der Fall, hat der Patient bereits beim Gehen mit Krücken Probleme, da Rumpf und Schultergürtel nicht stabilisiert werden können. Auch später, wenn keine Krücken mehr gebraucht werden, besteht die Möglichkeit von Stabilisationsproblemen im Bereich des Schultergürtels, da meist nicht genügend Spannung in der Muskelkette aufgebaut werden kann.

► Beispiel: Ist das rechte Bein Standbein, sind der rechte M. glutaeus und der M. quadratus lumborum für die Gewichtsverlagerung nach rechtsvorne verantwortlich. Die Muskelkette gelangt über eine Vorspannung des M. latissimus dorsi links zum M. serratus anterior links und über die Bauchmuskulatur (M. obliquus externus links und M. obliquus internus rechts) zurück zum Standbein. Das bedeutet, ein Standbein rechts benötigt die Stützfunktion des Armes links.

Gleichgewichtsreaktionen

Einsatz der Arme als aktive Widerlager oder zum protektiven Stütz.

18.2.3 Therapieaufbau

- Arbeiten an der Haltung in geschlossenen Ketten in Lagen;
- Übung der Haltung in offenen Ketten;
- Wahl der geeigneten Ausgangsstellungen: von der Horizontalen zur Vertikalisierung;
- Veränderungen der Unterstützungsfläche.

Rückenlage

Bereits in Rückenlage ist die korrekte Haltung anzustreben. Das bedeutet:

- Kein oder nur niedriges Kopfkissen für achsengerechte Lagerung der HWS und des Kopfes;
- Aktivierung von weiterlaufenden Bewegungen, ohne dadurch kompensatorische Ausweichbewegungen zu provozieren.

Bauchlage

Dabei ist ein optimaler Einsatz einer geschlossenen Armkette mit Arbeiten an der Kopfkontrolle sowie Lagerungen in gangtypischen Ausgangsstellungen möglich.

Seitenlage

Auch hier ist eine optimale Haltung der Wirbelsäule einzustellen:

- Ausreichend hohes Kopfkissen, um eine HWS-Seitneigung zu verhindern;
- Einordnung des Kopfes in die Körperlängsachse;
- Asymmetrische Vorpositionierung der Beine (gangtypisch) in Schrittstellung;
- Aufbau der Stützfunktion über die Arme.

Weitere Ausgangsstellungen

Vierfüßler-, Knie- oder Halbkniestand.

18.3 Funktionelles Training

Beim funktionellen Training werden Tätigkeiten des täglichen Lebens geübt, die noch nicht unbedingt mit dem Gehen zusammenhängen (z. B. drehen, aufsetzen). Ergänzt wird dies durch spezielle Vorübungen für das Gehen und *gangähnliche Ausgangsstellungen* (Knie- und Halbkniestand).

Entscheidend beim funktionellen Training ist das *Üben in geschlossenen Ketten,* da nur dadurch gangtypische Situationen nachgestellt werden können. Daher sollten bereits Ausgangsstellungen z. B. in Rücken- oder Bauchlage mit geschlossenen Ketten eingenommen werden. So bald als möglich ist ein *Üben in aufrechten Positionen* mit Belastung der Beine einzubauen. Die Übungssituation wird dadurch wirklichkeitsnaher, gangtypischer und stellt eine zusätzliche Herausforderung an den gesamten Körper dar, wie sie auch beim Gehen eintritt.

Drehen

Das Drehen sollte so funktionell wie möglich gestaltet und mit allen zur Verfügung stehenden Muskeln durchgeführt werden. Welche Technik zum Einsatz kommt (z. B. PNF, Vojta, Bobath) hängt vom Therapeuten ab.

Aufsetzen

Auch hier ist die Methode und Technik vom Therapeuten abhängig und sollte mit dem Einsatz ganzer Muskelketten erfolgen.

Vierfüßlerstand

Ziele
- Stützfunktion der Arme mit gestreckten Ellenbogen;
- Erarbeiten der Stabilität des Rumpfes und des Beckens;
- Erarbeiten einzelner Schrittphasen;
- Koordinative Bewegungen von Armen und Beinen;
- Krabbeln;
- Selbstständiger Bewegungsübergang in den Vierfüßlerstand (Abb. 18.**4**).

Richtige Ausgangsstellung
- Die Hände mit einem aktiv gehaltenen Quergewölbe abstützen.

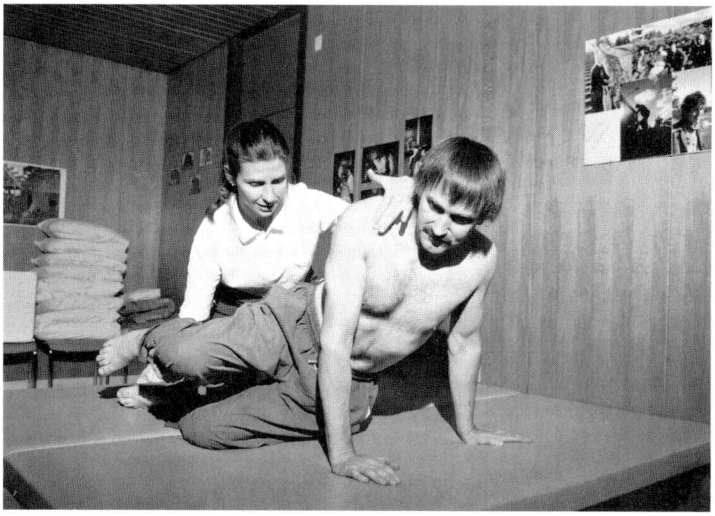

Abb. 18.4 Erarbeiten des Vierfüßlerstandes.

- Beide Ellenbogen in leichter Flexionsstellung halten.
- Geringe Abduktionsstellung der Arme.
- Arme und Skapula im Stützmuster aktivieren.
- Die Wirbelsäule gerade halten und den Kopf in die Verlängerung der Wirbelsäule bringen.
- Hüften und Knie im 90°-Winkel einstellen.
- Beide Knie unter den Hüftgelenken platzieren.

Im Vierfüßlerstand wird erstmals eine gangähnliche Fortbewegung in alle Bewegungsrichtungen (vor-, rück- und seitwärts) möglich. Dabei ist nicht nur eine Bein–Becken-Aktivität, sondern auch eine Stützaktivität der oberen Extremität notwendig, wie sie z. B. beim Gehen mit 2 Stützkrücken oder Stöcken notwendig wird.

Durch die vergrößerte Unterstützungsfläche befindet sich der Patient in einer relativ stabilen Ausgangsstellung, die bereits ohne Bewegungsauftrag eine Aktivität der Haltemuskulatur erfordert. Über den Stütz werden die ventrale Kette und die Aufrichtung aktiviert, sofern wie im Unterarmstütz kein passives Hängen in den Bändern oder Gelenken erlaubt ist.

Aufbau

- Stabilitätsaufbau durch Widerstand am Becken, Rumpf oder an den Scapulae;
- Arbeiten am Gleichgewicht und an der Geschicklichkeit durch Veränderung der Unterstützungsfläche (z. B. einen Arm wegheben lassen);
- Übung des Gleichgewichts, der Geschicklichkeit und Koordination durch den Einsatz labiler Unterlagen (z. B. Schaukelbrett);
- Vorbereitung gangtypischer Muskelspannung durch Bewegungsaufträge in bestimmten Mustern für Beine oder Arme;
- Fortbewegung mit diagonaler Schrittfolge.

Kniestand

Ziele

- Rumpfstabilität in der Vertikalen;
- Beckenstabilität mit aufgerichtetem Oberkörper;
- Stützfunktion der Arme mit aufgerichtetem Oberkörper (typisch für das Gehen mit 2 Krücken oder Stöcken);
- Gleichgewichtstraining;
- Koordinationstraining;
- Gewichtsverlagerungen;
- Aufbau symmetrischer und asymmetrischer Muskelketten;
- Fortbewegung auf den Knien;
- Selbstständiger Bewegungsübergang in den Kniestand.

Richtige Ausgangsstellung

- Das Becken soll aktiv gehalten werden und nicht in den passiven Strukturen hängen, d. h. keine Hyperlordose der LWS mit Hüftflexion.
- Optimale Aufrichtung des Rumpfes bis in den Kopf.

Der Kniestand ist als Ausgangsstellung bereits sehr gangähnlich, da der Oberkörper aufgerichtet und die Unterstützungsfläche wesentlich verkleinert sind. Zusätzlich können die Arme entweder frei bewegt oder zum Abstützen verwendet werden. Der Kniestand ist die Vorstufe zum selbstständigen Aufstehen vom Boden.

Aufbau

- Stabilitätsaufbau durch Widerstand am Becken, Rumpf oder an den Scapulae;
- Arbeiten am Gleichgewicht und an der Geschicklichkeit durch Veränderung der Unterstützungsfläche oder durch Verlagerung des Schwerpunkts (z. B. ein Bein wegheben, Armbewegungen in die verschiedensten Richtungen);
- Arbeiten am Gleichgewicht durch den Einsatz labiler Unterlagen (z. B. Schaukelbrett, Kreisel);
- Vorbereitung gangtypischer Muskelspannung durch Bewegungsaufträge in bestimmten Mustern für Beine oder Arme;
- Fortbewegung im Kniestand;
- Fortbewegung auf labilen Unterlagen.

Halbkniestand

Ziele

- Stabilität in den einzelnen Körperabschnitten;
- Gleichgewichtstraining;
- Koordinationsschulung;
- Aufbau asymmetrischer Muskelspannung;
- Schwerpunkt- und Gewichtsverlagerung;
- Selbstständiges Erreichen des Halbkniestands.

Richtige Ausgangsstellung

- Optimale Extension in der Hüfte des Standbeins;
- Vorderes Bein in 90°-Stellung in allen Gelenken ohne Abduktion oder Adduktion, Innen- oder Außenrotation;
- Optimale Aufrichtung des Rumpfes.

Der Halbkniestand ist – abgesehen vom Stehen – die schwierigste Position, da eine *asymmetrische Ausgangsstellung* mit einer verkleinerten Unterstützungsfläche zur Verfügung steht. Um die asymmetrische Ausgangsstellung halten zu können, müssen Muskelketten abgerufen werden, die gangtypisch sind (z. B. sind die Beine im Gegenmuster aktiv). In dieser Stellung ist keine Fortbewegung mehr möglich, sie dient jedoch dem Aufstehen vom Boden.

Aufbau

- Stabilitätsaufbau durch Widerstand am Becken, Rumpf oder den Scapulae;
- Arbeiten am Gleichgewicht und an der Geschicklichkeit durch Bewegungsaufträge der Arme (z. B. Ball spielen);
- Arbeiten am Gleichgewicht durch den Einsatz labiler Unterlagen (z. B. Schaukelbrett, Kreisel);
- Vorbereitung gangtypischer Muskelspannung durch Bewegungsaufträge in bestimmten Mustern für Beine oder Arme;
- Selbstständiges Erreichen des Halbkniestands und Beinwechsel;
- Selbstständiges Aufrichten vom Halbkniestand in den Stand mit und ohne Einsatz der Arme.

Aufstehen von einer Sitzgelegenheit

Ziele

- Selbstständiges Aufstehen;
- Eventuell auch mit dem jeweiligen Hilfsmittel (Krücke, Stock, Schienen), das der Patient benötigt.

Richtige Ausgangsstellung

- Der Patient muss weit genug auf der Sitzgelegenheit nach vorne rutschen, um das Gewicht über die Beine zu bringen.
- Der Oberkörper muss gut stabilisiert und weit nach vorne geneigt werden, um den Schwerpunkt in die Unterstützungsfläche zu bringen.
- Die Beine werden in der für den Patienten optimalen Ausgangsstellung platziert (Beine parallel oder in Schrittstellung).

Dabei kommen zunächst die kräftigeren Muskelketten und die Unterstützung durch die Arme zum Einsatz. Erst im Laufe der Zeit soll auch die schwächere Muskulatur in das Aufstehen mit einbezogen und möglichst die Hilfe der Arme abgebaut werden. Voraussetzung ist eine gut *vorbereitete Muskelkette der Beine und des Beckens in Extension.*

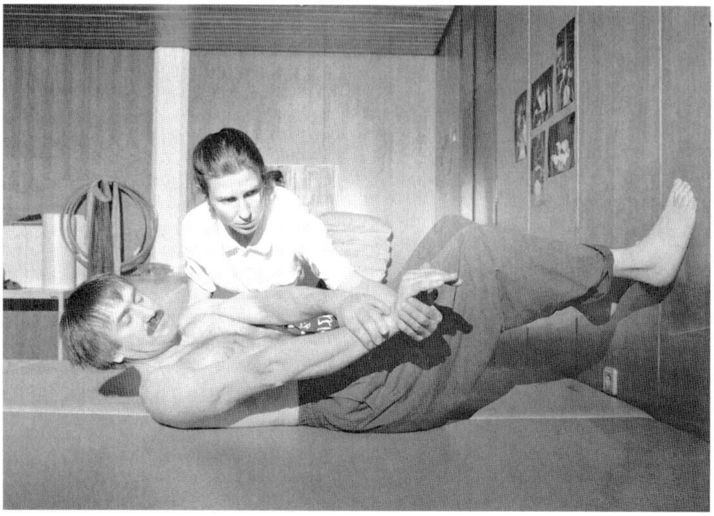

Abb. 18.**5 a** u. **b**
a PNF-Technik.

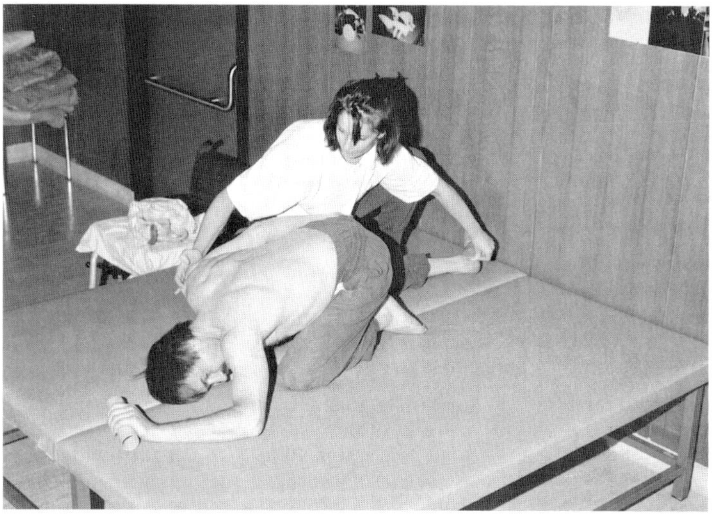

b Vojta-Technik.

Aufbau
- Erarbeiten der jeweiligen Muskelkette in Extension;
- Umsetzen der Muskelkette in die Vertikale;
- Möglichst Abbau der Hilfsmittel;
- Selbstständiges Aufstehen;
- Erarbeiten der schwächeren Muskelkette und Aufstehen über die schwächere Seite.

18.4 Gangschulung

Das Gehtraining ist das eigentliche *Ziel der Rehabilitation* bei inkomplett gelähmten Patienten. Das Gehen bedeutet nicht nur einen gewaltigen Schritt zur absoluten Selbstständigkeit des Patienten, sondern stellt auch eine große Motivation für das Training selbst dar.

Prinzipiell gilt jedoch: „*Qualität geht vor Quantität*“. Das bedeutet, erst wenn der Patient die richtigen Voraussetzungen mit sich bringt, ist an das Gehen zu denken. Zunächst wird möglichst viel an Physiologie erarbeitet, bevor Kompensationen zugelassen werden.

Voraussetzungen

Die Muskulatur muss für ein Gehen optimal vorbereitet sein. Eine physiologische Haltung, gang-

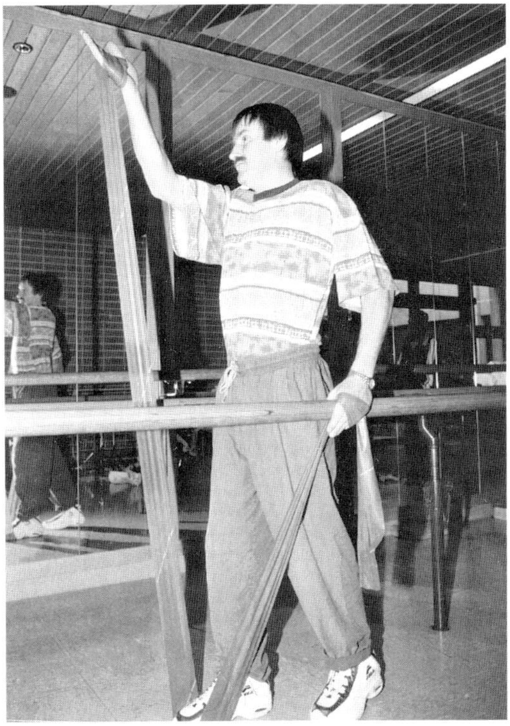

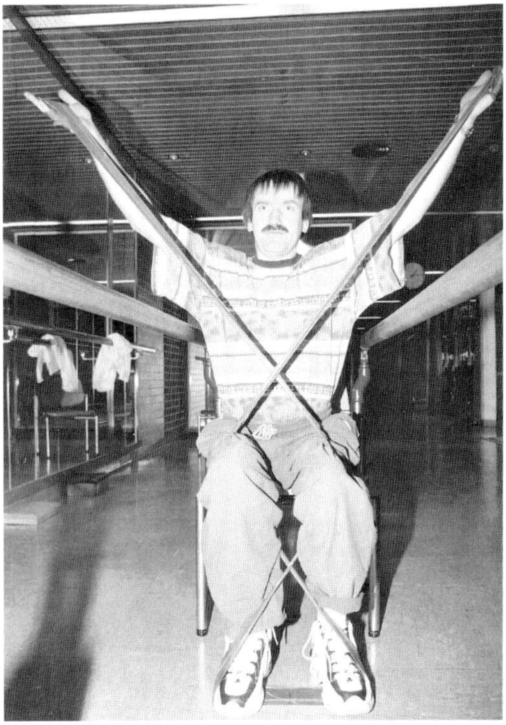

Abb. 18.**6 a** u. **b** Therabandübungen.
a Im Stehen.
b Im Sitz.

typische Muskelketten, ausreichende Stabilität im Rumpf oder über die Arme sowie genügend Kondition und Kraft sind unerlässlich. Wird zu früh mit dem Gehen begonnen oder werden verfrüht Kompensationen in Kauf genommen, besteht die Gefahr von Sekundärschäden oder falschen Bewegungsabläufen, die nur schwer bis gar nicht zu korrigieren sind. Das richtige Timing der einzelnen Schritte spielt demnach bei der Gangschulung eine entscheidende Rolle.

Maßnahmen

- Einsatz verschiedener bahnender Techniken (Abb. 18.**5 a** u. **b**);
- Freie Übungen zur Schulung des Gleichgewichts und der Koordination (z. B. Ballspiele);
- Übungen mit dem Theraband zur Stabilisation, Kräftigung, Aufbau von Muskelketten (Abb. 18.**6 a** u. **b**);
- Dehnungsübungen vor und nach dem Training als optimale Vorbereitung und zur Entspannung der Muskulatur;
- Üben mit labilen Unterlagen (z. B. Pezziball, Schaukelbrett, Kreisel) zur Förderung des Gleichgewichts, der Geschicklichkeit und Koordination (Abb. 18.**7**);
- Einsatz bestimmter Hilfsmittel zur Steigerung mancher Übungen (z. B. Langbank, Matten).

Aufbau

- Übungen stehend im Barren zur Verbesserung der Statik;
- Schritte im Barren, bis der Patient Sicherheit erlangt hat;
- Gehen im Vierpunktgang oder wie es dem Patienten möglich ist;
- Erlernen des Zweipunktgangs (Diagonalschritt);
- Gehen mit einer Hand am Barren, die andere mit Krücke;
- Gehen mit 2 Krücken, Rollator oder Gehgestell;
- Gehen mit 2 Stöcken;
- Gehen mit einem Stock;

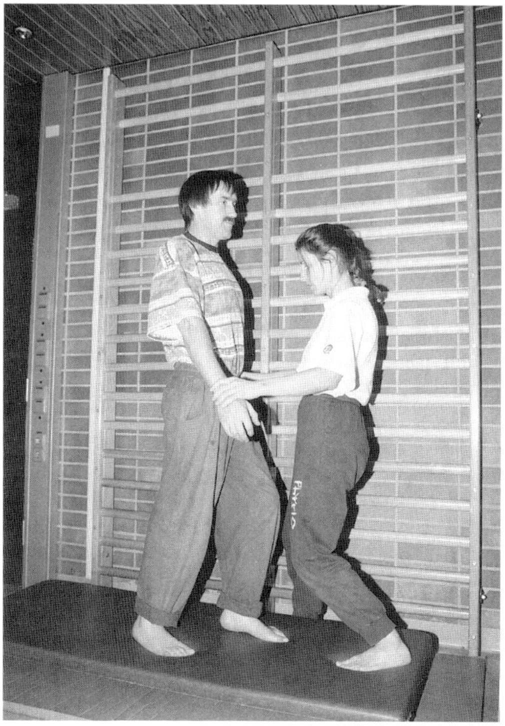

Abb. 18.7 Üben am Schaukelbrett.

- Freies Gehen,
- Aufstehen vom Boden bzw. auf den Boden setzen.

Ist der Patient in der Lage, außerhalb des Barrens zu gehen, kommt das Training im Gelände und Treppenhaus mit den jeweils notwendigen Hilfsmitteln hinzu. Nach Erreichen des größtmöglichen physiologischen Gangbilds im Rahmen der funktionellen Fähigkeiten des Patienten wird ein spezielles Ausdauertraining hinzugefügt.

Hilfsmittelversorgung

Geschichtlicher Abriss

Die Hilfsmittelversorgung ist eng mit der Entwicklung orthopädischer Apparate bei Querschnittpatienten verbunden. Bereits im Jahr 1647 wurde auf einem Kupferstich von Fabricius ab Aquapendente eine orthopädische Versorgung des Rumpfes und der Extremitäten dargestellt. Der Italiener Bartolommeo Borella (1821) und der Franzose P. N. Gerdi (1837) trugen zur Entwicklung von *Lähmungsorthesen* bei.

Durch den Ersten Weltkrieg und die *Poliomyelitis-Epidemie* erlangte die Entwicklung der orthopädischen Hilfsmittel eine neue Bedeutung. Die Erfindung des Fallschirms ließ die Zahl der Rückenmarkverletzten rapide ansteigen. Im Jahr 1920 wurde von dem Deutschen G. Heine ein Lähmungsapparat konstruiert.

Klassische orthopädische Apparate

Schienenschellenapparat: Je nach Läsionshöhe ließ sich dieser mit einer thorakal-lumbalen Orthese kombinieren. Das verwendete Material war Stahl und das Gerät dementsprechend schwer (heute: Titan). Das Gehen war nur mit 2 Unterarmstützkrücken und dem so genannten *Durchschwunggang* (beide Krücken nach vorne stellen, beide Beine nachschwingen) möglich.

Oberschenkel-Schienenschellenapparat: Er kam bei tiefen Läsionen oder Restfunktionen mit entweder starrem oder entriegelbarem (Schweizer Sperre) Kniegelenk zum Einsatz. Das Material bestand ebenfalls aus Stahl und Leder. Auch hier war nur der Durchschwunggang möglich.

Seit der Erfindung dieser Hilfsmittel sind folgende Trends erkennbar:

1951/1956:	Der Rollstuhl steht im Vordergrund
1966:	Weniger als 50 % der Querschnittpatienten verwenden Orthesen als Hilfsmittel. Patienten mit Läsionen oberhalb von Th 12 empfinden diese mehr einschränkend als helfend.
1969:	Das Gehen erhöht das Selbstwertgefühl des Patienten und somit die Versorgung mit orthopädischen Gehapparaten.
1980:	Ca. 16 % benutzen Apparate, 60% überhaupt nicht.

Neue orthopädische Apparate

- *Lange Orthesen:* Schienenschellenapparat mit Hüftgelenk überschreitender Schienenversorgung und Rumpfunterstützung;

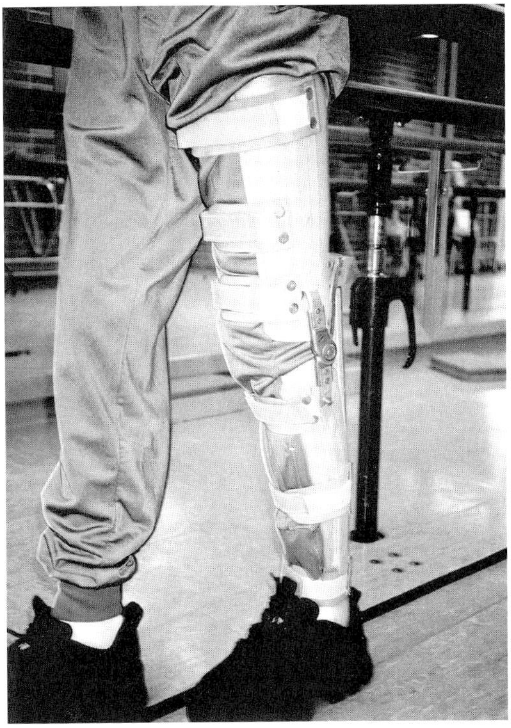

Abb. 18.**8** Dorsale Schiene.

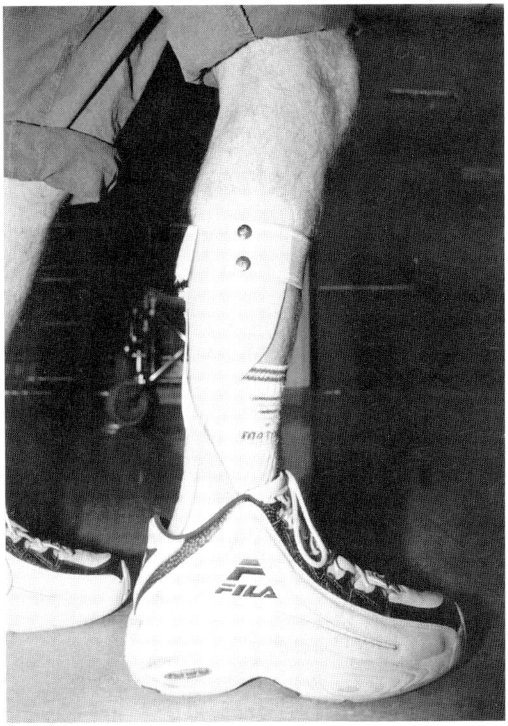

Abb. 18.**9** Peronäusschiene.

- *Reziproke Gehorthesen:* Mit ihrer Erfindung (in Lousiana entwickelt) wurde das reziproke Gehen ermöglicht. Ein bewegliches Hüftgelenk gestattet für Läsionen unter Th 12 einen Vierpunktgang.

  Die Kombination des Einsatzes eines reziproken Gehgestells mit Elektrostimulation gibt neue Hoffnung und ist zukunftsweisend.

- *Dorsale Schienen:* Schienen, die an der dorsalen Seite des Beines angelegt werden und unter dem Gesäß enden. Mit Gurten werden sowohl Knie- als auch Sprunggelenk fixiert. Bei möglicher Stabilisierung des Kniegelenks durch den Patienten ist ein bewegliches Kniegelenk einsetzbar (Abb. 18.**8**).
- *Peronäusschiene:* Sie wird ebenfalls an der dorsalen Seite des Unterschenkels angelegt, mittels Gurten fixiert und endet knapp unterhalb des Kniegelenks. Sie bringt und hält den Vorfuß in Dorsalextension (Abb. 18.**9**).

Welche Hilfsmittel jeweils zum Einsatz kommen, hängt von den Fähigkeiten und der muskulären Versorgung des Patienten ab. Ziel ist, ein möglichst *physiologisches und ökonomisches Gangbild bei minimalstem Hilfsmitteleinsatz* zu erreichen. Ist die Gehleistung des Patienten so gering, dass er nur kurze Strecken zurücklegen kann, muss er zusätzlich mit einem Rollstuhl versorgt werden.

Laufbandtraining

Das Laufband wird als zusätzliche unterstützende Maßnahme für das Gehen eingesetzt (Abb. 18.**10**).

Voraussetzungen

- Relativ stabiler Rumpf;
- Stützfunktion der Arme;
- Schwache, aber aktive Becken- und Beinmuskulatur;
- Aktive Schrittauslösung.

Ziele

- Üben physiologischer Bewegungsmuster;
- Steigerung der Gewichtsübernahme;

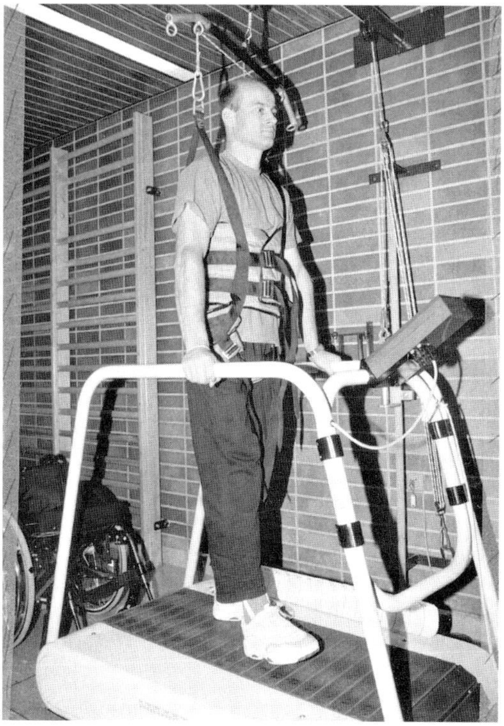

Abb. 18.**10**
Laufbandtraining mit Gewichtsabnahme.

- Ausdauertraining;
- Einsatz des Armpendels;
- Anpassung an das Gelände (bergauf- bzw. bergabgehen);
- Anpassung an eine vorgegebene Geschwindigkeit;
- Freies Gehen.

Ablauf Der Patient wird in ein Gurtsystem gehängt, durch welches das *Körpergewicht teilweise oder ganz abgenommen* wird. Unter diesen erleichterten Bedingungen und durch die Bewegung des Laufbands ist ein Üben physiologischer Bewegungsmuster möglich. Es kommt zu einer indirekten Muskelaktivierung.

Durch den Einsatz eines *Spiegels* hat der Patient die Möglichkeit (bei fehlender Oberflächen- und Tiefensensibilität) der *visuellen Selbstkontrolle*. Im Anschluss an das Training am Laufband sollten die erlernten Bewegungsabläufe auf der Ebene nachvollzogen werden.

Durch die sichere Aufhängung des Patienten und die Dynamik des Laufbands bietet dieses für den Therapeuten den Vorteil, am Gangbild arbeiten zu können (Führungskontakt, Widerstand, Haltungskorrektur), ohne ständig die Position ändern zu müssen. Durch die Kombination der *Laufbandtherapie mit Elektrostimulation* gelangen weitere Impulse und Stimuli in das Rückenmark.

Laufbandtherapie mit plegischen Patienten

Immer häufiger kommt die Laufbandtherapie auch bei komplett gelähmten Patienten zum Einsatz. Ziel ist, das Rückenmark durch Reize aus der Peripherie zu stimulieren und den spinalen Lokomotionsgenerator zu aktivieren, um so eventuell ein Gehen auf spinaler Ebene zu erreichen.

Der Ablauf der Aufhängung bleibt gleich wie bei inkompletten Patienten, mit dem Unterschied, dass die Gewichtabnahme immer zu 100 % stattfindet. 2 Therapeuten imitieren einen Schritt, indem sie die Beine des Patienten nach vorne stellen.

Da die Laufbandtherapie für Plegiker eine sehr aufwändige Maßnahme darstellt, ist zu überlegen, ob der Aufwand im Rahmen der Primärrehabilitation im Vergleich mit anderen wirkungsvollen Therapien auf neuophysiologischer Ebene lohnend ist.

Instrumentelle Ganganalyse

Neben den subjektiven Kriterien zur Beurteilung des Gangbildes durch Beobachtung stellt die Ganganalyse in einem Ganglabor eine wichtige *objektive Dokumentation* des Gangbildes dar. Es kommen standardisierte Messmethoden als *Bewegungsbefunde* zum Einsatz, die sowohl einen raschen und objektiven Vergleich als auch einen Verlauf ermöglichen. Gangfehler oder Veränderungen im Gangbild werden in genau berechneten Kurven aufgezeigt und verglichen.

Aufgrund der hohen technischen Möglichkeiten sind Berechnungen z. B. der Gewichtsübernahme, axialen Belastung, Schrittasymmetrien und Schrittlänge, Abdruck- und Abrollphase möglich.

Belastungsbefund

2 im Boden eingelassene Kraftmessplatten messen unabhängig voneinander die Belastungskräfte beider Füße in 3 Dimensionen. Im Seiten-

vergleich werden einerseits Größe und Geschwindigkeit der Gewichtsübernahme und andererseits die Abdruckkraft der Entlastungsphase beurteilt. Der Befund gibt durch den Vergleich von Größe und Dauer der Fersen- zur Vorfußbelastung Aufschluss über das Abrollverhalten.

Anhand der verschiedenen Belastungskurven im Verlauf der Rehabilitation lässt sich der Fortschritt des Patienten dokumentieren. Eventuelle Vergleichsmessungen liefern rasch und direkt Aussagen über den Nutzen von Hilfsmitteln und stellen so einen wichtigen Beitrag zur Versorgung mit Schuhen, Einlagen oder Orthesen und deren Anpassung dar.

Gangphasenbefund

Während der Belastungsmessung wird der Patient gefilmt. Von den gemessenen Vertikalkräften der Bodenreaktion werden pro Fuß die folgenden 5 charakteristischen Zeitpunkte ausgewählt und in Bildern gespeichert:

- Erster Kontakt;
- Belastungsmaximum oder Maximum der Gewichtsübernahme;
- Belastungsminimum oder Mittelstütz;
- Entlastungsmaximum oder Abdruckmaximum;
- Letzter Kontakt, Ende der Standbeinphase oder Übergang zur Schwungbeinphase.

Die Bilder der einzelnen Zeitpunkte werden für den rechten und linken Stütz nebeneinander abgedruckt, wodurch ein unmittelbarer Vergleich der einzelnen Phasen möglich wird. Der Gangphasenbefund ergänzt durch seine Bildinformation in idealer Weise den Belastungsbefund.

Schwungphasenbefund

Für diese Messung wird ein Bein des Patienten mit reflektierenden Punkten an definierten Stellen markiert. Während der Patient auf dem Laufband geht, werden diese Punkte von einem Computersystem automatisch erfasst und verarbeitet. Aus den Koordinatenverläufen der einzelnen Punkte lassen sich charakteristische Winkelverläufe berechnen, wodurch die Schwungphase definiert wird.

Als weiterer Verwendungszweck der instrumentellen Ganganalyse dienen die *Feedbackmethoden*. Aus der Lerntheorie ist bekannt, dass zielgerichtetes Lernen nur dann möglich ist, wenn die lernende Person über den Lernerfolg ausreichend und rasch informiert wird. Die hier vorgestellten Feedbackmethoden setzen den Patienten unmittelbar über Erfolg oder Misserfolg einer bestimmten Bewegungsausführung in Kenntnis.

Sprechende Waage

Der Patient geht über eine im Boden eingelassene Messplattform, die die Maximalkraft während des Gehens unmittelbar nach dem Schritt über einen Lautsprecher akustisch meldet. Der Übende erhält also direkt die Information des eingesetzten Körpergewichts in der Dynamik. Unter anderem stehen beispielsweise das Üben eines symmetrischen Gangbilds mit Krücken oder der Vollbelastung im Vordergrund.

Videovektor

Dabei werden die beim Gehen entstehenden Kräfte auf dem Videobild aufgezeichnet. Dies erfolgt unmittelbar und ohne Verzögerung während des Gehens, sodass eine sofortige Kontrolle über Bildschirm möglich ist. Die Einsatzmöglichkeiten sind vielfältig:

- *Belastungskontrolle:* Der Patient kann sofort und ohne Rückmeldung durch einen Therapeuten sehen, ob er im Stehen beide Beine gleichmäßig belastet.
- *Abrollkontrolle:* Er kann beobachten, wo während eines Schrittes die Hauptbelastung am Fuß liegt. Dadurch kann er selbst erkennen, ob beispielsweise beim Abrollen der Vorfuß belastet wird oder nicht.
- *Kraftrichtung:* Da der Bewegungsablauf zusätzlich auf Video aufgezeichnet werden kann, ist es möglich, dieses anschließend langsam Bild für Bild abzuspielen. Dabei können die Kraftrichtungen in Bezug auf die Beinachse studiert werden.
- *Sitzposition im Rollstuhl:* Patienten ohne Gehfähigkeit, die mit einem Rollstuhl versorgt werden, haben die Möglichkeit, die Sitzposition zu überprüfen. Dabei zeigt der Videovektor die Kippstabilität des Rollstuhls an, indem

die Schwerpunktlotlinie im Verhältnis zur Hinterradposition und damit der Unterstützungsfläche betrachtet wird.

Laufbandvideo

Das Laufband wird für systematisches Gehtraining mit Videoüberwachung verwendet. Die Patienten können von allen Seiten aufgenommen werden und sich selbst auf einem Monitor beim Gehen beobachten. Durch verschiedene Geschwindigkeiten, Veränderung der Neigung und Umkehr des Laufbands ist sowohl ein Tempowechsel, ein Bergauf- und Bergab- als auch ein Zurückgehen möglich.

Video-EMG

Diese Feedbackmethode erlaubt eine qualitative Beurteilung der Muskelaktivität während des Gehens. Ein EMG-Signal, das von maximal 6 Muskeln gleichzeitig abgenommen werden kann, wird in das Videobild als oszillierender Balken eingeblendet. Die elektrischen Aktivitäten werden mittels Oberflächenelektroden abgenommen.

Die Ganganalyse ist eine *unterstützende Maßnahme*, um das Gangbild zu definieren. Das Training sollte so abgestimmt werden, dass an dem jeweiligen Hauptproblem gearbeitet wird. Veränderungen müssen bei der Kontrolle sichtbar sein.

18.5 Zusatztherapien

Elektrotherapie

Die Elektrotherapie kommt auch hier im Rahmen einer *Schmerzbehandlung* zum Einsatz. Bei akuten Schmerzen werden mittel- und niederfrequente, bei chronischen Beschwerden niederfrequente Stromformen und die Kurzwelle verwendet. Zur *isolierten Muskelstimulation* kommen der Schwellstrom (für Muskelwerte ab 3) und der Exponenzialstrom (für Muskelwerte unter 3) zum Einsatz.

Ziel ist, Agonisten oder schwache Muskel einer Muskelkette aufzutrainieren, um die volle Funktionsfähigkeit des betroffenen Körperabschnitts zu erreichen. Aus diesem Grund ist die Wahl der Ausgangsstellung während der Behandlung von Bedeutung.

▶ Beispiel: Schwellstrom für den M. quadriceps: Der Patient soll stehen und aktiv mitspannen.

Der Einsatz der Elektrotherapie als Stimulation einzelner Muskeln oder Muskelgruppen wird in Kapitel 19 beschrieben.

Balneotherapie

Durch Haltungsfehler und starke Belastung der Arme beim Gehen mit diversen Hilfsmitteln neigen die Patienten zu Verspannungen und Schmerzen im Bereich des Rückens und des Schultergürtels. Um diese *Sekundärprobleme* gering zu halten, ist eine Behandlung zur Entspannung erforderlich.

Aquatherapie und Schwimmen

Ziele

- Kräftigung und Irradiation: Durch die hydrostatischen Kräfte kann das Wasser als Widerstand eingesetzt werden.
- Training der Ausdauer: Mithilfe der erhöhten Beanspruchung des Herz-Kreislauf-Systems im Wasser wird die Kondition gefördert.
- Gleichgewichtstraining: Durch den Auftrieb und die Trägheit des Wassers wird eine höhere Anforderung an die Gleichgewichtsreaktionen gestellt.
- Gangschulung: Infolge der im Wasser wirkenden Kräfte fällt das Gehen leichter, die Angst des Patienten vor Stürzen und damit verbundenen Verletzungen ist gebannt.
- Schwimmen: Es ist eine optimale Übungs- und Trainingsmethode, die der Patient auch später einsetzen kann.

Krafttraining

Voraussetzungen

- Um ein Krafttraining im Sinne der Trainingslehre durchführen zu können, muss die vorhandene und zu trainierende Muskulatur so kräftig sein, dass durch das Training keine Sekundärschäden auftreten.
- Die körperlichen Voraussetzungen (Atmung, Herz-Kreislauf-Situation) sind vom Arzt zu beurteilen.

- Der Patient sollte bei den verschiedenen Transfers und Bewegungsübergängen weitgehend selbstständig sein.

Ziele

- Kräftigung einzelner Muskeln und Muskelgruppen (Einsatz verschiedener Geräte);
- Allgemein kräftigende Übungen in Muskelketten (z. B. Theraband);
- Dehnung: Das Dehnen vor und nach dem Training ist gerade bei inkompletten Patienten besonders wichtig. Durch ein konsequentes und vorsichtiges Dehnen können Kontrakturen verhindert werden, die infolge der veränderten Sensibilität und unterschiedlicher Muskelinnervation entstehen. Die Dehnung sollte unter genauer Anleitung und an die Fähigkeiten des Patienten angepasst, durchgeführt werden.

Fahrradtherapie

Das Training mit dem Standfahrrad kann sehr früh eingesetzt werden, und zwar meist noch bevor der Patient gehen kann. Voraussetzung ist möglicherweise eine Mithilfe beim Auf- bzw. Absteigen vom Rad. Die Füße können in speziellen Halterungen an den Pedalen fixiert werden.

Ziele

- Üben von zyklischen Bewegungsabläufen: Obwohl das Radfahren, vor allem mit fixierten Sprunggelenken (verstärkt die flektorische Komponente), nicht als gangtypischer Bewegungsablauf gilt, stellt es eine gute Möglichkeit zum Üben der Koordination dar.
- Training des Herz-Kreislauf-Systems und Verbesserung der Atemkapazität.
- Kräftigung: Ein regelmäßiges Training mit dem Fahrrad trägt zur Kräftigung der Beinmuskulatur bei. Die Glutaealmuskulatur arbeitet dabei zwar nicht gangtypisch in einer Extensionsstellung, wird aber bei guter Satteleinstellung mittrainiert. Gleichzeitig werden Rumpfkontrolle und Stützfunktion der Arme gefordert.

Ergotherapie

Ziele

- Sensibilitätstraining: Spüren verschiedener Materialien bzw. Bürstenmassagen. Dadurch wird die Reinnervation positiv beeinflusst.
- Einsatz funktioneller Fähigkeiten im Alltag: Erlernte Bewegungen werden in die Funktionen des täglichen Lebens eingebaut (z. B. Anziehtraining im Sitzen oder Stehen, Waschen im Stehen) und Alltagsfunktionen in Trainingssituationen nachempfunden (z. B. kochen, bügeln).
- Den Alltag oder die berufliche Integration betreffende Hilfsmittelversorgung (z. B. fahrbarer Bürosessel für wenig gehfähige Patienten, Servierwagen in der Küche für Krückengeher).
- Schulung handwerklicher Fähigkeiten: Sobald es für den Patienten möglich ist, sollte er diese Übungen im Stehen durchführen. Anfangs können Stehhilfen verwendet werden.

Arbeitstherapie

Die Arbeitstherapie stellt eine Fortsetzung der Ergotherapie dar. Voraussetzung dafür ist die Selbstständigkeit bei den verschiedenen Transfers oder beim Gehen sowie beim Umgang mit diversen Hilfsmittel. Zur Verfügung stehen Metall-, Holz-, Garten- und Elektroarbeiten.

Ziele

- Schulung handwerklicher Fähigkeiten: Neben der Anforderung des Stehen (körperliche Belastung) wird auch die Feinmotorik geschult.
- Erhöhung der körperlichen Belastbarkeit: Durch die Mindestdauer der Therapie von 2 Stunden wird die Kondition gesteigert. Der Patient wird mit einer berufsähnlichen Situation konfrontiert, um eine Wiedereingliederung zu erleichtern.
- Abschalten und Entspannung von der Therapie.

Sporttherapie

Die Sporttherapie ist die Grundlage für den Behinderten- und auch für den Freizeitsport. Welche Sportart gewählt und wie diese ausgeführt wird (Rollstuhl, mit Krücken, frei stehend), hängt von den Fähigkeiten des Patienten ab.

Ziele

- Verbesserung von Kondition und Ausdauer;
- Verbesserung der Kraft;
- Verbesserung der Geschicklichkeit;
- Verbesserung von Koordination und Reaktion;
- Verbesserung der Haltung;
- Sinnvolle Freizeitgestaltung;
- Vorbereitung auf den Behindertensport.

Gangschulung in der Gruppe

Bei der Gangschulung in der Gruppe werden die Vorteile der *Gruppendynamik* und der sozialen Integration ausgenutzt. Der Betroffene soll trotz der vorhandenen Probleme wieder Freude am Gehen bekommen und die Angst vor Missgeschicken verlieren.

Das Messen der Fähigkeiten mit anderen ist oft Antrieb, um sich mit schwierigen Situationen auseinander zu setzen. In der Gruppe kann sich der Gruppenleiter nicht auf jeden einzelnen Patienten konzentrieren, sodass der Patient lernt, sich und sein Können selbst einzuschätzen.

Ziele

- Umsetzen des in der Einzelgehschule Erlernten: Das eigenständige Anwenden des Erlernten stellt einen großen Schritt zur Selbstständigkeit dar. Mit der Zeit hat der Patient auch den Mut, Gehstrecken alleine zu überwinden (Weg auf die Station, ins Freie) oder den Rollstuhl abzugeben.
- Verbesserung von Ausdauer und Kondition: Um die Ausdauer beim Gehen zu verbessern, ist ein tägliches Training notwendig. Ziel ist, die Gehstrecke bei verminderter körperlicher Belastung zu vergrößern.
- Üben der Koordination und Geschicklichkeit: Diese werden mithilfe labiler Geräte, rhythmischer Gehübungen, Partnerübungen oder einem Hindernisparcour erreicht. Die Selbsteinschätzung und das Erfahren der eigenen Grenzen des Patienten spielen dabei eine wesentliche Rolle.
- Üben von Alltagsfunktionen: Dazu gehören das Gehen im Freien, auf unebenem Gelände, Treppensteigen und das Aufstehen vom Boden.
- „Fallschulung“: Dabei werden auf weichen Matten die Reaktionen bei einem Sturz geübt. Der Patient lernt den richtigen Einsatz der Arme und die richtige Körperhaltung.

Eigenübungsprogramm

Vom Beginn der Rehabilitation an wird an der Selbstständigkeit des Patienten gearbeitet. Sobald bestimmte Bewegungen durchführbar sind, erhält er spezielle Aufträge zu Eigenübungen, die er zunächst täglich unter Aufsicht durchführt. Gegen Ende der Rehabilitation ist das Ausarbeiten eines Eigenübungsprogramms für zu Hause ein wichtiger Punkt. Ziel ist, die *Einzeltherapie* durch *Eigenübungen* zu ersetzen.

Ziele

- Erreichen der Selbstständigkeit des Patienten;
- Prävention von Sekundärschäden;
- Übungen für zu Hause.

Unterstützende Therapien

Kap. 13.11.

19 Elektrostimulation

Die im Folgenden beschriebene Elektrostimulation bezieht sich auf die Erfahrungen der Autoren am „Weißen Hof“ und erhebt nicht den Anspruch auf Vollständigkeit. Da sie im Rahmen der Rehabilitation nur einen kleinen Teilbereich der Behandlung einnimmt, wurde ein System zum Einsatz der Elektrostimulation entwickelt, das in das Therapiekonzept passt. Das Wissen stammt hauptsächlich aus Gesprächen und Vorschlägen mit Prim. Dr. Helmut Kern.

Die Elektrostimulation bei Querschnittgelähmten hat in den letzten Jahren immer mehr an Bedeutung gewonnen. Nach anfänglicher Skepsis in Bezug auf ihre Wirksamkeit haben Forschungen positive Auswirkungen eindeutig bewiesen. Die neuronale Plastizität und die „Lernfähigkeit des Rückenmarks“ bilden die Grundlage für die Therapie.

Ziel der Elektrostimulation ist es, einen Reiz auf das Rückenmark auszuüben, um es zu stimulieren. Diese Reize können auf folgende Weise erfolgen:

- Mentales Training: Reize direkt an das Rückenmark;
- Reize über die Haut: Bürstenmassage, Massage, Berührungen jeglicher Art, Unterwassergymnastik;
- Reize über die Muskulatur und Muskel-Sehnen-Spindeln: Bewegungstherapie, Elektrotherapie;
- Reflextherapien: Reizsetzung über Haut, Bindegewebe, Muskulatur;
- Physiotherapie: Bewegungstherapie, die über Muskeln und Haut Reize setzt, verschiedene neurologische Behandlungstechniken;
- Elektrostimulation (FES): Reize, die über die Haut direkt zum Rückenmark oder zuerst zur Muskulatur und dann weiter zum Rückenmark gelangen.

▶ Beachte: Die Kombination verschiedener Therapieformen ist optimal und erhöht die Chance auf Erfolg. Die Elektrostimulation ersetzt jedoch in keiner Weise die Physiotherapie.

19.1 Einsatz der Elektrostimulation bei Querschnittlähmungen

Stimulation des Nervensystems

- Bahnende Stimulation (vom Dermatom gelenkte Bahnung);
- Antispastische Stimulation (reflektorische Stimulation);
  - bahnend (motorisch-schwellige Stimulation der Muskulatur mit geringer Zuckung);
  - ausbelastend (Stimulation der Muskulatur bis zur Ermüdung);
  - Umwandlung der Beuge- in Streckspasmen;
  - funktionelle Elektrostimulation .
- EMG-getriggerte Stimulation: Sie dient als Biofeedback bei inkomplett gelähmten Patienten zur Bahnung. Das bedeutet, dass nur geringe Stromstärken verwendet werden.

Stimulation der Muskulatur

- Atrophiebehandlung;
- Stimulation denervierter Muskeln (Lähmungen) zur Muskelerhaltung.

Funktionelle Elektrostimulation (FES)

- Behandlung spastischer und denervierter Krankheitsbilder: Aufstehen und Gehen als „Mittel zum Zweck“;
- Einsatz von Implantaten: Blasen-, Mastdarm- und Erektionsstimulation.

Die Reizsetzung zur Bahnung erfolgt entweder subsensorisch (über die Hau) oder motorisch-schwellig (tetanisierend).

Ausschlaggebend für die Art der Stimulation ist die Definition der Querschnittläsion:

- Komplett oder inkomplett;
- Passager oder permanent;
- Spastisch oder denerviert (schlaff).

Im Rückenmark befinden sich die so genannten Central pattern generators (CPG) für die oberen und unteren Extremitäten. Um diese durch die Elektrostimulation zu erreichen, muss selektiv (durch spezifische Reize) gearbeitet werden. Die stärksten Reize empfängt das Rückenmark über Nerven, Muskeln, Knochen/Knorpel und zuletzt über die Funktion.

19.2 FES bei kompletten spastischen Querschnittlähmungen

Ziele

- Verbesserung der Trophik und des Metabolismus: (Dekubitusprophylaxe, Durchblutungssteigerung von Haut und Muskulatur);
- Bewegungen in den gelähmten Körperteilen;
- Aufstehen und Gehen als „Mittel zum Zweck";
- Restauration des Nervensystems und Reaktivieren vorhandener Bahnen (Erfolg nur, wenn innerhalb der ersten 5 Jahre nach Eintritt der Lähmung mit FES gearbeitet wird!);
- Stimulation des Kortex und der spinalen Bewegungszentren (Erfolg nur, wenn innerhalb der ersten 5 Jahre nach dem Eintritt der Lähmung mit FES gearbeitet wird!);
- Verbesserung der Spastik.

Therapie

- Verwendung von Mehrkanalgeräten: Schwellstrom 2/2 je 5 Schwellungen und anschließend 20 s Pause oder als Alternative Schwellstrom 2/2 mit Polwendung in jeder Schwellpause;
- Motorisch-schwellige Stimulation;
- Stimulationsdauer: 10–20 min.

19.3 FES bei kompletten denervierten Querschnittlähmungen (schlaffe Lähmung)

Ziele

- Verbesserung der Trophik und des Metabolismus (Dekubitusprophylaxe, Durchblutungssteigerung von Haut und Muskeln);
- Restauration des Nervensystems und Reaktivieren von vorhandenen Bahnen (Erfolg nur, wenn innerhalb der ersten 5 Jahre nach dem Eintritt der Lähmung mit FES gearbeitet wird!);
- Stimulation des Kortex und der spinalen Bewegungszentren (Erfolg nur, wenn innerhalb der ersten 5 Jahre nach dem Eintritt der Lähmung mit FES gearbeitet wird!);
- Aufstehen und Gehen als „Mittel zum Zweck";
- Erhalt der Muskulatur (histologisch): kosmetisches Problem.

Therapie

- Sobald wie möglich nach Eintritt der Lähmung (max. 1–2 Monate) durch eine Elektrodiagnostik den Grad der Denervation feststellen (Akkomodations- und Chronaxieermittlung!) und sofort mit der Behandlung (Exponenzialstrom 100) beginnen.
- Optimal ist die Stimulation jedes Muskels 1–2-mal täglich 15–20 min (je länger desto besser!).
- Bei Ermüdung des Muskels ist eine Intervallstimulation (z. B. 6-mal 5 min mit 1–2 min Pause) angezeigt.

Aufgrund der zeitlichen Belastung ist der Einsatz einer Massenbehandlung zielführender.

Beispiele:

- M. glutaeus beiderseits, M. quadriceps und Hamstrings beiderseits, Wade und Fußsohle beiderseits;
- M. quadriceps – Wade;
- M. peronaeus/M. tibialis anterior – Fußsohle;
- Hamstrings – Unterschenkelextensoren.

▶ Beachte: Je größer die Elektroden desto besser!

Mit der Zeit reicht die Intensität des normalen Exponenzialstromes nicht mehr aus, um den denervierten Muskel zu reizen. Zur optimalen Weiterführung der Behandlung werden Spezialgeräte notwendig.

19.4 FES bei inkompletten Querschnittläsionen

Ziele

- Restauration des Nervensystems und Reaktivierung vorhandener Bahnen;
- Stimulation des Kortex und der spinalen Bewegungszentren;
- Spasmushemmung;

- Verbesserung der Trophik und des Metabolismus;
- Verbesserung der Bewegungsfunktionen.

Therapie

- Einsatz von Schwell- bzw. Exponenzialstrom abhängig von der Elektrodiagnostik und dem Grad der Denervation.
- Der Schwellstrom ist hier zunächst als Kräftigung und Muskeltraining und erst in zweiter Linie als Bahnung zu sehen.
- Die Stimulation erfolgt in Form einer Massenbehandlung.

Literatur

Auva (Allgemeine Unfallversicherungsanstalt). Ganzheitliche Pflege. 4. Aufl. Wien, Eigenverlag; 1997.

Brügger A. Die Erkrankung des Bewegungsapparates und seines Nervensystems. Stuttgart: Fischer; 1980.

Buck M, Beckers D, Adler S. PNF in der Praxis. Heidelberg–Berlin: Springer; 1993.

Buck M, Beckers D. Rehabilitation bei Querschnittlähmung. Heidelberg–Berlin: Springer; 1993.

Buck M, Pons C, Beckers D. Querschnittlähmung. Heidelberg–Berlin: Springer; 1996.

Daniels L, Worthingham C. Muskeltest. Suttgart: Fischer; 1992.

Duus P. Neurologisch-topische Diagnostik. Stuttgart: Thieme; 1990.

Edel H, Knauth K. Atemtherapie. Berlin: Ullstein Mosby; 1993.

Firbas W, Gruber H, Mayr R. Neuroanatomie. Wien: Maudrich; 1988.

Gerner HJ. Die Querschnittlähmung. Berlin: Blackwell; 1992.

Habermann G. Stimme und Sprache. Stuttgart: Thieme; 1986.

Hislop HJ, Montgomery J. Daniels und Worthinghams Muskeltest. Stuttgart: Fischer; 1997.

Kahle W. Nervensystem und Sinnesorgane. Stuttgart: Thieme; 1979.

Kahle W. Taschenatlas der Anatomie. Bd. 3. Stuttgart: Thieme; 1995.

Kapanji IA. Funktionelle Anatomie der Gelenke. Bd. 1–3. Stuttgart: Enke; 1992.

Kern H. Funktionelle Elektrostimulation paraplegischer Patienten. Österreichische Zeitschrift für Physikalische Medizin. 1995.

Klein-Vogelbach S. Funktionelle Bewegungslehre. Heidelberg–Berlin: Springer; 1990.

Masur KF, Neumann M. Neurologie. Stuttgart: Hippokrates; 1992.

Meinecke FW, Hrsg. Querschnittlähmungen. Heidelberg–Berlin: Springer; 1990.

Mumentahler M. Neurologie. Stuttgart: Thieme; 1982.

Pape A. Weiterentwicklung des physiotherapeutischen Behandlungskonzepts bei Patienten mit Rückenmarksschädigung durch das Lokomotionsprinzip von Vojta. Physiotherapie. 1997.

Platzer W. Taschenatlas der Anatomie. Bd. 1. Stuttgart: Thieme; 1991.

Pschyrembel – Klinisches Wörterbuch. 255. Aufl. Berlin: de Gruyter; 1986.

Schaarschuch A. Der atmende Mensch. Bietigheim-Bissingen: Turm; 1979.

Schmidt RF. Neuro- und Sinnesphysiologie. Heidelberg–Berlin: Springer; 1998.

Sobotta J. Atlas der Anatomie des Menschen. Bd. 1 u. 2. München: Urban & Schwarzenberg; 1982.

Staubesand J. Hrsg. Benninghoff-Anatomie. Bd. 1. München: Urban & Schwarzenberg; 1985.

Sullivan P. PNF – Ein Weg zum therapeutischen Üben. Stuttgart: Fischer; 1985.

Vojta V, Peters A. Das Vojta-Prinzip. Heidelberg–Berlin: Springer; 1992.

Voss P. PNF – Bewegungsmuster und Techniken. Stuttgart: Fischer; 1988.

Waldeyer U, Meyert U. Anatomie des Menschen. Bd. 1 u. 2. Berlin: de Gruyter; 1986.

Weber-Witt H. Erlebnis Wasser. Heidelberg–Berlin: Springer; Berlin 1994.

Sachwortverzeichnis

Via medici – der Weg

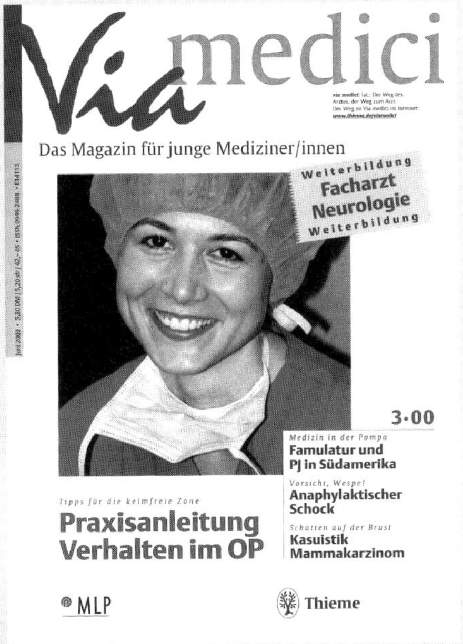

Via medici

Das Magazin für junge Mediziner/innen

5-mal im Jahr Lesespaß und Top-Infos für Medizinstudenten, PJler und AiPler, z. B.:

- Infos zu Famulatur, PJ und AiP im Ausland
- Weiterbildungsplaner
- Alternative Berufsfelder
- Praxisanleitung – Schritt für Schritt
- Notfallartikel
- Kasuistiken
- Faszination Wissenschaft
- Lehrbücher im Test
- Jede Menge Gewinnspiele und Verlosungen

… und vieles mehr

Thieme

zum Erfolg!

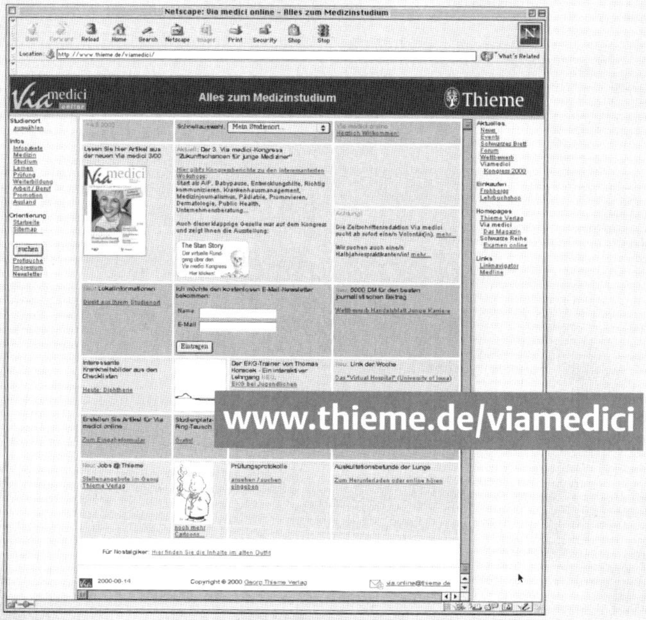

Via medici online www.thieme.de/viamedici

Das Internet-Angebot für junge Mediziner/innen

Hier finden Sie z. B.

- Aktuelle Lokalinformationen aus über 34 Unistädten rund um Studium und Freizeit
- Infos zu: – Prüfungsvorbereitung, Promotion, Weiterbildung, Arbeit/Beruf
- Auslandsbörse mit Famulatur- und PJ-Berichten
- Infopakete: – kompakte Infos und Erfahrungsberichte zu Famulatur und Studium in den meistgefragten Ländern
  – Zusatzausbildung, Aufbaustudium, alternative Berufsfelder
  – alles zur Bewerbung
- Lehrbuchshop: einfach online bestellen
- Kongressberichte
- Neueste Studien und Forschungsergebnisse

Ihr Podium zur Kommunikation!

Thieme